U0237234

早产与分娩

Preterm Labor and Delivery

主　编 Hiroshi Sameshima

主　审 刘兴会

主　译 张雪芹　苏志英

副主译 肖云山　李欢喜

译　者（按姓氏笔画排序）

卢丹妮　付景丽　朱琳飞　许培群　苏志英
李　丹　李欢喜　杨　婷　肖云山　冷　芹
张雪芹　张雪萍　梁英英　谢婧娴　赖紫梅

单　位 厦门市妇幼保健院 / 厦门大学附属妇女儿童医院

人民卫生出版社

·北　京·

First published in English under the title
Preterm Labor and Delivery
edited by Hiroshi Sameshima

图书在版编目（CIP）数据

早产与分娩 /（日）鲛岛浩主编；张雪芹，苏志英主译 . —北京：人民卫生出版社，2021.8
ISBN 978-7-117-31704-7

Ⅰ. ①早… Ⅱ. ①鲛…②张…③苏… Ⅲ. ①早产 - 研究②分娩 - 研究 Ⅳ. ①R714

中国版本图书馆 CIP 数据核字（2021）第 104548 号

图字：01-2020-4659号

早产与分娩
Zaochan yu Fenmian

主　　译：张雪芹　苏志英
出版发行：人民卫生出版社（中继线 010-59780011）
地　　址：北京市朝阳区潘家园南里 19 号
邮　　编：100021
E - mail：pmph @ pmph.com
购书热线：010-59787592　010-59787584　010-65264830
印　　刷：廊坊一二〇六印刷厂
经　　销：新华书店
开　　本：710 × 1000　1/16　　印张：15
字　　数：277 千字
版　　次：2021 年 8 月第 1 版
印　　次：2021 年 8 月第 1 次印刷
标准书号：ISBN 978-7-117-31704-7
定　　价：149.00 元
打击盗版举报电话：010-59787491　E-mail：WQ @ pmph.com
质量问题联系电话：010-59787234　E-mail：zhiliang @ pmph.com

序　言

早产是围产医学领域最重要及最常见的问题之一。降低早产率，改善早产儿结局对于促进全民健康与社会和谐发展意义重大。世界卫生组织将早产列为2025年改善全球新生儿健康的十大优先研究项目之一。“防治早产创新研究”是联合国2030年可持续发展目标全球战略的关键组成部分。近二十年来，尽管投入巨大，大多数国家的早产发生率并没有明显下降。特别是在中国，各区域间早产诊疗水平和早产儿救治水平差异较大，早产防治任重而道远。

回顾医学发展史，所有的临床医学领域重大突破均依托于基础医学研究的创新与临床研究范式的正确选择。从基础研究而言，关于人类分娩启动的机制，尚存诸多不明朗之处。而在临床研究方面，我国亟待开展依据循证医学原则、多中心协作的大规模临床注册试验。日本学者Hiroshi Sameshima及其团队编写的《早产与分娩》一书，详细介绍了早产防治各个方面最新进展，包括早产发生机制、流行病学特征、预测与诊断以及各种干预措施的临床效果分析等。尤其难能可贵的是，本书细致介绍了日本同行在此领域的基础研究与临床实践成果，这些内容对于我国早产防治工作有很强的借鉴意义。

本书的主译张雪芹教授、苏志英教授从事围产医学工作三十余年，临床经验丰富，长期跟踪学科前沿动态；各章节翻译人员均为来自产科临床与科研一线的青年才俊。全书的翻译恪守专业规范，准确、流畅、通达，彰显了厦门大学附属妇女儿童医院产科团队优秀的专业素质以及在早产防治领域的深厚基础。

本书在我国的翻译出版将有助于广大医务人员与相关领域学者更加深入地探索早产防治策略，改善妊娠结局，保障母婴健康，推动“健康中国战略”的全面实施。

是为序。

刘兴会

2021年5月31日

前　言

在发达国家，早产是影响深远的医疗与社会性事件。90% 的围产儿死亡和 50%~60% 的围产儿神经功能障碍由早产所致，引发沉重社会负担。因此，早产与分娩是迫在眉睫的需要解决的重要临床问题。最近的研究也表明，早产的影响并不仅限于早产儿，还会累及其母亲和家人，甚至早产儿的后代。

基于临床和基础医学的证据，现在已经有了一些干预方法防止早产的启动。尽管如此，早产的发生率仍为 5%~12%。近几十年来，几乎没有一个国家早产率明显下降。

本书涵盖了早产与分娩的各个方面，如统计分析、病理生理机制、预防和治疗、新生儿问题以及胎盘病理学等。部分章节介绍了一些日本的特殊情况，如，长期应用宫缩抑制剂的讨论、针对胎膜早破长期运用抗生素的问题等。希望这本书能帮助所有产科医护人员从基础科学到临床管理新趋势等多角度深入了解早产。另外，年轻的临床科学家应该意识到早产与分娩的许多领域尚需深入研究，以进一步改善妊娠结局。

Hiroshi Sameshima（鲛岛浩）
医学博士，哲学博士
日本宫崎县
2019 年 5 月

目　　录

第一部分　早产:一项挑战 ········ 1
第 1 章　早产对围产期生态的影响 ········ 3
第 2 章　早产的定义与诊断 ········ 5
第 3 章　早产的流行病学和发病率 ········ 14

第二部分　早产和宫内感染 ········ 23
第 4 章　亚临床宫内感染 ········ 25
第 5 章　临床和亚临床宫内感染或炎症 ········ 36
第 6 章　宫颈变化 1:形态与生化变化 ········ 55
第 7 章　宫颈变化 2:超声检查 ········ 69

第三部分　其他早产相关机制 ········ 77
第 8 章　宫内感染以外的多种早产机制 ········ 79
第 9 章　胎盘早剥和早产 ········ 85

第四部分　预防、治疗和管理 ········ 93
第 10 章　预防和宫缩抑制剂:水化,卧床休息,盐酸利托君和关于长期保胎的专述 ········ 95
第 11 章　早产的预防和治疗:硫酸镁的应用 ········ 103
第 12 章　维持性保胎治疗 ········ 113
第 13 章　早产的抗生素应用 ········ 118
第 14 章　早产和益生菌 ········ 127
第 15 章　孕激素 ········ 134
第 16 章　宫颈环扎术 1:概论 ········ 145
第 17 章　宫颈环扎术 2:经腹与经阴道术式的比较 ········ 150
第 18 章　细菌性阴道病 ········ 156
第 19 章　产前糖皮质激素 ········ 162

第 20 章　早产与分娩方式 …… 177
第 21 章　胎膜早破 …… 185

第五部分　早产新生儿 …… 191
第 22 章　早产儿:发病率和死亡率——基于宫崎县人群研究 …… 193

第六部分　胎盘病理学 …… 201
第 23 章　胎盘病理学 …… 203

第七部分　研究前沿 …… 223
第 24 章　自发性早产的遗传学分析 …… 225

第一部分
早产：一项挑战

第 1 章　早产对围产期生态的影响

Tsuyomu Ikenoue

摘要

早产是围产医学的一个重要临床问题。将生态学模型应用于早产，有助于构建医疗保健和医学教育的框架。

关键词

医学生态学　早产　人群研究

早产是现代产科亟待解决的主要问题之一。在发达国家，包括日本，早产（<37 周）的发生率仅为 6%，却占围产儿死亡原因的 90%，占围产儿脑损伤的 60%[1,2]。早产不仅仅是因宫缩提前启动所致的分娩时机性问题，更是一种包括炎症在内的系统性疾病相关的综合征。

目前，主要问题是如何更好地管理早产以改善婴幼儿结局；不同社会经济条件下如何制订管理高危孕妇的最佳方案。

为了从总体上解决这些问题，1961 年生态学模型首次被引入医学领域[3,4]。该模型为医疗保健和医学教育构建了一个切实有效的框架。自此，生态学模型广泛地应用于许多临床领域，并在四十多年的实践中证实了其有效性[3,4]。因此，我们在日本南部开展人群区域性研究，将医学生态学概念应用于围产医学领域。该地区的围产儿死亡率为世界最低（<4.0/1 000 次分娩），并且已建立长达二十年的围产期数据库[1,2]。图 1.1 比较了应用于初级卫生保健的基本生态模型与围产医学生态模型，结果发现两者有显著的相似性[5]。由此表明，基本生态模型可以应用于围产医学，高危妊娠孕妇（占 25%）应在高级别的围产医疗中心（二级、三级围产医疗中心）得到良好的管理，低危孕妇（占 75%）可由基层医院管理。

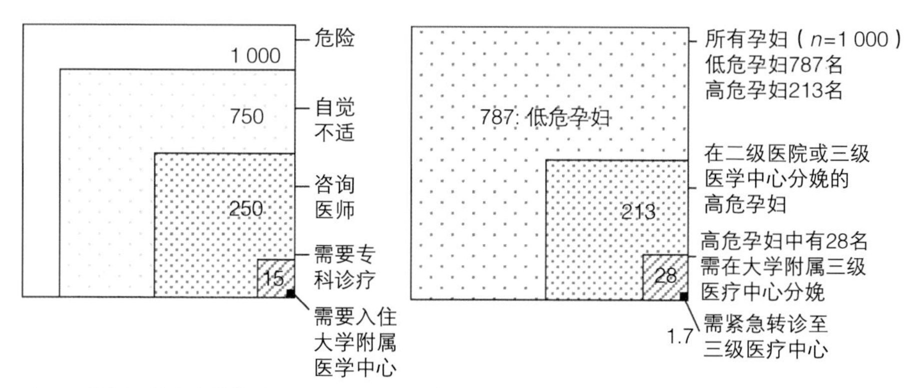

图 1.1 医学生态学模型在围产医学领域的应用。左图为 White KL 基本医学生态学模型：在 1 000 名风险人群中，750 名自觉不适，250 名需要咨询医师，其中 15 名需要专科诊疗，这 15 名中有 1 名需要入住大学附属医学中心。右图显示了区域性人群研究结果：在 1 000 名孕妇中，787 名为低危孕妇，其余 213 名为高危孕妇，高危孕妇中有 28 名（约占孕妇总数的 3%）需要在三级医学中心诊疗，1.7‰的病例需紧急转诊至大学附属医学中心。这两组数据有显著的相似性

在高级别围产医疗中心分娩的高危孕妇中，2/3 的病例发生先兆早产或未足月胎膜早破，可引发早产。因此，从产科医学生态学的角度来看，早产也是主要疾病。换言之，早产孕妇亦应遵循产科生态学模式管理。例如，小于 28 周的极高危孕妇应在三级围产医疗中心分娩；而孕 28~32 周先兆早产的中高危孕妇可以在二级医疗中心分娩。围产医学生态学模型的应用，不仅有利于早产儿的救治，也有利于医疗团队的建设。

参考文献

1. Kodama Y, Sameshima H, Ikenoue T. Temporal trends in perinatal mortality and cerebral palsy: a regional population-based study in southern Japan. Brain and Development. 2016;38(4):386–91. https://doi.org/10.1016/j.braindev.2015.
2. Yamashita R, Kodama Y, Sameshima H, Doi K, Michikata K, Kaneko K, Ikenoue T. Trends in perinatal death and brain damage: a regional population-based study in southern Japan, 1998-2012. Austin Pediatr. 2016;3(4):1043.
3. White KL, Williams TF, Greenberg BG. The ecology of medical care. N Engl J Med. 1961;265:885–92.
4. Green LA, Fryer GE Jr, Yawn BP, Lanier D, Dovey SM. The ecology of medical care revisited. N Engl J Med. 2001;344(26):2021–5.
5. Tokunaga S, Sameshima H, Ikenoue T. Applying the ecology model to perinatal medicine: from a regional population-based study. J Pregnancy. 2011;2011:587390. https://doi.org/10.1155/2011/587390.

第 2 章　早产的定义与诊断

Hiroshi Sameshima

摘要

早产是新生儿死亡和患病的主要原因，也是孕妇产前住院治疗的最常见原因。早产是指孕 37 周前出现规律宫缩，同时伴有宫颈改变（宫口扩张≥2cm 和宫颈管消失）。然而，仅用“先兆早产”的诊断难以精确地识别即将早产分娩的孕妇。过去的几十年中，人们尝试运用更客观的指标，包括经阴道超声测量的宫颈长度、宫颈阴道分泌物中胎儿纤维连接蛋白的浓度以及这两者联合检测。前瞻性研究表明，短宫颈（15~30mm 或以下）与自发性早产显著相关。系统评价显示，胎儿纤维连接蛋白测定结合宫颈管缩短对 7 天内分娩有较高的阴性预测值（>98%），但阳性预测值较低（30%~50%）。在先兆早产的管理中，应充分利用联合检测的阴性预测价值。

关键词

早产　宫颈扩张　宫颈长度　纤维连接蛋白　子宫收缩

2.1　引言

早产是发达国家新生儿患病及死亡的主要原因，也是孕妇产前住院最常见的原因，极大地增加了社会经济负担。因此，对终将发生早产的先兆早产进行识别与处理至关重要。在宫颈成熟度出现明显变化之前，分娩真正启动与否很难判断，诊断真正的早产非常困难，届时再进行延长孕周的治疗又为时已晚。本章节将讨论“早产”的定义及早产率的变化趋势。

2.2 早产孕周时限

早产根据分娩时的孕周来定义(表 2.1)。

表 2.1　依据孕周的早产分类

分娩孕周 / 周		
≤21	流产	
22~27		超早产
28		
29		
30		
31	早产	早期早产
32		
33		
34		
35		晚期早产
36		
37		
38		
39	足月产	
40		
41		
≥42	过期产	

根据分娩时孕周分为四类:流产、早产、足月产和过期产。早产又分为晚期早产、早期早产和超早产。

“晚期早产”(34~36 周分娩)以往称为“近足月产”,从发育角度来看,在此阶段出生的新生儿成熟度接近足月儿。然而,近年来发现,晚期早产儿的近远期并发症发病率明显高于足月儿,因此新的术语“晚期早产”被广泛接受。

根据最新定义,“晚期早产”是指在 34~36^{+6} 周分娩,“早期早产”是指在 34 周前分娩,28 周之前分娩通常称为“超早产”。

2.3 早产率的变化趋势

早产是指发生在妊娠满 22~36^{+6} 周的分娩(表 2.1)。日本的早产率从 1980 年的 4.1% 上升到 2005 年的 5.4%。2010 年之前的十年间,早产率相对稳定(5.7%)(图 2.1)[1],此后出现下降趋势,2015 年降至 5.6%。然而,这种下降趋势的真实性,还有待确认。

早产率存在地区差异。例如,日本南部一个 100 万人口的农村地区,每年出生人口为 10 000 人,区域性人群研究显示该地区的早产率仍在逐步上升,从 2005 年的 5.9% 上升到 2012 年的 6.7%(图 2.2)[2]。在这项研究中,低出生体

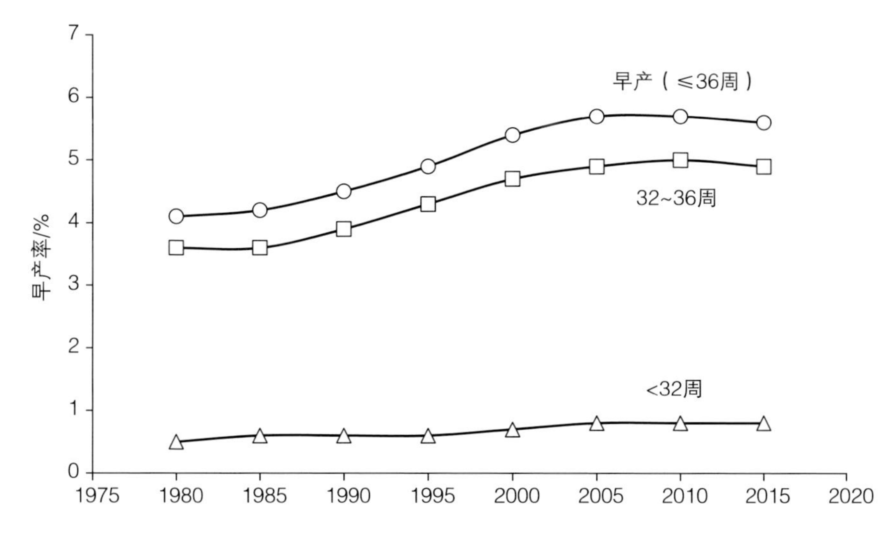

图 2.1　1980 年至 2015 年日本早产率的变化趋势。图中显示了日本早产率随时间变化的趋势。圆形表示总的早产率(≤36 周),正方形表示 32~36 周的早产率,三角形表示 <32 周的早产率

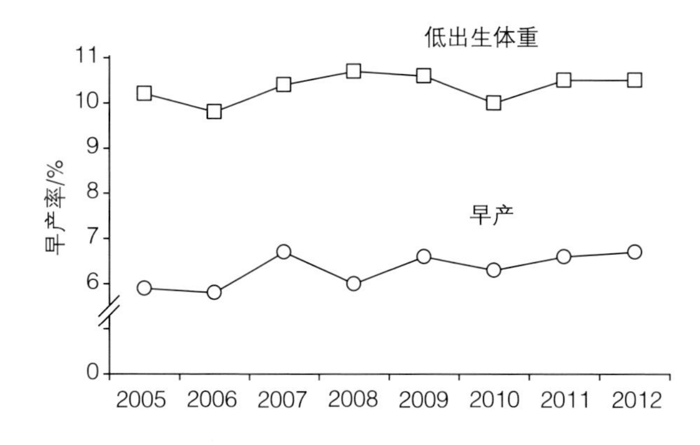

图 2.2　日本南部一项区域性人群研究,描述了早产率的变化。正方形表示低出生体重儿发生率,圆形表示早产率

重儿的发生率也从 2005—2006 年的 10% 上升到 2011—2012 年的 10.5%[2]。

美国的早产率也有相似的变化趋势，从 1984 年的 9.4% 上升到 2006 年的峰值 12.8%，此后逐渐下降至 2011 年的 11.7%[3]。

2.4 早产的定义

早产是通过临床表现和医学检查诊断的，包括子宫收缩和宫颈成熟度的变化。其定义为妊娠 37 周前出现规律宫缩，伴宫颈管的变化。不伴有宫颈管变化的自发性宫缩，为假临产，易引起误诊。但一些假临产的宫缩仍存在早产风险，以致难以区分真、假临产。宫颈成熟包括宫颈消退和宫口扩张。

近年来，日本对早产的定义：有规律宫缩或有明显的宫颈消失和宫口扩张的变化。由于与国际上早产的定义存在差异，2017 年日本做了相应改变，即要求同时有规律宫缩和宫颈改变[4]。由于早产还包括宫颈功能不全，孕妇首次就诊时宫颈口扩张≥2cm 也被诊断为早产[4]。早产定义的改变对日本早产率的影响需要进一步调查。

2.4.1 临床症状

识别即将发生早产的孕妇是一个不确定的过程。早产的症状和体征有：阴道分泌物改变（特别是血性或水样分泌物），盆腔或下腹部压力改变，腰背酸痛，规律宫缩。这些临床症状是主观的，也可见于正常妊娠的孕妇，对早产的识别没有特异性，缺乏可靠性。

将这些体征作为早产的征兆是重要的。一项前瞻性观察研究分析了美国得克萨斯州 690 名孕妇。这些孕妇孕 24~33 周出现早产临床症状而胎膜完整（宫口扩张 <2cm），但在 2h 观察期内没有宫颈变化。结果显示，与一般产科人群相比，<34 周的早产发生率相似（2% vs 1%，无显著性差异），但晚期早产（34~36 周）的发生率显著升高（5% vs 2%，$P<0.01$）[5]。这项研究表明，将有临床症状的孕妇纳入早产管理的目标人群，可能有助于降低晚期早产的发生率，但仍需要进一步的大规模前瞻性研究。我们还应该考虑到，因种族和人种的不同，早产发生率也存在差异。

宫缩结合宫颈变化也不能可靠地预测早产，上述前瞻性观察研究也显示妊娠 34 周前出现宫缩并伴有宫口进行性扩张的孕妇中只有 27% 发生早产[5]。也就是说，73% 的有先兆早产临床症状的孕妇最终足月分娩。其他前瞻性队列研究也报告了类似的结果[6]，2 534 例早产低危孕妇中，有 9% 诊断先兆早产，而其中只有 38% 发生早产（图 2.3）。这同样说明，先兆早产的诊断是并不精确且有疑问的。我们认为，大多数有早产症状的孕妇最终不会发生早产，超过 50% 的孕妇能足月分娩。

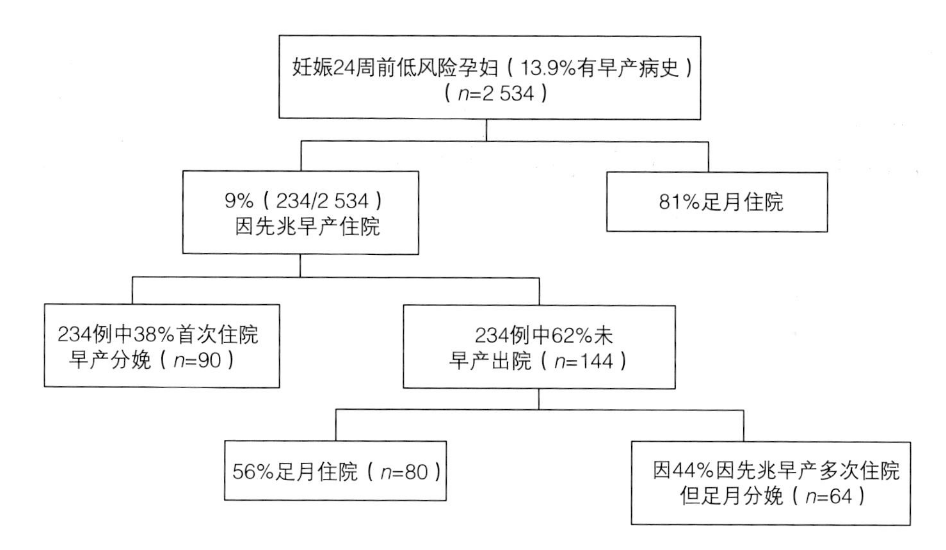

图 2.3　2 534 例低风险孕妇的早产率：一项前瞻性队列研究。一项由 2 534 名妇女参与的前瞻性队列研究显示，9% 孕妇因先兆早产住院，当中只有 38% 发生早产，其余 62% 足月分娩

2.4.2　宫颈变化

宫颈扩张≥2cm 并伴有宫缩是早产的预测因素。同样，妊娠中期以后无症状的宫颈扩张≥2cm 也是早产的危险因素。但这一观点存在争议，有些经产妇在妊娠中期出现无症状宫颈扩张≥2cm，但最终足月分娩。

宫颈长度是经阴道超声测量宫颈内、外口之间的长度（图 2.4，左侧为正常宫颈，右侧为缩短的宫颈）[7]。宫颈长度标准化测量需要一定的专业培训[7,8]。解剖上的异常包括子宫下段发育不良（尤其在妊娠 18 周前）、局部子宫肌收缩和宫颈内息肉，可能导致宫颈长度测量错误。技术上的错误包括阴道探头放置不当而错误判断宫颈内口位置。因此，宫颈长度应由经验丰富的人员测量。

1996 年进行了首次前瞻性多中心研究[7]，通过测量 2 915 名低风险妇女在孕 24 周和 28 周的宫颈长度，前瞻性地观察宫颈长度与早产发生率之间的关系。孕 24 周的宫颈长度为（35 ± 8）mm，孕 28 周为（34 ± 9）mm（平均值 ± 标准差）。研究者发现，随着宫颈长度的缩短，自发性早产的风险增加。这项

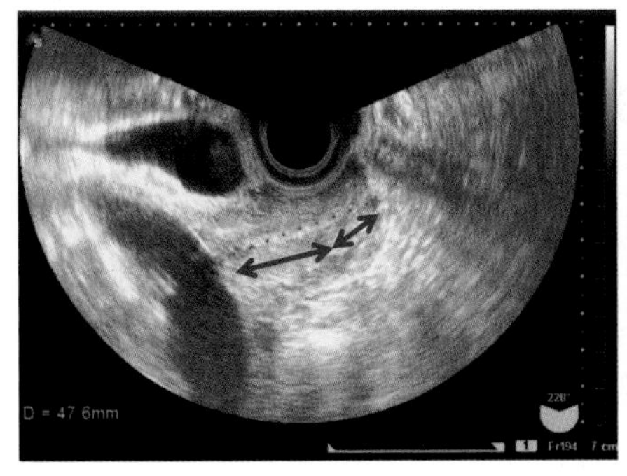

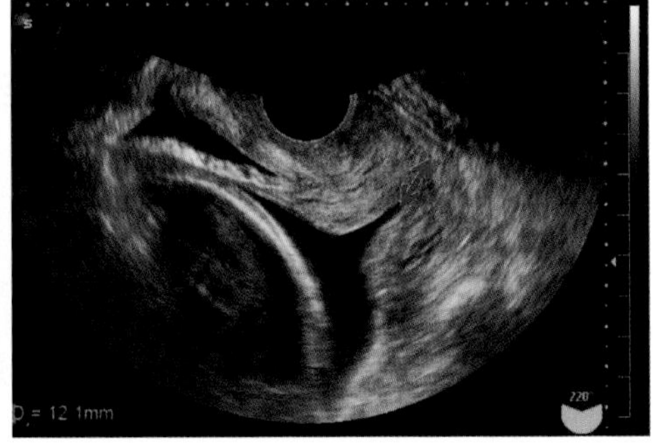

图 2.4　经阴道超声测量宫颈长度，左图为正常宫颈声像，内、外口及宫颈管均可见，宫颈长度为 2 个箭头长度之和，右图显示宫颈缩短（长度为 12.1mm），羊膜囊突入宫颈管，形成漏斗状

研究之后，宫颈评估广泛应用于临床，短宫颈（妊娠 24 周时小于 25mm）和宫颈内口扩张成为早产预测的因素（图 2.5）。

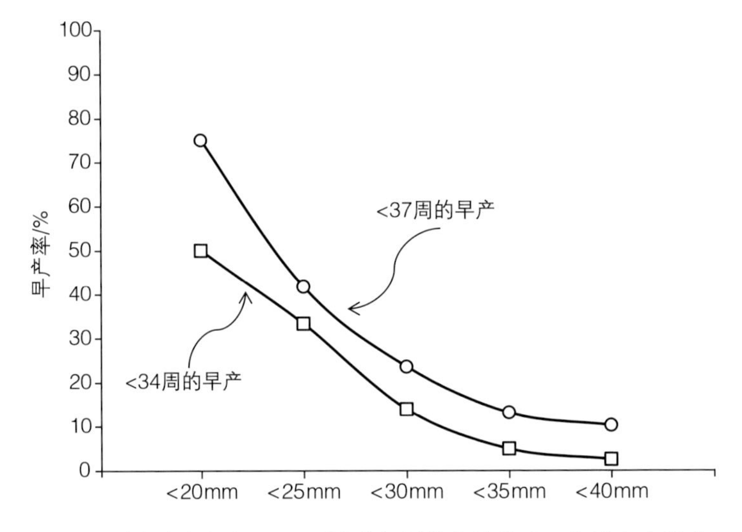

图 2.5　早产率与妊娠 20~24 周时宫颈长度的关系。在日本人群中，早产发生率与宫颈长度存在相关性。圆形表示妊娠 <37 周的早产率，正方形表示妊娠 <34 周的早产率。早产率随着宫颈的缩短而增加（根据 Shiozaki 等[9]的研究修正）

日本另外一项对 1 365 名孕妇进行的多中心前瞻性研究显示[9]，妊娠 20~24 周时，初产妇的平均宫颈长度为 (43 ± 8)mm，而经产妇为 (38 ± 10)mm（平均值 ± 标准差）。研究还发现，早产率随着宫颈的缩短而增加，如图 2.5 所示。例如，宫颈长度 <25mm 的妇女中 42% 发生早产（<37 周），宫颈长度 <20mm 的妇女中 75% 发生早产。

2.4.3　早产的生物标志物：纤维连接蛋白

由于缺乏准确的物理指标预测早产，人们尝试并评估了各种预测早产的化学方法。目前，发现纤维连接蛋白是一种很有前景的标志物[10~13]。胎儿纤维连接蛋白是位于绒毛膜 - 蜕膜界面的一种糖蛋白，在宫缩刺激下释放到宫颈阴道分泌物中。这似乎反映了宫颈成熟过程中的间质重塑。

许多研究探讨了宫颈长度和纤维连接蛋白联合检测的方法[10~13]，显示其对 7 天内分娩有较高的阴性预测价值(>98%)，而阳性预测值较低(表 2.2)[11]。对于宫颈长度 <15~30mm 的孕妇，充分利用纤维连接蛋白检测的高阴性预测价值是使用这种联合检测的最佳策略。也就是说，即使孕妇宫颈长度较短，只要纤维连接蛋白值较低，7 天内早产的风险就会较低。这种方法可以减少不必要的先兆早产病例的转诊。

表 2.2　联合监测预测早产的筛查效果

	敏感度 /%	特异性 /%	PPV/%	NPV/%
<37 周	36.4	83.0	49.4	74.4
<34 周	53.8	84.3	36.8	91.5
<7 天	71.4	96.8	45.5	98.9

宫颈长度分界点：<30mm 和 <15mm。
纤维连接蛋白截断值：>50μg/L。
PPV 阳性预测值，NPV 阴性预测值。
根据参考文献[11]修正。

近年来，胎儿纤维连接蛋白(fibronectin，fn)定量检测联合宫颈测量已被用于预测 7 天内早产[13]。如图 2.6 所示，在任一纤维连接蛋白浓度组中，宫颈越短，7 天内早产的发生率越高。此外，在任一宫颈长度组中，随着纤维连接蛋白浓度增加，早产率相应升高。他们的结论是，单用纤维连接蛋白定量检测与传统的联合检测(宫颈长度联合纤维连接蛋白定性检测)一样有效[13]。因此，纤维连接蛋白定量检测联合宫颈长度检测可以更好地预测 7 天内早产。

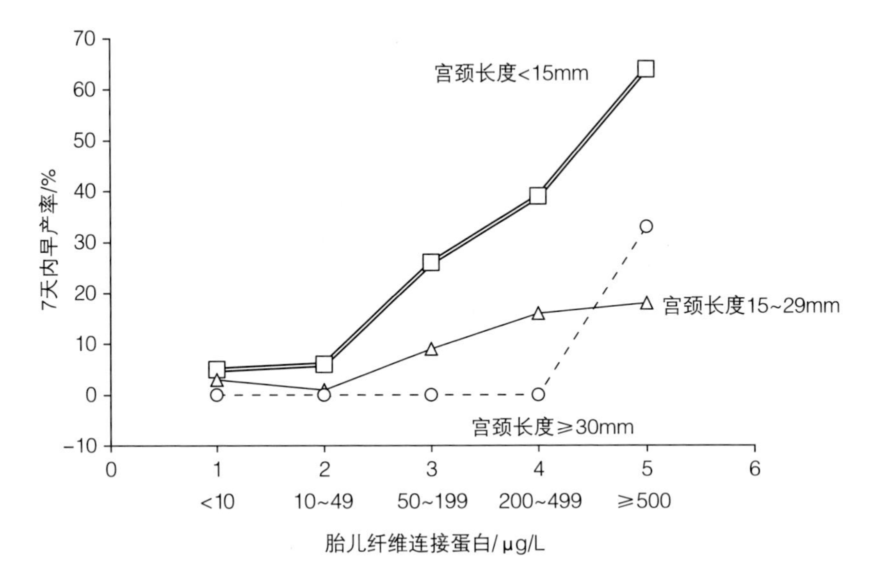

图 2.6 联合检测（纤维连接蛋白定量和宫颈长度）预测 7 天内早产率。7 天内早产率与纤维连接蛋白存在相关性。与宫颈长度 15~29mm（三角形、实线）及宫颈长度≥30mm（圆形、虚线）孕妇相比，宫颈长度 <15mm（方形、双实线）孕妇的早产率更高。在同一宫颈长度组内，早产发生率随纤维连接蛋白浓度增加而升高

参考文献

1. Vital Statistics. The Ministry of Health, Labor and Welfare of Japan. www.mhlw.go.jp/tokei/list/81-1.html.
2. Yamashita R, Kodama Y, Sameshima H, Doi K, Michikata K, Kaneko M, Ikenoue T. Trends in perinatal death and brain damage: a regional population-based study in southern Japan during 1998–2012. Austin Pediatr. 2016;3(4):id1043.
3. Mathews TJ, MacDorman MF. Infant mortality statistics from the 2009 period linked birth/death infant data set. Natl Vital Stat Rep. 2013;61(8):1.
4. Guidelines for Obstetrical Practice in Japan. Japan Society of Obstetrics and Gynecology, Japan Association of Obstetricians and Gynecologists; 2017.
5. Chao TT, Bloom SL, Mitchell JS, McIntire DD, Leveno KJ. The diagnosis and natural history of false preterm labor. Obstet Gynecol. 2011;118:1301–8.
6. McPheeters ML, Miller WC, Hartmann KE, Savits DA, Kauman JS, Garrett JM, Thorp JM. The epidemiology of threatened preterm labor: a prospective cohort study. Am J Obstet Gynecol. 2005;192:1325–30.
7. Iams JD, Goldenberg RL, Meis PJ, Mercer BM, Moawad A, Das A, et al. The length of the cervix and the risk of spontaneous premature delivery. N Engl J Med. 1996;334:567–72.
8. Yost NP, Bloom SL, Twickler DM, Leveno KJ. Pitfalls in ultrasonic cervical length measurement for predicting preterm birth. Obstet Gynecol. 1999;93:510–6.
9. Shiozaki A, Yoneda S, Nakabayashi M, Takeda Y, Takeda S, Sugimura M, et al. Multiple pregnancy, short cervix, part-time worker, steroid use, low educational level and male fetus are risk factors for preterm birth in Japan: a multicenter, prospective study. J Obstet Gynaecol Res.

2014;40:53–61.

10. Sanchez-Ramos L, Delke I, Zamora J, Kaunitz AM. Fetal fibronectin as a short-term predictor of preterm birth in symptomatic patients: a meta-analysis. Obstet Gynecol. 2009;114:631–40.
11. DeFranco EA, Lewis DF, Odibo AO. Improving the screening accuracy for preterm labor: is the combination of fetal fibronectin and cervical length in symptomatic patients a useful predictor of preterm birth? A systematic review. Am J Obstet Gynecol. 2013;208:223.e1–6.
12. van Baaren GJ, Vis JY, Wilms FF, Oudijk MA, Kwee N, Porath MM, et al. Predictive value of cervical length measurement and fibronectin testing in threatened preterm labor. Obstet Gynecol. 2014;123:1185–92.
13. Bruijn MMC, Kamphuis EI, Hoesli IM, de Tejada BM, Loccufier AR, Kuhnert M, et al. The predictive value of quantitative fibronectin testing in combination with cervical length measurement in symptomatic women. Am J Obstet Gynecol. 2016;215:793.e1–8.

第 3 章 早产的流行病学和发病率

Junji Onishi

摘要

早产是指妊娠不足 37 周的分娩，但是在不同国家和地区，纳入早产统计的起始孕周存在差异。据可统计的数据，全世界每年大约有 1 500 万的早产儿出生。早产是新生儿患病率和死亡率升高的最重要原因。早产病例中，2/3 为自发性早产，1/3 为医源性早产。随着公共卫生和预防医学的发展，对早产的危险因素和机制的研究不断取得进展，早产率逐渐下降。早产儿的患病率和死亡率与分娩孕周呈反比。早产占围产儿死亡原因的 75%，占远期并发症病因的 50%。早产儿典型的近期并发症是呼吸窘迫综合征等呼吸系统疾病，孕周越小，早产儿越不成熟，中枢神经系统和循环系统也越可能发生紊乱，并面临全身感染的风险。早产儿还存在远期并发症的风险，如生长发育和神经发育异常。这表明早产相关疾病将增加长期性的医疗支出。

关键词

流行病学　医疗经济　母体环境　公共卫生

3.1 引言

早产是指妊娠不足 37 周的分娩[1]。在不同国家和地区，纳入早产统计的起始孕周存在差异。早产是新生儿患病率和死亡率升高的最重要原因。2/3 的早产是自发性早产，1/3 为医源性早产。医源性早产的主要原因是妊娠期高血压疾病和胎儿生长受限[2]。据统计全世界每年约有 1 500 万早产儿出生[3]。在许多工业化国家，2005 年前早产发生率是持续上升的，近年来略有下降。在美国，2007 年早产率为 12.7%，2013 年降至 11.4%[4]。早产率的下降与公共卫生和预防医学的发展有关，目前对早产危险因素和发病机制的研究也取得进展。早产儿的患病率和死亡率与妊娠周数成反比[5]。早产占围产儿死亡原因的 75%，占远期并发症病因的 50%[6]。呼吸窘迫综合征等呼吸系统疾病是早产儿的典型近期并发症。孕周越小，导致脑损伤，如脑室周围白质软化和脑室内出血、动脉导管未闭、坏死性小肠结肠炎等风险越高。此外，其远期并发症（视网膜病变和慢性肺病）的风险也会增加，可能与早产儿暴露于高氧环境和感染有关。

从早产儿远期并发症来看，还需考虑生长发育和神经发育异常的可能性，早产相关疾病将长期影响医疗支出。

3.2　早产流行病学

早产主要分为三类。第一类是因母胎疾病提前终止妊娠，包括人工引产和临产前剖宫产。第二类是自发性早产不伴胎膜早破。第三类是胎膜早破导致的早产。其中，有医学指征的治疗性早产占 30%~35%，自发性早产占 40%~45%，胎膜早破引起早产占 25%~30%[7]。未足月胎膜早破的发病率因种族而异。一般来说，白种人主要是胎膜完整的自发性早产，而黑人多是在胎膜早破后发生早产[8]。此外，不同孕周早产的发生率也不同。小于 28 周的早产率为 5%，28~31 周为 9.5%，32~33 周为 12.1%，34~36 周为 71.3%[9]。单胎早产率的升高可归因于医学指征的增加，多胎妊娠早产率升高的主要原因在于生殖医学的发展。体外受精胚胎移植术(IVF-ET)单胎妊娠也增加早产风险。未足月胎膜早破是指妊娠不足 37 周，在宫缩开始前 1h 以上发生的胎膜破裂。大多数胎膜早破的原因不明。然而，无症状的宫内感染往往导致胎膜早破。胎膜破裂早产的危险因素与胎膜完整的早产相比无显著差异，主要是感染性疾病和吸烟。通常情况下，胎膜是阻止子宫感染的屏障，胎膜破裂会引发宫内感染和分娩。

3.3　早产发生率

早产是由多种因素引起的，可表现为各种症状，最终出现规律宫缩伴宫颈逐渐成熟，发生不足 37 周的分娩。在美国，早产率从 1984 年的 9.4% 上升到 2006 年的 12%，增幅约为 36%[10]。但此后开始下降，2013 年为 11.4%[4,11]。

上述早产的统计包括小于 34 周的早产与 35~36 周的晚期早产。尽管近年来早产呈下降趋势，但其发生率仍高于二十世纪八九十年代。从二十世纪八十年代到二十一世纪初，日本的早产率逐渐上升，但自 2010 年开始出现小幅度下降趋势。近年来，随着医疗技术的进步，围产儿预后明显改善。然而，与之相反的是，早产率并没有明显下降。据推测，这与女性生活习惯改变、高龄孕妇增加等因素有关。早产仍是当前围产医学领域尚未解决的问题。

3.4 早产的流行病学危险因素

目前认为，早产是一种与多个发病机制相关的综合征，包括感染和炎症、子宫胎盘循环障碍、出血、子宫张力过大、应激以及其他免疫学机制。早产危险因素的增加，使子宫从无宫缩状态过渡到分娩启动和胎膜早破。早产的许多危险因素，会激活感染和炎症途径，导致全身炎症状态。因此，确定早产的危险因素对预测早产具有重要的意义。

许多流行病学因素，在很大程度上受到孕妇所在国家经济水平的影响，如低龄、高龄、饮食、低学历和低收入。生活方式和日常生活的因素包括吸烟、吸毒、居住环境、重体力劳动、压力等等。产科因素包括多产（5 次以上分娩）、多胎妊娠、流产史、宫颈功能不全史和早产史。子宫的器质性因素主要是子宫畸形和子宫肌瘤。母体的并发症也会引起早产，代表性的疾病包括高血压、糖尿病、慢性炎症性疾病等。

3.4.1 社会环境（经济、种族、民族等）与早产

全球范围内，许多早产发生在经济落后的第三世界国家，早产的主要原因是系统性感染，如疟疾、艾滋病、结核病和肠道寄生虫[12]。近年来，这些国家运用经济有效的方法显著加强了早产出生缺陷防治工作，一改过去五十年间进展缓慢的状态。随着国家经济增长，医疗行业快速发展，也促进了围产医学的发展。剖宫产技术的成熟，使医源性早产增加，因此早产率与剖宫产率相关。2005 年，Barros 等的研究发现，近二十年来巴西的剖宫产率增加了 8 倍，早产率增加了 3 倍[13]。

美国早产的分布状况因人种和民族而异。2009 年美国的新生儿死亡统计显示，77% 与族群相关的早产有关[10]。显然，这是一种流行病学观点，即低收入和贫困增加早产风险。美国的早产率高于加拿大等其他发达国家，也与

族群多样性有关[14]。据报道，在美国和英国，黑人、非裔美国人和来自非洲加勒比地区的妇女为早产高风险人群。黑人妇女早产率为 16%~18%，白人妇女为 5%~9%。黑人妇女早产的发生率是其他族群的 3~4 倍[15,16]。美国与其他国家早产率的差异可能是由于美国黑人早产率高。黑人与白人妇女早产率的不一致是普遍的，但无法解释。然而，这种不平衡可能成为繁殖的优势。东亚人和西班牙裔的早产率并不高。南亚妇女，如印度次大陆地区，低出生体重儿发生率很高，这与胎儿生长受限有关，但其早产发生率并不高。

孕妇的人口统计学特征还包括社会经济状况或教育水平、低龄或高龄、未婚等[17,18]。然而，上述特征与早产的关联并不清楚。

观察性研究显示，那些预期与早产相关的工作类型和体力活动并没有增加早产率。此类研究应进一步开展差异化分析，如压力大、工作时间长、强度大、责任重，都可增加早产风险。体力活动的强度对早产的影响尚不清楚。移民在美国生活时间越长，早产率越高，但原因不明。

3.4.2　产妇营养状况与早产

孕妇营养状况通过多种机制影响早产。营养状况受到居住地区经济状况的影响，可以通过体重指数、营养摄入、血液生化检测等进行客观评价[19,20]。例如，当一个孕妇因担心肥胖而刻意控制体重时，孕期 BMI 较低，其自发性早产的风险会增加。血清铁、叶酸和锌含量较低的孕妇更容易发生早产[21]。孕妇极度瘦弱或肥胖增加早产风险。体重下降引起循环血容量和子宫血流量减少，也会导致自发性早产。瘦弱的孕妇缺乏维生素和矿物质会加剧血供不足和母体感染。另一方面，肥胖孕妇的胎儿神经管缺陷等先天畸形的发生率较高，且这些新生儿往往是早产儿。此外，肥胖孕妇易患子痫前期和妊娠糖尿病，并增加早产风险。

3.4.3　早产和复发风险

系统性回顾和荟萃分析显示，早产复发的风险约为 30%[22]。随机对照试验和队列研究所得出的复发率没有显著差异。复发性早产或早产孕周较小也会影响再发风险。有早产史的孕妇，再次妊娠发生早产的风险比没有早产史的孕妇要高出 2.5 倍[23]。另一方面，早产时的孕周也很重要。尽管早产复发的机制尚不清楚，但在较早的孕周发生自发性早产的妇女，往往在下一次妊娠时发生早产，特别是两次妊娠间隔时间较短时，早产的风险会增加。如果两次妊娠间隔小于 6 个月，则本次妊娠早产的风险加倍[24]。因此，有早产史的妇女下次妊娠时长比足月分娩史的妇女短。虽然机制尚不清楚，但有支持性的观点认为，子宫恢复正常状态需要时间，包括消除前次妊娠合并的炎症状态。宫内潜伏期感染和抗生素耐药性可导致早产再发。早产的潜在原因可能是一些慢性疾病，如糖尿病、高血压、肥胖症和持续性炎症疾病。

3.4.4　多胎妊娠和早产

多胎妊娠只占所有妊娠的2%~3%，却是早产的重要原因，占早产病例的15%~20%。近年来，由于辅助生殖技术的进步，多胎妊娠不断增加。子宫体的过度伸展会引起子宫收缩和胎膜早破，从而增加了自发性早产的发病率，双胎妊娠的早产率约为60%。大约40%的双胎妊娠在孕37周前会出现自发性分娩疼痛或胎膜早破。双胎妊娠早产的原因也可能是子痫前期和其他母体或胎儿异常。

3.4.5　环境应激与早产

经历心理和社会高度应激的孕妇，即使调整了社会人口学因素、药物、危险行为等的影响后，早产的发生率仍增加（接近两倍）[25,26]。因此，如果处于一种客观压力的状态下，比如住房环境不稳定或极其贫困，有可能会发生早产。心理与社会协同作用下早产增加的机制尚不清楚，但已有人提出促肾上腺皮质激素释放激素在其中起作用[27~29]。处于应激状态的妇女血液中的炎症标志物（如C反应蛋白）会升高。从应激与炎症标志物的关系来看，在应激相关的早产中，系统性炎症反应发挥了重要的作用。

3.4.6　精神活性物质（吸烟、酗酒和吸毒）与早产

在美国，20%~25%的孕妇吸烟，其中12%~15%的孕妇在妊娠期间吸烟[30,31]。即使调整了其他因素的影响，烟草也会增加早产的风险（小于2倍），但尚不清楚其导致早产的机制。烟草的烟雾中含有3 000多种化学物质，其中大部分的影响尚不清楚。尼古丁和一氧化碳都是强血管收缩剂，会对胎盘造成直接损害，并减少子宫和胎盘的血流量。胎盘损伤和血流减少都可能引起胎儿宫内发育迟缓或早产[32]。吸烟与系统性炎症有关，由此也会引发早产[33]。轻度或中度酒精摄入不增加早产率，但过量饮酒会导致早产[34]。一些研究显示，可卡因和海洛因的使用也会引起早产[35]。

3.4.7 早产与流行病学

不足 37 周出生的早产儿由于各器官发育不成熟，其患病率高于足月儿。在过去的四十年中，小于 34 周出生的婴儿的并发症是由于发育不成熟引起的[36]。自 2005 年以来，34~36 周的晚期早产儿的患病率有所增加[37]。在早产儿中，小于 1 500g 的低出生体重儿面临许多未知的问题，如出现与发育不成熟相关的并发症，甚至远期神经系统发育障碍等问题。在日本，孕周大于 22 周者就是早产。出生体重越小，预后越差[38,39]。早产儿的死亡率以分娩孕周 28 周为界存在显著差异。出生体重≥1 000g，或者≥28 周出生的女婴，≥30 周出生的男婴，存活率超过 95%[40]。早产儿医疗费用预算与其患病率成正相关。在美国，2006 年早产儿治疗总费用为 262 亿美元，当年一个早产儿的平均治疗费用为 51 000 美元[41]。

参考文献

1. Steer P. The epidemiology of preterm labour. BJOG. 2005;112(Suppl 1):1–3.
2. Goldenberg RL, Culhane JF, Iams JD, Romero R. Epidemiology and causes of preterm birth. Lancet. 2008;371(9606):75–84.
3. Blencowe H, Cousens S, Oestergaard MZ, Chou D, Moller AB, Narwal R, Adler A, Vera Garcia C, Rohde S, Say L, Lawn JE. National, regional, and worldwide estimates of preterm birth rates in the year 2010 with time trends since 1990 for selected countries: a systematic analysis and implications. Lancet. 2012;379(9832):2162–72.
4. Martin JA, Osterman MJ, Kirmeyer SE, Gregory EC. Measuring gestational age in vital statistics data: transitioning to the obstetric estimate. Natl Vital Stat Rep. 2015;64(5):1–20.
5. Matthews TJ, MacDorman MF, Thoma ME. Infant mortality statistics from the 2013 period linked birth/infant death data set. Natl Vital Stat Rep. 2015;64(9):1–30.
6. McCormick MC. The contribution of low birth weight to infant mortality and childhood morbidity. N Engl J Med. 1985;312(2):82–90.
7. Tucker JM, Goldenberg RL, Davis RO, Copper RL, Winkler CL, Hauth JC. Etiologies of preterm birth in an indigent population: is prevention a logical expectation? Obstet Gynecol. 1991;77(3):343–7.
8. Ananth CV, Vintzileos AM. Epidemiology of preterm birth and its clinical subtypes. J Matern Fetal Neonatal Med. 2006;19(12):773–82.
9. Martin JA, Hamilton BE, Osterman MJ, Driscoll AK, Mathews TJ. Births: final data for 2015. Natl Vital Stat Rep. 2017;66(1):1.
10. Mathews TJ, MacDorman MF. Infant mortality statistics from the 2009 period linked birth/infant death data set. Natl Vital Stat Rep. 2013;61(8):1–27.
11. Hamilton S, Oomomian Y, Stephen G, Shynlova O, Tower CL, Garrod A, Lye SJ, Jones RL. Macrophages infiltrate the human and rat decidua during term and preterm labor: evidence that decidual inflammation precedes labor. Biol Reprod. 2012;86(2):39. https://doi.org/10.1095/biolreprod.111.095505.
12. Steer P. The epidemiology of preterm labor—a global perspective. J Perinat Med.

2005;33:273–6.
13. Barros FC, Victora CG, Barros AJ, Santos IS, Albernaz E, Matijasevich A, et al. The challenge of reducing neonatal mortality in middle-income countries: findings from three Brazilian birth cohorts in 1982, 1993, and 2004. Lancet. 2005;365:847–54.
14. Joseph KS, Huang L, Liu S, Ananth CV, Allen AC, Sauve R, Kramer MS, Fetal and Infant Health Study Group of the Canadian Perinatal Surveillance System. Reconciling the high rates of preterm and postterm birth in the United States. Obstet Gynecol. 2007;109(4):813–22.
15. Goldenberg RL, Cliver SP, Mulvihill FX, Hickey CA, Hoffman HJ, Klerman LV, Johnson MJ. Medical, psychosocial, and behavioral risk factors do not explain the increased risk for low birth weight among black women. Am J Obstet Gynecol. 1996;175(5):1317–24.
16. Fiscella K. Race, perinatal outcome, and amniotic infection. Obstet Gynecol Surv. 1996;51(1):60–6.
17. Smith LK, Draper ES, Manktelow BN, Dorling JS, Field DJ. Socioeconomic inequalities in very preterm birth rates. Arch Dis Child Fetal Neonatal Ed. 2007;92(1):F11–4.
18. Thompson JM, Irgens LM, Rasmussen S, Daltveit AK. Secular trends in socio-economic status and the implications for preterm birth. Paediatr Perinat Epidemiol. 2006;20(3):182–7.
19. Hendler I, Goldenberg RL, Mercer BM, Iams JD, Meis PJ, Moawad AH, MacPherson CA, Caritis SN, Miodovnik M, Menard KM, Thurnau GR, Sorokin Y. The Preterm Prediction Study: association between maternal body mass index and spontaneous and indicated preterm birth. Am J Obstet Gynecol. 2005;192(3):882–6.
20. Johnson TS, Rottier KJ, Luellwitz A, Kirby RS. Maternal prepregnancy body mass index and delivery of a preterm infant in Missouri 1998–2000. Public Health Nurs. 2009;26(1):3–13. https://doi.org/10.1111/j.1525-1446.2008.00750.x.
21. T. O. Scholl. Iron status during pregnancy: setting the stage for mother and infant. Am J Clin Nutr. 2005;81(5):1218S–22S.
22. Phillips C, Velji Z, Hanly C, Metcalfe A. Risk of recurrent spontaneous preterm birth: a systematic review and meta-analysis. BMJ Open. 2017;7(6):e015402. https://doi.org/10.1136/bmjopen-2016-015402.
23. Mercer BM, Goldenberg RL, Moawad AH, Meis PJ, Iams JD, Das AF, Caritis SN, Miodovnik M, Menard MK, Thurnau GR, Dombrowski MP, Roberts JM, McNellis D. The preterm prediction study: effect of gestational age and cause of preterm birth on subsequent obstetric outcome. National Institute of Child Health and Human Development Maternal-Fetal Medicine Units Network. Am J Obstet Gynecol. 1999;181(5 Pt 1):1216–21.
24. Smith GC, Pell JP, Dobbie R. Interpregnancy interval and risk of preterm birth and neonatal death: retrospective cohort study. BMJ. 2003;327(7410):313.
25. Copper RL, Goldenberg RL, Das A, Elder N, Swain M, Norman G, Ramsey R, Cotroneo P, Collins BA, Johnson F, Jones P, Meier AM. The preterm prediction study: maternal stress is associated with spontaneous preterm birth at less than thirty-five weeks' gestation. National Institute of Child Health and Human Development Maternal-Fetal Medicine Units Network. Am J Obstet Gynecol. 1996;175(5):1286–92.
26. Lobel M, Dunkel-Schetter C, Scrimshaw SC. Prenatal maternal stress and prematurity: a prospective study of socioeconomically disadvantaged women. Health Psychol. 1992;11(1):32–40.
27. Wadhwa PD, Culhane JF, Rauh V, Barve SS. Stress and preterm birth: neuroendocrine, immune/inflammatory, and vascular mechanisms. Matern Child Health J. 2001;5(2):119–25.
28. McGrath S, McLean M, Smith D, Bisits A, Giles W, Smith R. Maternal plasma corticotropin-releasing hormone trajectories vary depending on the cause of preterm delivery. Am J Obstet Gynecol. 2002;186(2):257–60.
29. Mohamed SA, El Andaloussi A, Al-Hendy A, Menon R, Behnia F, Schulkin J, Power ML. Vitamin D and corticotropin-releasing hormone in term and preterm birth: potential contributions to preterm labor and birth outcome. J Matern Fetal Neonatal Med. 2018;31(21):2911–7.
30. Tong VT, Jones JR, Dietz PM, D'Angelo D, Bombard JM, Centers for Disease Control and

Prevention (CDC). Trends in smoking before, during, and after pregnancy - pregnancy risk assessment monitoring system (PRAMS), United States, 31 sites, 2000–2005. MMWR Surveill Summ. 2009;58(4):1–29.
31. Oh S, Reingle Gonzalez JM, Salas-Wright CP, Vaughn MG, DiNitto DM. Prevalence and correlates of alcohol and tobacco use among pregnant women in the United States: evidence from the NSDUH 2005–2014. Prev Med. 2017;97:93–9.
32. Kataoka MC, Carvalheira APP, Ferrari AP, Malta MB, de Barros Leite Carvalhaes MA, de Lima Parada CMG. Smoking during pregnancy and harm reduction in birth weight: a cross-sectional study. BMC Pregnancy Childbirth. 2018;18(1):67. https://doi.org/10.1186/s12884-018-1694-4.
33. Yamamoto K, Burnett JC Jr, Bermudez EA, Jougasaki M, Bailey KR, Redfield MM. Clinical criteria and biochemical markers for the detection of systolic dysfunction. J Card Fail. 2000;6(3):194–200.
34. Bailey BA, Sokol RJ. Prenatal alcohol exposure and miscarriage, stillbirth, preterm delivery, and sudden infant death syndrome. Alcohol Res Health. 2011;34(1):86–91.
35. Keegan J, Parva M, Finnegan M, Gerson A, Belden M. Addiction in pregnancy. J Addict Dis. 2010;29(2):175–91. https://doi.org/10.1080/10550881003684723.
36. Eichenwald EC, Stark AR. Management and outcomes of very low birth weight. N Engl J Med. 2008;358(16):1700–11. https://doi.org/10.1056/NEJMra0707601.
37. Ananth CV, Friedman AM, Gyamfi-Bannerman C. Epidemiology of moderate preterm, late preterm and early term delivery. Clin Perinatol. 2013;40(4):601–10. https://doi.org/10.1016/j.clp.2013.07.001.
38. Kusuda S, Fujimura M, Sakuma I, Aotani H, Kabe K, Itani Y, Ichiba H, Matsunami K, Nishida H, Neonatal Research Network, Japan. Morbidity and mortality of infants with very low birth weight in Japan: center variation. Pediatrics. 2006;118(4):e1130–8.
39. Ishii N, Kono Y, Yonemoto N, Kusuda S, Fujimura M, Neonatal Research Network, Japan. Outcomes of infants born at 22 and 23 weeks' gestation. Pediatrics. 2013;132(1):62–71. https://doi.org/10.1542/peds.2012-2857.
40. Martin JA, Hamilton BE, Ventura SJ, Osterman MJ, Mathews TJ. Births: final data for 2011. Natl Vital Stat Rep. 2013;62(1):1–69, 72
41. Institute of Medicine (US) Committee on Understanding Premature Birth and Assuring Healthy Outcomes, Behrman RE, Butler AS. Preterm birth: causes, consequences, and prevention. Washington: National Academies Press; 2007. The National Academies Collection: reports funded by National Institutes of Health

第二部分
早产和宫内感染

第 4 章　亚临床宫内感染

Noriko Yoneda, Satoshi Yoneda, Hideki Niimi,
Isao Kitajima, Shigeru Saito

摘要

宫内(羊膜腔内)感染是早产的首要原因,也是世界公认的导致新生儿不良结局的主要原因。

临床型绒毛膜羊膜炎(chorioamnionitis, CAM),以母体发热、心动过速、子宫压痛以及白细胞升高为特征,与超早产、极早产以及新生儿不良预后(例如新生儿早发型败血症及坏死性小肠结肠炎)有关。无论是否表现为临床型CAM,许多早产病例都合并宫内炎症(即组织型 CAM)。进一步细致分析宫内感染与炎症的关联性将有助于改进治疗策略。

大约 30% 的自发性早产病例与亚临床宫内感染有关。然而,通过外周血分析很难检出亚临床感染相关炎症。近期研究表明,羊水检测是评估羊膜腔内感染与炎症的有效方法。检测羊水中微生物时,与常规羊水培养法相比,聚合酶链反应(polymerase chain reaction, PCR)技术检测阳性率更高。通过高度灵敏可靠的 PCR 技术发现,支原体 / 解脲支原体与其他细菌的多重微生物感染可诱发严重的宫内炎症,并与早产的不良围产结局有关。对 PCR- 阳性的早产病例进行适当的抗生素治疗可延长孕周。此外,PCR 分析表明羊水漂浮物可反映羊膜腔内炎症是否伴随微生物感染。

在本节内容中,我们将讨论亚临床宫内感染的检测方法,包括高度灵敏可靠的 PCR 技术以及羊水白介素 -8(IL-8)的检测分析。

关键词

羊水漂浮物　白介素 -8(IL-8)　宫内感染　宫内炎症　聚合酶链反应(PCR)

4.1 引言

在小于28周的早产病例中,有20%~60%检测到微生物入侵羊膜腔,28~32周早产病例微生物的检测阳性率为10%~25%[1~3]。宫内(羊膜腔内)感染与炎症是导致胎膜完整早产的主要原因,在超早产与极早产中尤为常见[4]。

CAM是导致早产的主要原因,其通常与胎儿炎症反应综合征(fetal inflammatory response syndrome,FIRS)有关。FIRS的特征性表现为系统性炎症细胞因子浓度升高、胎儿血管炎和脐带炎[5]。

早产分娩后发现的组织型CAM与母体和/或新生儿感染是亚临床宫内感染的证据[6]。然而,外周血分析难以检测到早产病例中的亚临床宫内感染[7]。

针对亚临床宫内感染,羊水检测非常适用于评估羊膜腔内的感染与炎症。羊水细菌培养是证实羊膜腔内感染/炎症的金标准,是最确切的检测方法。但由于检测时间需3~7天,这对于临床实际工作来说耗时过长,故实用性受限[8]。PCR等分子生物学技术非常快速,也高度灵敏,但据报道*Taq* DNA聚合酶中的细菌DNA因PCR扩增会导致假阳性结果(图4.1)。为了解决这个问题,已构建由真核生物制成的热稳定DNA聚合酶(图4.1)[9]。接下来我们将介绍,如何应用这种高度灵敏可靠的PCR技术检测早产相关性宫内感染和无菌性炎症。

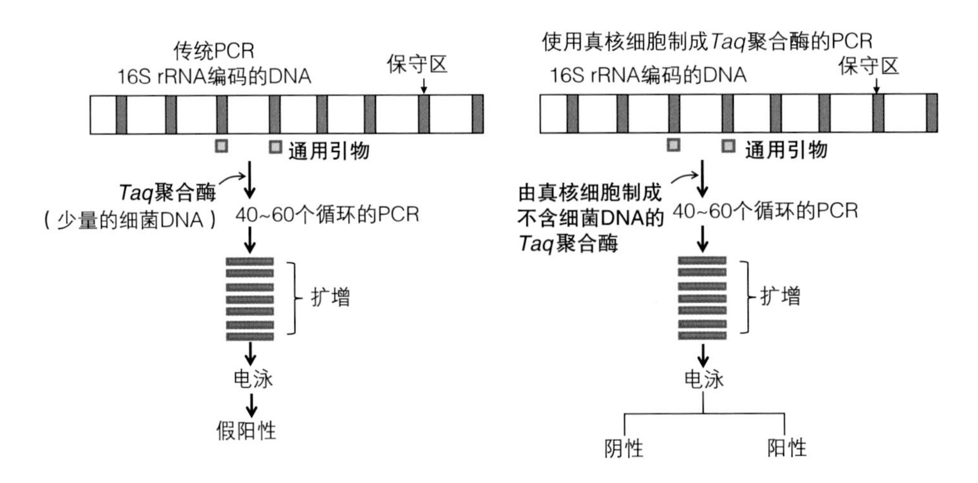

图4.1 传统PCR和真核细胞制备*Taq*聚合酶的PCR

4.2 培养法和 PCR 法检测羊水微生物

羊水微生物培养法是检测宫内感染的金标准。但是,要确定是否存在支原体、解脲支原体和其他细菌感染,需要 1 周的检测时间。此外,使用传统的培养方式检测支原体和解脲支原体仍然存在困难。分子微生物技术(例如 PCR 技术)已成为检测羊水标本中包括支原体和解脲支原体等微生物的快速且高度灵敏的方法[10~18]。曾有报道,PCR 法对羊水中微生物的检出率高于标准的微生物培养法[10,11,19~23]。与 PCR- 阴性、培养 - 阴性的早产病例相比,PCR- 阳性、培养 - 阴性的早产病例从羊膜腔穿刺到分娩的时间间隔更短,这表明 PCR- 阳性、培养 - 阴性病例存在致病微生物[24]。

实时 PCR 定量检测细菌对于评估微生物的负荷同样非常重要。据报道,在 CAM Ⅲ期,细菌 DNA 的拷贝数很高[25,26],以下 11 种细菌是 CAM Ⅲ期的主要菌群:微小脲原体、无乳链球菌、阴道加德纳菌、嗜血杆菌、血红球菌、侵蚀艾肯菌、二路普雷沃尔菌、詹氏乳杆菌、脆弱拟杆菌、牙髓卟啉单胞菌和人型支原体[25]。因此,检测羊水中的病原微生物非常重要。

4.3 早产中的羊膜腔内无菌性炎症及微生物相关性炎症

事实上,大多数羊膜腔内感染是亚临床感染,也就是非临床型 CAM。羊水中最常被检测到的微生物是生殖道中的支原体[27~30]、解脲支原体[31,32]、阴道加德纳菌和梭杆菌属。30% 的病例中检测到多种微生物入侵羊膜腔[23,33]。

Romero 等曾提出,未检出微生物的羊膜腔内炎症是导致早产的一个机制[2,34,35],证据基于羊水中炎症介质水平升高:白介素 -6(IL-6)[2,34,35]、IL-8[36]、基质金属蛋白酶 -8(MMP-8)[37]、单核细胞趋化蛋白 -C(monocyte chemotactic protein-C ,MCP-1)[38])和其他炎性指标(图 4.2)[39]。羊膜腔内无菌性炎症比微生物相关性炎症更常见[40]。我们也发现,早产患者常发生羊膜腔内无菌性炎症[41]。因此,感染与炎症都需要进行分析。

损伤相关分子模式(damage-associated molecular patterns,DAMPs)是引发非感染性炎症反应的宿主生物分子。羊膜腔内感染患者的羊水中,一些警报素是升高的,例如 IL-1α[42,43]和高迁移率族蛋白 B1(high mobility group box-1, HMGB1)[44,45](图 4.2)。Romero 等报道了自发性早产中的炎症相关蛋白网络。与那些无论有无合并无菌性炎症的早产病例相比,微生物相关羊膜腔内炎症的早产病例具有更多羊水炎症相关调节蛋白。无菌性羊膜腔内炎症患者与没

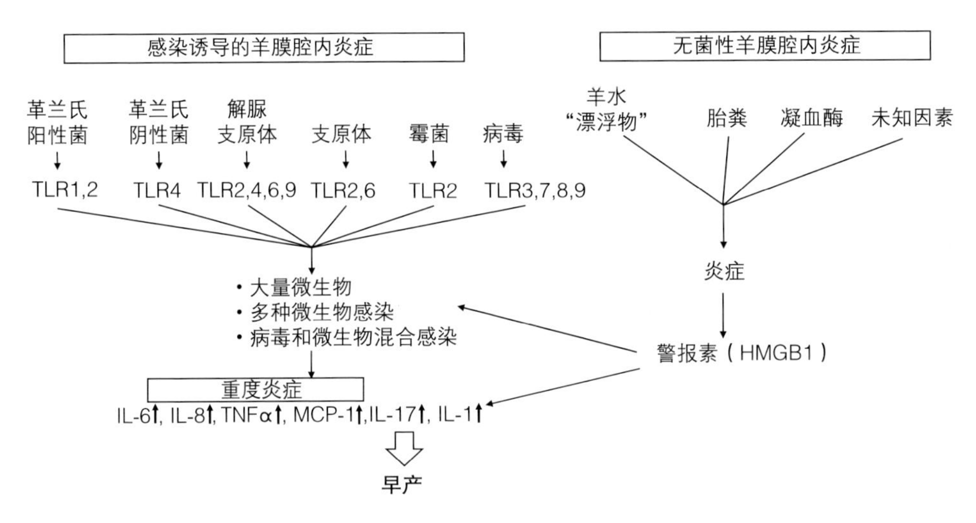

图 4.2 早产病例中感染诱导的炎症和无菌性羊膜腔内炎症

有无菌性炎症患者相比，羊水炎症相关调节蛋白水平也更高[46]。因此，无菌性羊膜腔内炎症是诱发早产的一个重要因素。我们曾报道，羊水“漂浮物”与羊膜腔内炎症是否含有微生物有关。羊水“漂浮物”可能是羊膜腔内炎症的诱导因素之一(图 4.2)[41]。胎粪和凝血酶同样引发炎症(图 4.2)。

4.4 运用高度灵敏可靠的 PCR 技术检测羊水

PCR 可用于检测羊水中的微生物。但是，市售的热稳定 DNA 聚合酶(例如重组 *Taq* 聚合酶)包含微量的宿主衍生细菌 DNA(原核生物)，当 PCR 延长周期以提高灵敏度时，会导致假阳性(图 4.1)[22]。

为了克服这个问题，近期的一项研究报道了一种基于真核生物 DNA 聚合酶的巢式 PCR 法，这种方法不会有细菌 DNA 污染(图 4.3)[9]。通过使用这种真核生物制成的热稳定 DNA 聚合酶，能够高度灵敏、可靠地检测出细菌。针对早产病例羊水中微生物的检测，已建立了一种使用引物检测支原体、解脲支原体、细菌和真菌的方法(图 4.3)[47]。

这种高度灵敏可靠的 PCR 法可用于检测宫内微生物。我们曾报道，使用培养法检测早产病例的羊水，其微生物检出率为 7.6%(9/118)，而 PCR 法为 33%(39/118)[24]。PCR 法可用于检测在常规培养基上难以培养和分离的微生物。

我们还证明了，培养(–)-PCR(+)组孕妇，从羊膜腔穿刺到分娩的时间间

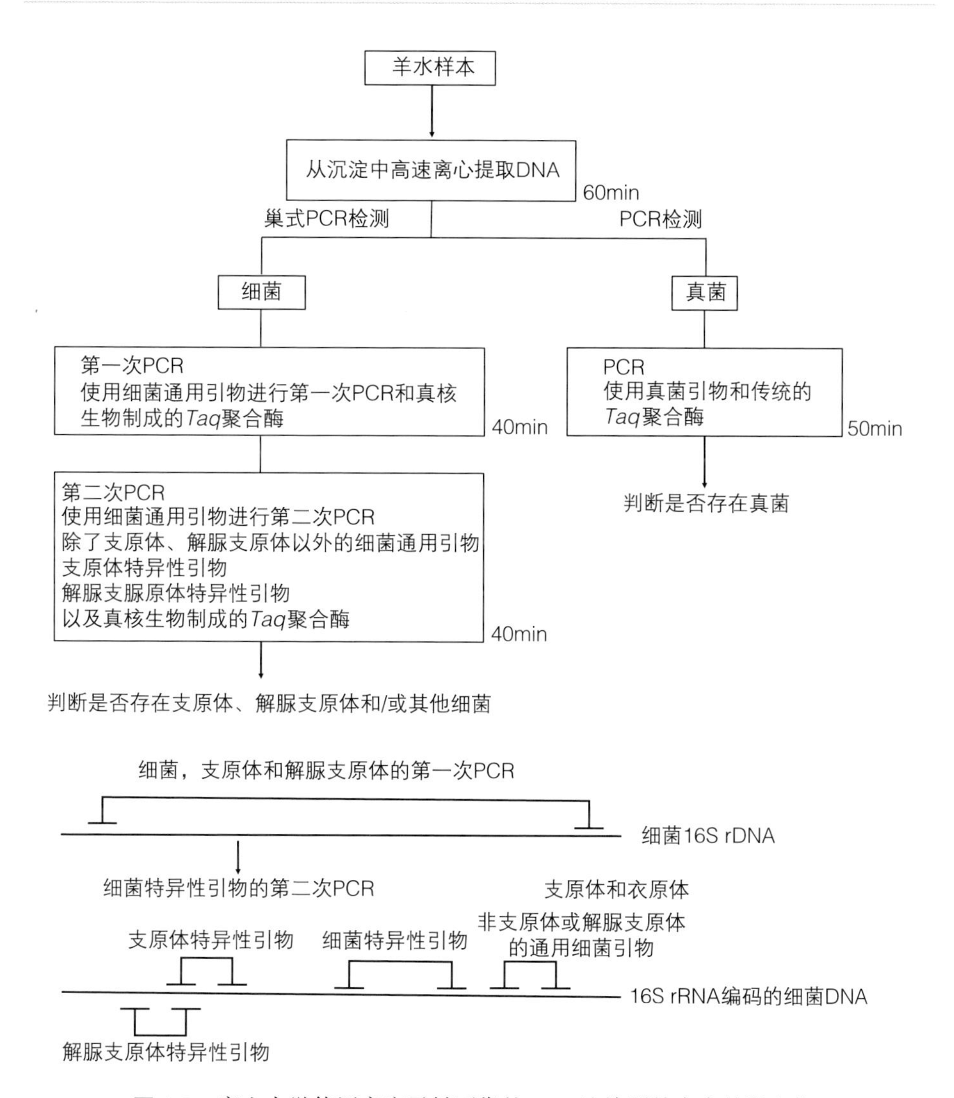

图 4.3　富山大学使用高度灵敏可靠的 PCR 法检测羊水中的微生物

隔比培养(–)-PCR(–)组更短($P = 0.03$)[24]。

这一发现表明,那些存活但难以培养成功的微生物也是早产的致病因素。

既往研究发现,PCR 阳性、培养阴性的早产病例,羊水中的细胞因子水平增加,例如 IL-6 和 IL-8[10,20,24,48]。我们的研究同样证实了 PCR 阳性、培养阴性病例存在宫内炎症。

高度灵敏可靠的 PCR 法检测显示,支原体 / 解脲支原体和其他细菌的多菌种感染可引起严重的宫内炎症,并与早产儿的围产期不良结局有关(图 4.1)[24]。这种情况下,toll 样受体(toll-like receptors,TLR)的多个通路被激活,导致严重的炎症反应(图4.2)。超早产病例中通常可观察到这种现象。

4.5 羊水细胞因子水平

既往研究使用生物学标志物对组织型CAM进行评估,例如:孕妇的体温[49,50]、白细胞计数[49,50]、C反应蛋白[51~53]、母体或羊水IL-6[54~57]和羊水IL-8[58~63]。

IL-8是由多种细胞产生的趋化因子,是多种疾病的炎性标志物[59~61]。我们已证实IL-8是检测羊膜腔内早期炎症的准确标志物。我们曾分析羊水中IL-8、TNF-α和IL-17的水平,发现IL-8能更清晰地反映组织型CAM的分期[62]。

通过分析,分娩前IL-8预测组织型CAM分期的截断值如下:Ⅰ期以上:IL-8≥9.9μg/L;Ⅱ期以上:IL-8≥17.3μg/L;Ⅲ期以上:IL-8≥55.9μg/L。其灵敏度分别为57.7%、77.4%和91.2%,特异度分别是88.9%、85.3%和91.4%[63]。因此,使用PCR技术和细胞因子检测羊膜腔内感染与炎症是评估早产病情的重要手段。

4.6 早产病例中亚临床宫内感染抗生素临床使用的效益

一项Cochrane综述显示,使用抗生素与新生儿不良结局(如脑瘫)有关,但对母体是有益处的[64]。早产不仅可被宫内感染激发,也可由无菌性宫内炎症导致。应用抗生素无法预防无菌性炎症相关的早产。Combs等报道,使用抗生素,对于微生物检测阳性而未合并严重羊膜腔内炎症的早产患者可能有效[65]。因此,对于早产患者来说,选择合适的抗生素至关重要。

我们运用高度灵敏、可靠的PCR技术研究显示,对于羊膜腔内无微生物感染的先兆早产患者来说,使用抗生素增加了早产风险,但可对于羊膜腔内有微生物感染的先兆早产患者,可延长孕周。简而言之,抗生素治疗对于那些无致病微生物感染的早产患者不利,但对羊膜腔内有微生物感染的早产患者有利[66]。因此,可解释为:使用抗生素仅在羊膜腔内感染的病例中有效,而对于羊膜腔内无菌性炎症的早产病例,抗生素的使用有不利影响。我们曾报道,早产病例中梭菌属的数量非常少[67]。梭菌属已被证实在诱导调节性T(Treg)细胞时起重要的作用,而Treg细胞对炎症调节有重要的作用。抗生素治疗可减少梭菌属数量,从而减少Treg细胞以影响炎症调节,导致早产。因此,仅需要对羊膜腔内感染的病例选择性使用抗生素治疗。

4.7 结论与展望

运用高度灵敏可靠的 PCR 方法准确检测羊水中的微生物，对于早产病例的管理至关重要。可经羊水细胞因子（如 IL-8、IL-6 和 MCP-1）的定量分析评估宫内炎症分期。未来，根据羊水中是否存在微生物和炎症反应管理早产，将有助于改善临床结局。

参考文献

1. Watts DH, Krohn MA, Hillier SL, Eschenbach DA. The association of occult amniotic fluid infection with gestational age and neonatal outcome among women in preterm labor. Obstet Gynecol. 1992;79:351–7.
2. Yoon BH, Romero R, Moon JB, Shim SS, Kim M, Kim G, Jun JK. Clinical significance of intraamniotic inflammation in patients with preterm labor and intact membranes. Am J Obstet Gynecol. 2001;185:1130–6.
3. Hitti J, Tarczy-Hornoch P, Murphy J, Hillier SL, Aura J, Eschenbach DA. Amniotic fluid infection, cytokines, and adverse outcome among infants at 34 weeks' gestation or less. Obstet Gynecol. 2001;98:1080–8.
4. Romero R, Espinoza J, Kusanovic JP, et al. The preterm parturition syndrome. BJOG. 2006;113(suppl 3):17–42.
5. Galinsky R, Polglase GR, Hooper SB, Black MJ, Moss TJ. The consequences of chorioamnionitis: preterm birth and effects on development. J Pregnancy. 2013;2013:412831.
6. Gibbs RS. The relationship between infections and adverse pregnancy outcomes: an overview. Ann Periodontol. 2001;6:153–63.
7. Castro-Leyva V, Espejel-Nuñez A, Barroso G, et al. Preserved ex vivo inflammatory status in decidual cells from women with preterm labor and subclinical intrauterine infection. PLoS One. 2012;7:e43605.
8. Tita ATN. Intra-amniotic infection (clinical chorioamnionitis or triple I). Waltham: UpToDate; 2017.
9. Niimi H, Mori M, Tabata H, Minami H, Ueno T, Hayashi S, Kitajima I. A novel eukaryote-made thermostable DNA polymerase which is free from bacterial DNA contamination. J Clin Microbiol. 2011;49:3316–20.
10. DiGiulio DB, Romero R, Amogan HP, Kusanovic JP, Bik EM, Gotsch F, Kim CJ, Erez O, Edwin S, Relman DA. Microbial prevalence, diversity and abundance in amniotic fluid during preterm labor: a molecular and culture-based investigation. PLoS One. 2008;3:e3056.
11. Markenson GR. The use of the polymerase chain reaction to detect bacteria in amniotic fluid in pregnancies complicated by preterm labor. Am J Obstet Gynecol. 1997;177:1471–7.
12. Yoon BH. The clinical significance of detecting Ureaplasma urealyticum by the polymerase chain reaction in the amniotic fluid of patients with preterm labor. Am J Obstet Gynecol. 2003;189:919–24.
13. Yoon BH. Clinical implications of detection of Ureaplasma urealyticum in the amniotic cavity

with the polymerase chain reaction. Am J Obstet Gynecol. 2000;183:1130–7.

14. Gerber S. Detection of Ureaplasma urealyticum in second-trimester amniotic fluid by polymerase chain reaction correlates with subsequent preterm labor and delivery. J Infect Dis. 2003;1:518–21.
15. Jalava J, Mantymaa ML, Ekblad U, Toivanen P, Skurnik M, Lassila O, Alanen A. Bacterial 16S rDNA polymerase chain reaction in the detection of intra-amniotic infection. Br J Obstet Gynaecol. 1996;103:664–9.
16. Hitti J, Riley DE, Krohn MA, Hillier SL, Agnew KJ, Krieger JN, Eschenbach DA. Broad-spectrum bacterial rDNA polymerase chain reaction assay for detecting amniotic fluid infection among women in premature labor. Clin Infect Dis. 1997;24:1228–32.
17. Gardella C, Riley DE, Hitti J, Agnew K, Krieger JN, Eschenbach D. Identification and sequencing of bacterial rDNAs in culture-negative amniotic fluid from women in premature labor. Am J Perinatol. 2004;21:319–23.
18. Miralles R, Hodge R, McParland PC, Field DJ, Bell SC, Taylor DJ, Grant WD, Kotecha S. Relationship between antenatal inflammation and antenatal infection identified by detection of microbial genes by polymerase chain reaction. Pediatr Res. 2005;57:570–7.
19. Oyarzun E. Specific detection of 16 micro-organisms in amniotic fluid by polymerase chain reaction and its correlation with preterm delivery occurrence. Am J Obstet Gynecol. 1998;179:1115–9.
20. DiGiulio DB, Romero R, Kusanovic JP, Gomez R, Kim CJ, Seok KS, Gotsch F, Mazaki-Tovi S, Vaisbuch E, Sanders K, Bik EM, Chaiworapongsa T, Oyarzun E, Relman DA. Prevalence and diversity of microbes in the amniotic fluid, the fetal inflammatory response, and pregnancy outcome in women with preterm prelabor rupture of membranes. Am J Reprod Immunol. 2010;64:38–57.
21. Jones HE, Harris KA, Azizia M, Bank L, Carpenter B, Hartley JC, Klein N, Peebles D. Differing prevalence and diversity of bacterial species in fetal membranes from very preterm and term labor. PLoS One. 2009;4:e8205.
22. Wang X, Buhimschi CS, Temoin S, Bhandari V, Han YW, Buhimschi IA. Comparative microbial analysis of paired amniotic fluid and cord blood from pregnancies complicated by preterm birth and early-onset neonatal sepsis. PLoS One. 2013;8:e56131.
23. Romero R, Miranda J, Chaiworapongsa T, Chaemsaithong P, Gotsch F, Dong Z, Ahmed AI, Yoon BH, Hassan SS, Kim CJ, Korzeniewski SJ, Yeo L. Novel molecular microbiologic technique for the rapid diagnosis of microbial invasion of the amniotic cavity and intraamniotic infection in preterm labor with intact membranes. Am J Reprod Immunol. 2014;71:330–58.
24. Yoneda N, Yoneda S, Niimi H, et al. Polymicrobial amniotic fluid infection with *Mycoplasma/Ureaplasma* and other bacteria induces severe intra-amniotic inflammation associated with poor perinatal prognosis in preterm labor. Am J Reprod Immunol. 2016;75(2):112–25.
25. Urushiyama D, Suda W, Ohnishi E, Araki R, Kiyoshima C, Kurakazu M, Sanui A, Yotsumoto F, Murata M, Nabeshima K, Yasunaga S, Saito S, Nomiyama M, Hattori M, Miyamoto S, Hata K. Microbiome profile of the amniotic fluid as a predictive biomarker of perinatal outcome. Sci Rep. 2017;7(1):12171.
26. Doyle RM, Harris K, Kamiza S, Harjunmaa U, Ashorn U, Nkhoma M, Dewey KG, Maleta K, Ashorn P, Klein N. Bacterial communities found in placental tissues are associated with severe chorioamnionitis and adverse birth outcomes. PLoS One. 2017;12(7):e0180167.
27. Kim CJ, Romero R, Chaemsaithong P, Chaiyasit N, Yoon BH, Kim YM. Acute chorioamnionitis and funisitis: definition, pathologic features, and clinical significance. Am J Obstet Gynecol. 2015;213(4 Suppl):S29–52.
28. Romero R, Gomez R, Chaiworapongsa T, Conoscenti G, Kim JC, Kim YM. The role of infection in preterm labour and delivery. Paediatr Perinat Epidemiol. 2001;15(Suppl 2):41–56.
29. Romero R, Garite TJ. Twenty percent of very preterm neonates (23-32 weeks of gestation) are born with bacteremia caused by genital Mycoplasmas. Am J Obstet Gynecol. 2008;198(1):1–3.

30. Oh KJ, Lee KA, Sohn YK, Park CW, Hong JS, Romero R, et al. Intraamniotic infection with genital mycoplasmas exhibits a more intense inflammatory response than intraamniotic infection with other microorganisms in patients with preterm premature rupture of membranes. Am J Obstet Gynecol. 2010;203(3):211.e1–8.
31. Yoon BH, Chang JW, Romero R. Isolation of Ureaplasma urealyticum from the amniotic cavity and adverse outcome in preterm labor. Obstet Gynecol. 1998;92(1):77–82.
32. Oh KJ, Lee SE, Jung H, Kim G, Romero R, Yoon BH. Detection of ureaplasmas by the polymerase chain reaction in the amniotic fluid of patients with cervical insufficiency. J Perinat Med. 2010;38(3):261–8.
33. Romero R, Miranda J, Chaemsaithong P, Chaiworapongsa T, Kusanovic JP, Dong Z, et al. Sterile and microbial-associated intra-amniotic inflammation in preterm prelabor rupture of membranes. J Matern Fetal Neonatal Med. 2015;28:1394–409.
34. Yoon BH, Romero R, Moon JB, Oh SY, Han SY, Kim JC, Shim SS. The frequency and clinical significance of intra-amniotic inflammation in patients with a positive cervical fetal fibronectin. Am J Obstet Gynecol. 2001;185:1137–42.
35. Shim SS, Romero R, Hong JS, Park CW, Jun JK, Kim BI, Yoon BH. Clinical significance of intraamniotic inflammation in patients with preterm premature rupture of membranes. Am J Obstet Gynecol. 2004;191:1339–45.
36. Cherouny PH, Pankuch GA, Romero R, Botti JJ, Kuhn DC, Demers LM, Appelbaum PC. Neutrophil attractant/activating peptide-1/interleukin-8: association with histologic chorioamnionitis, preterm delivery, and bioactive amniotic fluid leukoattractants. Am J Obstet Gynecol. 1993;169:1299–303.
37. Lee SE, Romero R, Jung H, Park CW, Park JS, Yoon BH. The intensity of the fetal inflammatory response in intraamniotic inflammation with and without microbial invasion of the amniotic cavity. Am J Obstet Gynecol. 2007;197:294.e1–6.
38. Esplin MS, Romero R, Chaiworapongsa T, Kim YM, Edwin S, Gomez R, Mazor M, Adashi EY. Monocyte chemotactic protein-1 is increased in the amniotic fluid of women who deliver preterm in the presence or absence of intra-amniotic infection. J Matern Fetal Neonatal Med. 2005;17:365–73.
39. Madan I, Romero R, Kusanovic JP, Mittal P, Chaiworapongsa T, Dong Z, Mazaki-Tovi S, Vaisbuch E, Alpay Savasan Z, Yeo L, Kim CJ, Hassan SS. The frequency and clinical significance of intra-amniotic infection and/or inflammation in women with placenta previa and vaginal bleeding: an unexpected observation. J Perinat Med. 2010;38:275–9.
40. Romero R, Miranda J, Chaiworapongsa T, Korzeniewski SJ, Chaemsaithong P, Gotsch F, Dong Z, Ahmed AI, Yoon BH, Hassan SS, Kim CJ, Yeo L. Prevalence and clinical significance of sterile intra-amniotic inflammation in patients with preterm labor and intact membranes. Am J Reprod Immunol. 2014;72(5):458–74.
41. Yoneda N, Yoneda S, Niimi H, Ito M, Fukuta K, Ueno T, Ito M, Shiozaki A, Kigawa M, Kitajima I, Saito S. Sludge reflects intra-amniotic inflammation with or without microorganisms. Am J Reprod Immunol. 2018;79. https://doi.org/10.1111/aji.12807.
42. Romero R, Mazor M, Brandt F, Sepulveda W, Avila C, Cotton DB, Dinarello CA. Interleukin-1 alpha and interleukin-1 beta in preterm and term human parturition. Am J Reprod Immunol. 1992;27:117–23.
43. Romero R, Durum S, Dinarello CA, Oyarzun E, Hobbins JC, Mitchell MD. Interleukin-1 stimulates prostaglandin biosynthesis by human amnion. Prostaglandins. 1989;37:13–22.
44. Romero R, Chaiworapongsa T, Alpay Savasan Z, Xu Y, Hussein Y, Dong Z, Kusanovic JP, Kim CJ, Hassan SS. Damage-associated molecular patterns (DAMPs) in preterm labor with intact membranes and preterm PROM: a study of the alarmin HMGB1. J Matern Fetal Neonatal Med. 2011;24:1444–55.
45. Romero R, Chaiworapongsa T, Savasan ZA, Hussein Y, Dong Z, Kusanovic JP, Kim CJ, Hassan SS. Clinical chorioamnionitis is characterized by changes in the expression of the alarmin HMGB1 and one of its receptors, sRAGE. J Matern Fetal Neonatal Med. 2012;25:558–67.

46. Romero R, Grivel J-C, Tarca AL, et al. Evidence of perturbations of the cytokine network in preterm labor. Am J Obstet Gynecol. 2015;213:836.e1–18.
47. Ueno T, Niimi H, Yoneda N, Yoneda S, Mori M, Tabata H, Minami H, Saito S, Kitajima I. Eukaryote-made thermostable DNA polymerase enables rapid PCR-based detection of Mycoplasma, Ureaplasma and other bacteria in the amniotic fluid of preterm labor cases. PLoS One. 2015;4:e0129032.
48. Romero R, Milanda J, Chaiworapongsa T, et al. Prevalence and clinical significance of sterile intra-amniotic inflammation in patients with preterm labor and intact membranes. Am J Reprod Immunol. 2014;72(5):458–74.
49. Lenki SG, Maciulla MB, Eglinton GS. Maternal and umbilical cord serum interleukin level in preterm labor with clinical chorioamnionitis. Am J Obstet Gynecol. 1994;170:1345–51.
50. Roberts DJ, Celi AC, Riley LE, Onderdonk AB, Boyd TK, Johnson LC, Lieberman E. Acute histologic chorioamnionitis at term: nearly always noninfectious. PLoS One. 2012;7:e31819.
51. Park CW, Moon KC, Park JS, Jun JK, Romero R, Yoon BH. The involvement of human amnion in histologic chorioamnionitis is an indicator that a fetal and an intra-amniotic inflammatory response is more likely and severe: clinical implications. Placenta. 2009;30:56–61.
52. van de Laar R, van der Ham DP, Oei SG, Willekes C, Weiner CP, Mol BW. Accuracy of C-reactive protein determination in predicting chorioamnionitis and neonatal infection in pregnant women with premature rupture of membranes: a systematic review. Eur J Obstet Gynecol Reprod Biol. 2009;147:124–9.
53. Trochez-Martinez RD, Smith P, Lamont RF. Use of C-reactive protein as a predictor of chorioamnionitis in preterm prelabour rupture of membranes: a systematic review. BJOG. 2007;114:796–801.
54. Maeda K, Matsuzaki N, Fuke S, Mitsuda N, Shimoya K, Nakayama M, Suehara N, Aono T. Value of the maternal interleukin 6 level for determination of histologic chorioamnionitis in preterm delivery. Gynecol Obstet Investig. 1997;43:225–31.
55. Gulati S, Bhatnagar S, Raghunandan C, Bhattacharjee J. Interleukin-6 as a predictor of subclinical chorioamnionitis in preterm premature rupture of membranes. Am J Reprod Immunol. 2012;67:235–40.
56. Kacerovsky M, Musilova I, Hornychova H, Kutova R, Pliskova L, Kostal M, Jacobsson B. Bedside assessment of amniotic fluid interleukin-6 in preterm prelabor rupture of membranes. Am J Obstet Gynecol. 2014;211:385.e1–9.
57. Cobo T, Kacerovsky M, Palacio M, Hornychova H, Hougaard DM, Skogstrand K, Jacobsson B. A prediction model of histological chorioamnionitis and funisitis in preterm prelabor rupture of membranes: analyses of multiple proteins in the amniotic fluid. J Matern Fetal Neonatal Med. 2012;25:1995–2001.
58. Kacerovsky M, Drahosova M, Hornychova H, Pliskova L, Bolehovska R, Forstl M, Tosner J, Andrys C. Value of amniotic fluid interleukin-8 for the prediction of histological chorioamnionitis in preterm premature rupture of membranes. Neuro Endocrinol Lett. 2009;30:733–8.
59. Guerrini A, Mancini I, Maietti S, Rossi D, Poli F, Sacchetti G, Gambari R, Borgatti M. Expression of pro-inflammatory interleukin-8 is reduced by ayurvedic decoctions. Phytother Res. 2014;28:1173–81.
60. Quan J, Liu J, Gao X, Liu J, Yang H, Chen W, Li W, Li Y, Yang W, Wang B. Palmitate induces interleukin-8 expression in human aortic vascular smooth muscle cells via Toll-like receptor 4/nuclear factor-jB pathway (TLR4/NF-jB-8). J Diabetes. 2014;6:33–41.
61. Cielecka-Kuszyk J, Siennicka J, Jabłońska J, Rek O, Godzik P, Rabczenko D, Madaliński K. Is interleukin-8 an additional to histopathological changes diagnostic marker in HCV-infected patients with cryoglobulinemia? Hepatol Int. 2011;5:934–40.
62. Ito M, Nakashima A, Hidaka T, Okabe M, Bac ND, Ina S, Yoneda S, Shiozaki A, Sumi S, Tsuneyama K, Nikaido T, Saito S. A role for IL-17 in induction of an inflammation at the fetomaternal interface in preterm labour. J Reprod Immunol. 2010;84:75–85.
63. Yoneda S, Shiozaki A, Ito M, Yoneda N, Inada K, Yonezawa R, Kigawa M, Saito S. Accurate

prediction of the stage of histological chorioamnionitis before delivery by amniotic fluid IL-8 level. Am J Reprod Immunol. 2015;73(6):568–76.
64. Flenady V, Hawley G, Stock OM, Kenyon S, Badawi N. Prophylactic antibiotics for inhibiting preterm labour with intact membranes. Cochrane Database Syst Rev. 2013;12:CD000246.
65. Combs CA, Gravett M, Garite TJ, Hickok DE, Lapidus J, Porreco R, Rael J, Grove T, Morgan TK, Clewell W, Miller H, Luthy D, Pereira L, Nageotte M, Robilio PA, Fortunato S, Simhan H, Baxter JK, Amon E, Franco A, Trofatter K, Heyborne K, ProteoGenix/Obstetrix Collaborative Research Network. Amniotic fluid infection, inflammation, and colonization in preterm labor with intact membranes. Am J Obstet Gynecol. 2014;210:125.e1–e15.
66. Yoneda S, Shiozaki A, Yoneda N, Fukuda K, Ueno T, Niimi H, Kitajima I, Kigawa M, Saito S. Antibiotic therapy increases the risk of preterm birth in preterm labor without intra-amniotic microbes, but may prolong the gestation period in preterm labor with microbes, evaluated by rapid and high-sensitive PCR system. Am J Reprod Immunol. 2016;75(4):440–50.
67. Shiozaki A, Yoneda S, Yoneda N, Yonezawa R, Matsubayashi T, Seo G, Saito S. Intestinal microbiota is different in women with preterm birth: results from terminal restriction fragment length polymorphism analysis. PLoS One. 2014;9(11):e111374.

第 5 章　临床和亚临床宫内感染或炎症

Yohei Maki

摘要

宫内感染和炎症是导致早产分娩或未足月胎膜早破(preterm prelabor rupture of membranes,pPROM)的主要原因。大量细胞因子和趋化因子、基质金属蛋白酶和 toll 样受体参与早产和 pPROM 的发病机制。阴道和宫颈上行性感染是宫内感染的最常见途径。在胎膜完整的早产病例中羊水培养阳性率为 9%~38%,而 pPROM 病例的阳性率为 12%~34%。相应地,使用 PCR 技术分析显示,胎膜完整的早产病例微生物阳性率为 11%~56%,pPROM 病例的微生物阳性率为 18%~50%。宫内感染的最佳诊断标准尚未完全确立。胎盘、胎膜和脐带的组织学检查或羊水分析是诊断宫内感染的金标准。多个器官系统,包括造血系统、胸腺、肾上腺、皮肤、肾脏、心脏、肺和脑是胎儿炎症反应综合征的靶器官。然而,由于存在各种混杂因素,宫内感染 / 炎症与早产儿不良结局的相关性尚缺乏可靠的荟萃分析证据。

关键词

绒毛膜羊膜炎　早产　未足月胎膜早破　脑瘫　支气管肺发育不良

5.1　引言

宫内感染与炎症是导致早产与 pPROM 的主要原因。病理学家 Benirschke 在 1960 年首次列举了组织型 CAM 的典型病例,并通过分析临床数据提出,宫内感染与早产和新生儿败血症有关[1]。随后,在 1977 年和 1978 年,Bobitt 等通过经宫颈穿刺或经宫腔导管抽取羊水培养阳性,直接证明了宫内感染与早产和新生儿败血症的关联[2,3]。上述研究的问题在于,经阴道取样可能污染羊水。1979年Garite等报道,对于pPROM病例可通过经腹羊膜腔穿刺诊断羊膜腔内感染[4]。为了评估宫内感染与早产的关系,CAM的组织学检查和经腹羊膜腔穿刺的羊水分析被广泛研究。几项研究已证实宫内感染可导致早产。此外,胎儿炎症反应综合征(fetal inflammatory response syndrome,FIRS)(指炎症扩散到胎儿)已成为新生儿预后研究的焦点。

5.2 定义

在围产医学领域中,有多种术语用于表达宫内感染/炎症,因此经常发生概念混淆。在本章中,我们将根据原始参考资料使用术语,并描述每个术语的标准定义。

5.2.1 宫内感染

宫内感染是指宫内一个或多个部位发生感染,包括蜕膜、绒毛膜、羊膜、胎盘、脐带、胎儿和羊水。因此,这个词通常是广义的。

5.2.2 绒毛膜羊膜炎

在临床实践和研究中,绒毛膜羊膜炎(CAM)是宫内感染最常用的代表性术语。我们应注意,在很多不同情况下都有使用到该术语。但是,严格来讲,CAM是绒毛膜(和羊膜)发生炎症的状态。

CAM通常分为临床型CAM和组织型CAM,或分为临床型CAM和亚临床型CAM。临床型CAM定义为有临床表现的明显的宫内感染。组织型CAM则通过胎盘和胎膜的组织学分析诊断。组织型CAM有时被认为等同于亚临床型CAM。

5.2.3 羊膜腔内感染

羊膜腔内感染是指羊水中存在微生物,通常伴有炎症。依据临床表现诊断的宫内感染,在一些研究中也称为羊膜腔内感染。

5.2.4 羊膜腔内炎症

羊膜腔内炎症定义为羊水中炎症标志物阳性。标志物在每个研究中有所不同。

5.2.5 羊膜腔的微生物入侵(MIAC)

MIAC 是指羊水中存在微生物,无论有无合并炎症。

5.2.6 宫内感染或炎症或两者兼具(3I)

该术语由美国国家儿童健康与人类发展研究所(NICHD)专家小组提出,以强调宫内炎症可在没有感染的情况下发生,并避免使用"CAM"(因病患的组织学特征常不一致)[5]。疑似 3I 是指:发热(≥39℃或≥38℃持续 30min)伴有胎儿心动过速(>160 次 /min 持续 10min 或更长时间)、母体白细胞增多($>15\times10^9$/L),或宫颈口脓性分泌物。"3I"征可通过胎盘、脐带的组织学检查或羊水检测证实。

5.3 宫内感染 / 炎症导致早产的相关生化介质

5.3.1 促炎细胞因子和趋化因子

微生物侵入宫腔刺激蜕膜和胎膜产生细胞因子与趋化因子,从而增加前列腺素的合成[6]。在人类研究中发现,早产或羊膜腔内感染的 pPROM 患者,其羊水中的细胞因子和趋化因子水平升高,例如 IL-1β、TNF-α、IL-6 和 IL-8[7~11]。羊水 IL-6 被广泛地用作羊膜腔内感染 / 炎症的标志物[9,10]。Sadowsky 等将细胞因子输注到非人类灵长类动物的羊水中,探索其在早产中的作用。研究发现,输注 IL-1β 引发的宫缩最强烈,导致 5 只动物都发生早产。输注 TNF-α 导致 3 只动物(3/5)有中等强度的宫缩,2 只(2/5)发生早产。羊水中输注 IL-1β 或 TNF-α,与许多生化介质水平升高有关,包括 IL-1β、TNF-α、IL-6、IL-8、前列腺素、MMP-9 和白细胞。而另一方面,输注 IL-6 和 IL-8 均未引起子宫收缩或早产,未发现 IL-1β 或 TNF-α 水平升高[12]。在一项小鼠的研究中,输注 IL-1 导致早产,通过用 IL-1 受体拮抗剂进行预处理可预防早产[13]。TNF-α 拮抗剂还可防止脂多糖(LPS)诱导的早产[14]。这些研究表明 IL-1β 和 TNF-α(而非

IL-6 或 IL-8)在早产的起因中发挥重要的作用。

5.3.2　抗炎细胞因子

在足月羊膜腔内感染患者的羊水中,抗炎细胞因子(如 IL-10、IL-4 和 IL-13)水平降低[15]。在一项 pPROM 的研究发现,羊水 IL-10 对预测真菌性炎症具有很高的敏感性和特异性[16]。一项大鼠的研究发现,使用 IL-10 可预防 LPS 诱导的早产[17]。

5.3.3　基质金属蛋白酶

基质金属蛋白酶(matrix metalloprotease,MMP)是锌酶家族,是介导细胞外基质蛋白降解的主要蛋白酶。在足月、早产和分娩过程中,MMP 对胎膜破裂起着重要作用。pPROM 孕妇中,羊水中高水平的 MMP-1、MMP-8 和 MMP-9 与疾病相关[18~21]。早产孕妇的羊水中 MMP-3、MMP-7 和 MMP-8 水平升高[19,22,23]。此外,无论胎膜破裂与否,未足月羊膜腔内感染的孕妇中,MMP-1、MMP3、MMP7、MMP-8 和 MMP-9 水平升高[18~23]。这些发现表明,MMP 降解胎膜导致 pPROM,并促进宫颈内胶原蛋白重塑,使宫颈成熟而发生早产。

5.3.4　Toll 样受体

Toll 样受体(TLR)是一类模式识别受体,可识别源自微生物的保守分子产物。TLR 配体的识别导致急性固有免疫应答并介导获得性免疫系统[24]。在 pPROM 和羊膜腔有微生物入侵患者的羊水中,可溶性 TLR-1、TLR-2、TLR-4 和 TLR-6 水平升高[25,26]。TLR-4 可识别来自革兰氏阴性菌的 LPS 和念珠菌细胞壁的甘露聚糖。TLR-2 可识别革兰氏阴性菌的肽聚糖和念珠菌的磷脂酶。TLR-1/2 或 TLR-6/2 可识别细菌和支原体的二酰基或三酰基脂肽[26]。在一项非人类的灵长类动物研究中,TLR-4 拮抗剂可抑制细胞因子和前列腺素的产生,并预防 LPS 引起的未足月子宫收缩[27]。

5.4　感染途径

1. 经阴道和宫颈上行感染

经阴道和宫颈上行感染是最常见的宫内感染途径。一些研究发现支持这一观点。组织型 CAM 在胎膜破裂的部位更为常见和严重。从羊水中鉴定出的微生物与阴道和肠道菌群中的微生物相似。双胎妊娠中,第一胎儿组织型 CAM 较第二胎儿更为常见[28]。羊水培养出阳性结果在第一胎囊中也较常见[29]。微生物上行感染至宫腔的时机尚未充分了解,但很可能因人而异。

通过分期分类,可进一步了解微生物侵入子宫和胎儿的过程[28]。

第一阶段:微生物在阴道和宫颈中过度生长。细菌性阴道病是一种典型的疾病,在第 18 章中有描述。

第二阶段:微生物通过宫颈管到达蜕膜和绒毛膜。局部炎症反应导致蜕膜炎和绒毛膜羊膜炎。

第三阶段:微生物侵入羊水(羊膜腔内感染),也累及胎儿血管(脐带炎)。

第四阶段:胎儿吸入或吞下微生物,或直接感染脐带,导致胎儿感染。

2. 经胎盘 / 血行感染

母体循环中的微生物侵入绒毛间质并扩散到绒毛和胎儿。一旦胎盘被感染,其本身即可成为感染灶。最近的研究表明,口腔微生物群可通过血液转移到胎盘[30,31]。

3. 经输卵管从腹腔逆行感染

这种情况很罕见,因为孕期腹膜内的感染并不常见,并且孕期输卵管处于功能性阻塞状态。

4. 经腹感染(医源性感染)

羊膜腔穿刺、经皮脐血采样、胎儿镜激光手术及胎儿分流手术等侵入性操作可使孕妇皮肤菌群直接接种到子宫腔中。母体并发症(包括与经腹羊膜腔穿刺术相关的绒毛膜羊膜炎)很少见,估计其发生率 <1/1 000[32]。

5.5 微生物学

24%~67% 的宫内感染病例都是由多种微生物感染引起[33],包含需氧菌和厌氧菌。

在早产和 pPROM 患者,应用培养法和 PCR 法所检出的羊膜腔内微生物入侵发生率不同。1988 年发表的一篇综述报道,在胎膜完整的早产病例中,羊水培养的微生物阳性率为 16%(0%~48%),pPROM 病例的阳性率为 28%(15%~43%)[28]。2012 年发表的一篇综述报道,在胎膜完整的早产病例中,羊水培养的微生物阳性率为 9%~38%,pPROM 病例的阳性率则为 12%~34%。使用 PCR 技术分析的结果为:胎膜完整的早产病例,微生物阳性率为 11%~56%,pPROM 病例阳性率为 18%~50%[33]。然而,在临床实践中通常不采用 PCR 技术检测羊水中的微生物,其效用依据尚不充分。在分析 PCR 结果时,我们要谨慎,因为 PCR 可以检测到失活的微生物,并且污染所致的假阳性率很高。

尽管不同的研究所显示的微生物多样性存在差别,但解脲支原体和人型支原体最为常见。有意思的是,在妊娠中期使用 PCR 技术检测到的解脲支原体定植与早产相关[34,35]。另外,还常检测到梭菌种、拟杆菌属、B 组链球菌、大肠杆菌、阴道加德纳菌和念珠菌。

5.6 羊膜腔内炎症

羊膜腔内炎症并不都是由感染引起。一些研究表明无菌性炎症同样能导致早产和不良胎儿 / 新生儿结局。Yoon 等曾报道,胎膜完整的早产孕妇中,羊膜腔内炎症(定义为羊水培养阴性而羊水 IL-6 水平升高)比羊膜腔内感染更常见。与无羊膜腔内感染或炎症的孕妇相比,合并有羊膜腔内炎症的孕妇潜伏期更短,新生儿不良结局发生率更高。羊膜腔内感染和炎症的不良结局发生率相似[36]。Combs 等跟进这项研究,对胎膜完整的早产病例使用 PCR 技术以避免培养法发生的假阴性。羊膜腔内感染组和炎症组相比,总体的潜伏期、围产儿发病率与死亡率相似[37]。有意思的是,定植菌组(PCR 阳性但没有 IL-6 的升高)和阴性组(PCR 阴性且没有炎症)的结果相似。

羊膜腔内炎症的发生机制尚不完全清楚,病毒感染可能是其中一个原因。最近的研究表明,损伤相关分子模式(DAMPs)可能与羊膜腔内炎症有关。作为损伤相关分子模式之一的高迁移率族蛋白 B1(HMGB1)是一种普遍存在的核蛋白,由病原体刺激原始免疫细胞以及受损或濒死的细胞分泌。HMGB1 在宿主对无菌和感染性损伤的炎症反应中起着重要的作用[38]。在羊膜腔内感染 / 炎症的羊水中,HMGB1 水平升高。免疫反应性 HMGB1 位于羊膜上皮细胞、华通胶中的基质细胞、绒毛膜羊膜结缔组织中的肌成纤维细胞和巨噬细胞以及浸润的中性粒细胞中。作者提出,在无微生物入侵时,HMGB1 从受损的细胞释放到羊水中,可导致羊膜腔内炎症[39]。羊膜腔内炎症的发生机制有待进一步研究。

5.7 临床体征和实验室检查

发热、母体心动过速、胎儿心动过速、母体白细胞计数升高、子宫压痛和宫颈口脓性分泌物常被用于诊断宫内感染。这些临床表现应仔细评估,与分娩痛、硬膜外麻醉、应用产前皮质类固醇、β 激动剂和对乙酰氨基酚等情况相鉴别。另外，它们都不是宫内感染的特异性表现。排除其他脏器的感染 / 炎症也很重要。

5.7.1 发热

研究中通常使用 37.8℃或 38.0℃作为临界值。体温≥39℃或两次测量间隔 30min 为 38~38.9℃应考虑疑似 3I[5]。在一个足月孕妇人群的研究中，发热（≥38℃）在预测组织型 CAM 的敏感度高达 42%，特异度达 86.5%。在预测胎儿炎症反应时，发热的优势比（*OR* 值）为 2.54（95% *CI* 为 1.59~4.06）[40]。

5.7.2 母体心动过速（>120 次 /min）

关于发热在早产或胎膜早破中的诊断意义，尚无高质量研究。在一项足月孕妇人群研究中，母体心动过速在预测组织型 CAM 时，有高达 47% 的敏感度和 70% 的特异度[40]。

胎儿心动过速（>160 次 /min）

在一项包含 26~35 周 pPROM 孕妇的研究中，胎儿心动过速在预测组织型 CAM 时具有 8% 的敏感度和 97% 的特异度[41]。

子宫压痛

此临床表现较其他体征更具有特异性。然而，该体征不太客观，诊断意义也不明确。

宫颈口的脓性分泌物

脓性液体，包括胎膜完整的分泌物或 pPROM 的羊水，更具有特异性，但其客观性较差。宫颈炎可能是脓性分泌物的病因。

母体白细胞计数

尚未确定最佳截断值，通常使用 15×10^9 / L。当截断值定为 11.8×10^9 / L 时，预测早产孕妇组织型 CAM 的敏感度为 63%，特异度为 61%[42]。但是，产前使用糖皮质激素会导致白细胞计数升高。

C 反应蛋白

尚未确定最佳截断值。不同研究报道的截断值不同，范围为 5~40g/L[43]。

其敏感度和特异度在不同研究中也不同。在 >28 周的 pPROM 孕妇中，使用 5g/L 作为截断值时，预测绒毛膜羊膜炎的敏感度为 56%，特异度为 58%[44]。在 <34 周的 pPROM 患者的研究中，以 12.5g/L 为截断值时，预测组织型 CAM 的敏感度为 88%，特异度为 96%[45]。一篇系统性综述得出结论：目前并没有明确证据显示 CRP 可用于 pPROM 合并 CAM 早期诊断[43]。

降钙素原

以 0.054μg/L 为截断值，在 pPROM 孕妇中预测组织型 CAM 的敏感度为 92%，特异度为 68%[46]。

5.8 诊断

5.8.1 临床标准

目前尚未确立最佳的诊断标准。众多研究使用 Gibbs 标准[47]，即发热（≥37.8℃）伴随如下两个以上临床表现：母体心动过速（>100 次 /min）、胎儿心动过速（>160 次 /min）、白细胞增多（白细胞计数≥15×10^9/L）、子宫压痛、羊水异味。应注意的是，Gibbs 的研究对象为足月胎膜早破的孕妇，因此，该标准对于早产或 pPROM 是否准确尚不清楚。

如上所述，在 2015 年提出了“3I”征的概念。3I 是指发热（≥39℃或≥38℃持续 30min）伴随胎儿心动过速（>160 次 /min 持续 10min 以上），母体白细胞升高（白细胞计数 >15×10^9/L），或宫颈口脓性分泌物。然而，尚未研究此标准的实用性。

胎盘、胎膜和脐带的组织学检查或羊水分析是诊断宫内感染的金标准。

5.8.2 胎盘、胎膜和脐带的组织学检查

病理组织学发现胎盘、胎膜和脐带的中性粒细胞浸润的急性炎性病变是最常用的诊断方法。然而，我们应谨慎区分，因为这些发现不仅发生于感染，也发生于无菌性炎症。当在蜕膜、绒毛膜、羊膜、绒毛和脐带发现炎性病变，它们分别称为蜕膜炎、绒毛膜羊膜炎（或羊膜炎）、绒毛膜炎和脐带炎。

在临床实践和研究中，分级和分期分类方法存在差异。最近，围产期羊水感染疾病委员会和小儿病理学会提出的分类标准（2003 年由 Redline 等报道）

广为流行[48]。绒毛膜和羊膜炎性病变时,中性粒细胞从母体蜕膜的血管迁移而来[49],而脐带的中性粒细胞是来源于胎儿。因此,发病时中性粒细胞浸润位置有助于区分母体的和胎儿的炎症反应[50]。

分娩孕周越小,CAM 发生率越高,表明其在早产中起重要的作用[51]。随着母体炎性反应组织学分期和分级的升高,新生儿患病率和死亡率也逐步增加[52]。另一项研究也报道,母体和胎儿炎症分期和分级升高,与分娩孕周小有关,从而导致了新生儿患病率增加[53]。

脐带炎性病变(脐带炎)是胎儿炎症反应的特征性表现。脐带炎与胎儿血浆 IL-6 水平高有关[54]。此外,脐带炎分期越高,则羊水 IL-6 水平越高[55]。因此,脐带炎是胎儿炎症反应的组织学标志。

只有在分娩后才能发现胎盘、脐带的组织学改变,故胎盘和脐带炎症的组织学发现存在临床局限性。

5.8.3 羊水分析

羊水分析是羊膜腔内感染(和炎症)的直接证据。

已有许多研究报道,在没有临床感染表现的早产或 pPROM 孕妇中检测到宫腔内感染。在 1988 年针对羊膜腔内感染和早产的一篇重要综述指出,在羊水培养阳性的孕妇中,临床型 CAM 发病率在胎膜完整的早产中只有 58%,在 pPROM 中只有 46%[27]。这些发现表明早产和 pPROM 本身就是羊膜腔内感染 / 炎症的临床表现。并且,近期一项研究表明,24% 临床型 CAM 的早产孕妇没有合并羊膜腔内感染或炎症[56]。

对于早产或 pPROM 患者,常规进行羊膜腔内感染检测作为临床标准的可靠性不高,经腹羊膜腔穿刺判断是否合并羊膜腔内感染 / 炎症的做法并不普遍[57,58],因为尽管风险不高,经腹羊膜腔穿刺本身就有导致感染和胎膜破裂的风险。另外,没有强有力的证据支持这一做法能改善早产或 pPROM 的新生儿结局。仅有一个小型的回顾性研究表明,常规的羊膜腔穿刺能改善 22~28 周分娩新生儿的预后[59]。然而,直接羊水取样可为临床决策提供多样信息。当羊膜腔内感染 / 炎症无法排除时,临床医师应考虑经腹羊膜腔穿刺术。

5.8.4 培养

培养应包括需氧菌、厌氧菌和生殖道支原体。但是,与 PCR 技术相比,培养法遗漏了 40% 支原体阳性病例[60]。

5.8.5 革兰氏染色

对于胎膜完整的早产患者，其敏感度为 63%，特异度为 99%[9]。对于 pPROM 患者，敏感度为 24%，特异度为 99%[10]。

由于生殖道支原体缺乏细胞壁，无法经革兰氏染色检测。当怀疑羊膜腔内支原体感染 / 炎症时，应选择其他检测方法。

5.8.6 羊水葡萄糖水平

以葡萄糖水平≤0.78mmol/L 为截断值，对于胎膜完整的早产患者敏感度为 82%，特异度为 82%[9]；而对于 pPROM 患者，敏感度为 71%，特异度为 52%[10]。

5.8.7 白细胞计数

以 $>50\times10^6$/L 为截断值，对于胎膜完整的早产患者敏感度为 64%，特异度为 95%[9]。而对于 pPROM 患者，敏感度为 53%，特异度为 84%[10]。革兰氏染色时白细胞水平升高（在显微镜下每个高倍视野 > 2）也是有意义的[59]。

羊水葡萄糖水平和白细胞计数都有助于检测羊膜腔内感染。

5.8.8 IL-6

尽管 IL-6 是检测羊膜腔内感染 / 炎症最可靠且普遍的标记物，但检测耗时较长，临床实践中并不实用。某些国家 / 地区可进行快速床边检测[61]。

以≥11.3ng/mL 为截断值时，对于胎膜完整的早产病例，其敏感度为 100%，特异度为 83%[9]。而对于未足月胎膜早破病例，其敏感度为 81%，特异度为 75%[10]。

5.8.9 基质金属蛋白酶 -8（MMP-8）

近年来，关于 MMP-8 的研究不断增加，也开展了床边快速检测方法的研究[62]。在检测羊膜腔内感染时，MMP-8 比 IL-6 特异度更高[63]。

5.8.10 白细胞酯酶活性

使用尿液试纸（Chemstrip 9）检测白细胞酯酶活性，诊断临床型 CAM 的敏感度为 91%,特异度为 95%[64]。

5.8.11 乳酸脱氢酶(LDH)

LDH 升高(>429IU/L)具有 87% 的敏感度和 38% 的特异度。LDH 升高和葡萄糖水平降低联合诊断(<0.7mmol/L≈13mg/dL)则有 67% 的敏感度和 66% 的特异度[65]。

5.9 治疗

宫内感染的主要治疗方案是及时给予抗生素治疗和终止妊娠[66]。然而,由于胎儿不成熟,临床实践中多采取期待疗法。最佳的引产时机尚未确定,这取决于孕周、感染 / 炎症的严重程度、胎儿宫内状况和医疗机构的救治能力。

尽管存在争议,但尚无证据表明宫内感染者产前皮质类固醇的应用会引起危害。从理论上讲,皮质类固醇会加剧感染,但多项研究表明在宫内感染时产前使用皮质类固醇是有益的。一项荟萃分析得出结论:产前糖皮质激素是安全的,可减少与绒毛膜羊膜炎相关早产新生儿的并发症[67]。

抗生素应用将在第 13 章讨论。

5.10 预后

5.10.1 母体并发症

宫内感染与子宫功能异常有关,可导致难产和宫缩乏力,从而使剖宫产和产后出血风险增加[68,69]。感染持续时间越长,分娩时宫缩乏力的风险越高[70]。

子宫内膜炎、伤口感染、盆腔脓肿和菌血症的发生率升高了 2~4 倍[58]。宫内感染孕妇中菌血症发生率大约为 10%,致病菌通常为 B 族链球菌和大肠杆菌[66]。

5.10.2 新生儿并发症

宫内感染 / 炎症是导致早产的主要原因。一旦感染 / 炎症累及胎儿，会激活免疫系统并损伤胎儿器官。1998 年 Gomez 等报道，早产或未足月胎膜早破胎儿的血浆中 IL-6 水平升高与严重新生儿患病率有关，并提出了胎儿炎症反应综合征（FIRS）的概念[71]。2007 年的一篇重要综述表明：FIRS 有多个靶向器官，包括造血系统、胸腺、肾上腺、皮肤、肾脏、心脏、肺和脑[72]。因此，众多研究试图证实胎儿的感染 / 炎症会导致新生儿不良结局。然而，在早产儿的荟萃分析中，缺乏可靠的证据表明宫内感染 / 炎症与新生儿不良结局之间存在关联。这可能是因为存在许多混杂因素，例如孕周、不同的纳入标准、不同的分类标准、没有涉及持续时间、强度或微生物信息。尽管绒毛膜羊膜炎是母体的炎症反应，但大多数对胎儿的研究都是从"绒毛膜羊膜炎"的角度进行评估的。我们要重视胎儿炎症反应的概念（如果可能的话，应重视脐带炎和胎儿血浆细胞因子），而不是母体炎症反应。

5.10.3 脑损伤

促炎细胞因子激活血管活性炎症介质，导致血 - 脑屏障通透性改变、凝血和血栓形成以及内皮损伤等变化，这种情况下可能发生微生物直接入侵。此外，白质中前少突胶质细胞受到直接破坏或被促炎细胞因子激活的小胶质细胞所损伤，导致异常的髓鞘形成和脑白质软化（periventricular leukomalacia，PVL）或脑瘫（cerebral palsy，CP）[73]。

关于 CAM 对人类早产儿神经发育的影响，不同研究存在差异。第一篇关于 CAM 与神经发育结局之间关系的荟萃分析发表于 2000 年，回顾了 26 项研究。临床型 CAM 与早产儿 CP[相对危险度（*RR*），1.9；95% 置信区间（*CI*），1.4~2.5）和囊性脑白质软化（cystic PVL，cPVL）（*RR*，3.0；95%*CI*，2.2~4.0）显著相关。组织型 CAM 同样与 cPVL 相关（*RR*，2.1；95%*CI*，1.3~16.2）[74]。第二篇荟萃分析发表于 2010 年，对 2000 年至 2009 年发表的 15 项研究进行了回顾性分析，临床型 CAM 发生 CP 的合并比值比（*OR*）为 2.42（95%*CI*，1.52~3.84），组织型 CAM 发生 CP 的合并 *OR* 则为 1.83（95%*CI*，1.17~2.89）[75]。这篇荟萃分析纳入了足月和早产婴儿。另一篇荟萃分析发表于 2012 年，纳入了 84 项研究，结果显示，CAM 不是早产儿神经发育不良的危险因素。有意思的是，他们得出的结论是炎症可以促进早产儿大脑成熟[76]。最新发表于 2017 年的荟萃分析则显示，组织型 CAM 早产儿的 CP 发病率显著升高（*RR*，1.34），但临床型 CAM

中并没有这样的相关性[77]。Ylijoki 的一项研究报道称，产前皮质类固醇可减少炎症对神经系统发育的不良影响[76]。有少数试验重点研究了脐带炎（胎儿炎症反应）与 CP 或脑白质软化之间的关系。Salas 等报道，与没有胎盘 / 脐带炎的婴儿相比，亚急性坏死性脐带炎婴儿的严重神经发育障碍患病率和死亡率更高[78]。

还有一篇荟萃分析报道了早产儿 CAM 和脑室内出血（intraventricular hemorrhage，IVH）之间的关系。CAM 与任何级别的 IVH 显著相关（*OR*，1.88；95%*CI*，1.61~2.19），1~2 级 IVH（*OR*，1.69；95%*CI*，1.22~2.34），3~4 级 IVH（*OR*，1.62；95%*CI*，1.42~1.85）。荟萃回归与亚组分析未显示早产儿中低孕龄、低出生体重和IVH风险与CAM的相关性。然而，脐带炎与IVH的风险增加无关[79]。

在最近的一篇荟萃分析中，CAM 与早产儿和极早产儿的心理发育较差有关。临床型 CAM 也影响运动发育[80]。

5.10.4 肺损伤

微生物、微生物产物和细胞因子的直接吸入会导致胎儿在宫内的肺损伤。在一项羊的试验中，向其羊水中注入内毒素，会导致在 12~24h 至 2 周内表面活性蛋白（SP-A，B，C 和 D）的合成增加，这表明内毒素暴露会促进肺成熟。但是，内毒素输注可抑制血管发育，在 2 天之内胎儿肺部小血管中的内皮型一氧化氮合酶减少。第 7 天也发生了远端肺小动脉平滑肌肥大，表明内毒素暴露能引起支气管肺发育不良（bronchopulmonary dysplasia，BPD）的解剖学变化[81]。羊膜腔内感染 / 炎症可导致胎肺的成熟和损伤。

在人类试验中，各研究所得出的呼吸系统结局不同[82]。一个纳入 59 项研究的荟萃分析中，合并且校正后的 *OR* 值为 1.59（95%*CI*，1.11~2.24）。然而，作者强调有发表偏倚存在的强有力证据，这表明 CAM 与 BPD 之间的关联可能被高估[83]。

5.10.5 动脉导管未闭（PDA）

宫内感染 / 炎症对 PDA 的影响仍然存在争议。Park 等回顾了共 23 项研究得出，CAM 与 PDA 有关（*OR*，1.43；95%*CI*，1.19~1.72）[84]。然而，Behbodi 等的研究结论与之相反：当把孕周和体重列为混杂因素进行校正后显示，CAM 不是致 PDA 的危险因素[85]。

前述的第一篇综述发现，CAM 发生后，使用产前皮质类固醇可降低 PDA 风险（*OR*，0.62；95%*CI*，0.42~0.9）[84]。

5.10.6　坏死性小肠结肠炎（NEC）

仅有一篇荟萃分析（该研究包括 33 篇文章）表明临床型 CAM 与 NEC 之间存在关联（*OR*，1.24；95%*CI*，1.01~1.52），但组织型 CAM 与 NEC 不相关（*OR*，1.39；95%*CI*，0.95~2.04）。应注意的是，组织型 CAM 伴胎儿炎症与 NEC 高度相关（*OR*，3.29；95%*CI*，1.87~5.78）[86]。

5.10.7　早产儿视网膜病变（ROP）

近期一篇纳入 50 项临床研究的系统性综述荟萃分析显示，CAM 与早产儿 ROP 有关，但是对包括孕周在内的混杂因素进行校正后，未能证明 CAM 与早产儿 ROP 之间存在关联[87]。

参考文献

1. Benirschke K. Routes and types of infection in the fetus and the newborn. AMA J Dis Child. 1960;99:714–21.
2. Bobitt JR, Ledger WJ. Unrecognized amnionitis and prematurity: a preliminary report. J Reprod Med. 1977;19:8–12.
3. Bobitt JR, Ledger WJ. Amniotic fluid analysis. Its role in maternal neonatal infection. Obstet Gynecol. 1978;51:56–62.
4. Garite TJ, Freeman RK, Linzey EM, Braly P. The use of amniocentesis in patients with premature rupture of membranes. Obstet Gynecol. 1979;54:226–30.
5. Higgns RD, Saade G, Polin RA, Grobman WA, Buhimschi IA, Watterberg K, Silver RM, Raju TN, Chorioamnionitis Workshop Participants. Evaluation and management of women and newborns with a maternal diagnosis of chorioamnionitis: summary of a workshop. Obstet Gynecol. 2016;127:426–36.
6. Keelan JA, Blumenstein M, Hellliwell RJ, Sato TA, Marvin KW, Mitchell MD. Cytokines prostaglandins and parturition-a review. Placenta. 2003;24:S33–46.
7. Arntzen KJ, Kjøllesdal AM, Halgunset J, Vatten L, Austgulen R. TNF, IL-1, IL-6, IL-8 and soluble TNF receptors in relation to chorioamnionitis and premature labor. J Perinat Med. 1998;26:17–26.
8. Hillier SL, Witkin SS, Krohn MA, Watts DH, Kiviat NB, Eschenbach DA. The relationship of amniotic fluid cytokines and preterm delivery, amniotic fluid infection, histologic chorioamnionitis, and chorioamnion infection. Obstet Gynecol. 1993;81:941–8.
9. Romero R, Yoon BH, Mazor M, Gomez R, Diamond MP, Kenney JS, Ramirez M, Fidel PL, Sorokin Y, Cotton D, et al. The diagnostic and prognostic value of amniotic fluid white blood cell count, glucose, interleukin-6, and gran stain in patients with preterm labor and intact membranes. Am J Obstet Gynecol. 1993;169:805–16.
10. Romero R, Yoon BH, Mazor M, Gomez R, Gonzalez R, Diamond MP, Baumann P, Araneda H, Kenney JS, Cotton DB, et al. A comparative study of the diagnostic performance of amniotic fluid glucose, white blood cell count, interleukin-6, and gram stain in the detection of micro-

bial invasion in patients with preterm premature rupture of membranes. Am J Obstet Gynecol. 1993;169:839–51.
11. Lee SM, Park KH, Jung EY, Kook SY, Park H, Jeon SJ. Inflammatory proteins in maternal plasma, cervicovaginal and amniotic fluids as predictors of intra-amniotic infection in preterm premature rupture of membranes. PLoS One. 2018;13:e0200311.
12. Sadowsky DW, Adams KM, Gravett MG, Witkin SS, Novy MJ. Preterm labor is induced by intraamniotic infusions of interleukin-1beta and tumor necrosis factor-alpha but not by interleukin-6 or interleukin-8 in a nonhuman primate model. Am J Obstet Gynecol. 2006;195:1578–89.
13. Romero R, Tartakovsky B. The natural interleukin-1 receptor antagonist prevents interleukin-1 induced preterm delivery in mice. Am J Obstet Gynecol. 1992;167:1041–5.
14. Holmgren C, Esplin MS, Hamblin S, Molenda M, Simonsen S, Silver R. Evaluation of the use of anti-TNF-alpha in an LPS-induced murine model. J Reprod Immunol. 2008;78:134–9.
15. Romero R, Chaemsaithong P, Korzeniewski SJ, Tarca AL, Bhatti G, Xu Z, Kusanovic JP, Dong Z, Docheva N, Martinez-Varea A, Yoon BH, Hassan SS, Chaiworapongsa T, Yeo L. Clinical chorioamnionitis at term II: the intra-amniotic inflammatory response. J Perinat Med. 2016;44:5–22.
16. Cobo T, Kacerovsky M, Palacio M, Hornychova H, Hougaard DM, Skogstrand K, Jacobsson B. A prediction model of histological chorioamnionitis and funisitis in preterm prelabor rupture of membranes: analyses of multiple proteins in the amniotic fluid. J Matern Fetal Neonatal Med. 2012;25:1995–2001.
17. Terrone DA, Rinehart BK, Granger JP, Barrilleaux PS, Martin JNJR, Bebbett WA. Interleukin-10 administration and bacterial endotoxin-induced preterm birth in a rat model. Obstet Gynecol. 2001;98:476–80.
18. Maymon E, Romero R, Pacora P, Gervasi MT, Bianco K, Ghezzi F, Yoon BH. Evidence for the participation of interstitial collagenase (matrix metalloproteinase 1) in preterm premature rupture of membranes. Am J Obstet Gynecol. 2000;183:914–20.
19. Maymon E, Romero R, Pacora P, Gomez R, Athayde N, Edwin S, Yoon BH. Human neutrophil collagenase (matrix metalloproteinase 8) in parturition, premature rupture of the membranes, and intrauterine infection. Am J Obstet Gynecol. 2000;183:94–9.
20. Athayde N, Edwin SS, Romero R, Gomez R, Maymon E, Pacora P, Menon R. A role for matrix metalloproteinase-9 in spontaneous rupture of the fetal membranes. Am J Obstet Gynecol. 1998;179:1248–53.
21. Maymon E, Romero R, Pacora P, Gervasi MT, Gomez R, Edwin SS, Yoon BH. Evidence of in vivo differential bioavailability of the active forms of matrix metalloproteinases 9 and 2 in parturition, spontaneous rupture of membranes, and intra-amniotic infection. Am J Obstet Gynecol. 2000;183:887–94.
22. Maymon E, Romero R, Pacora P, Gervasi MT, Edwin SS, Gomez R, Seubert DE. Matrilysin (matrix metalloproteinase 7) in parturition, premature rupture of membranes, and intrauterine infection. Am J Obstet Gynecol. 2000;182:1545–53.
23. Park KH, Chaiworapongsa T, Kim YM, Espinoza J, Yoshimatsu J, Edwin S, Gomez R, Yoon BH, Romero R. Matrix metalloproteinase 3 in parturition, premature rupture of the membranes, and microbial invasion of the amniotic cavity. J Perinat Med. 2003;31:12–22.
24. Kumar H, Kawai T, Akira S. Toll-like receptors and innate immunity. Biochem Biophys Res Commun. 2009;388:621–5.
25. Kacerovsky M, Amdrys C, Hornychova H, Pliskova L, Lancz K, Musilova I, Drahosova M, Bolehovska R, Tambor V, Jacobsson B. Amniotic fluid soluble Toll-like receptor 4 in pregnancies complicated by preterm prelabor rupture of the membranes. J Matern Fetal Neonatal Med. 2012;25:1148–55.
26. Kacerovsky M, Amdrys C, Drahosova M, Musilova I, Hornychova H, Lesko D, Tosner J, Jacobsson B. Soluble toll-like receptor 1 family members in the amniotic fluid of women with preterm prelabor rupture of the membranes. J Matern Fetal Neonatal Med. 2012;25:1699–704.

27. Adams Waldorf KM, Persing D, Novy MJ, Sadowsky DW, Gravett MG. Pretreatment with toll-like receptor 4 antagonist inhibits lipopolysaccharide-induced preterm uterine contractility, cytokines, and prostaglandins in rhesus monkeys. Reprod Sci. 2008;15:121–7.
28. Romero R, Mazor M. Infection and preterm labor. Clin Obstet Gynecol. 1988;31:553–84.
29. Romero R, Shamma F, Avila C, Jimenez C, Callahan R, Nores J, Mazor M, Brekus CA, Hobbins JC. Infection and labor. VI. Prevalence, microbiology, and clinical significance of intraamniotic infection in twin gestations with preterm labor. Am J Obstet Gynecol. 1990;163:757–61.
30. Bearfield C, Davenport ES, Sivapathasundaram V, Allaker RP. Possible association between amniotic fluid micro-organism infection and microflora in the mouth. BJOG. 2002;109:527–33.
31. Aagaard K, Ma J, Antony KM, Ganu R, Petrosino J, Versalovic J. The placenta harbors a unique microbiome. Sci Transl Med. 2014;6:237ra65.
32. Ghidini A. Diagnostic amniocentesis. In: Post TW, editor. UpToDate. Waltham: UpToDate Inc. https://uptodate.com. Accessed 25 Apr 2019.
33. DiGiulio DB. Diversity of microbes in amniotic fluid. Semin Fetal Neonatal Med. 2012;17:2–11.
34. Gray DJ, Robinson HB, Malone J, Thomson RB Jr. Adverse outcome in pregnancy following amniotic fluid isolation of Ureaplasma urealyticum. Prenat Diagn. 1992;12:111–7.
35. Horowitz S, Mazor M, Romero R, Horowitz J, Glezeman M. Infection of the amniotic cavity with Ureaplasma urealyticum in the midtrimester of pregnancy. J Reprod Med. 1995;40:375–9.
36. Yoon BH, Romero R, Moon JB, Shim SS, Kim M, Kim G, Jun JK. Clinical significance of intra-amniotic inflammation in patients with preterm labor and intact membranes. Am J Obstet Gynecol. 2001;185:1130–6.
37. Combs CA, Gravett M, Garite TJ, Hickok DE, Lapidus J, Porreco R, Rael J, Grove T, Morgan TK, Clewell W, Miller H, Luthy D, Pereira L, Nageotte M, Robilio PA, Fortunate S, Simhan H, Baxter JK, Amon E, Franco A, Trofatter K, Heyborne K, ProteoGenix/Obstetrix Collaborative Research Network. Amniotic fluid infection, inflammation, and colonization in preterm labor with intact membranes. Am J Obstet Gynecol. 2014;210:125.e1–e15.
38. Andersson U, Tracey KJ. HMGB1 is a therapeutic target for sterile inflammation and infection. Annu Rev Immunol. 2011;29:139–62.
39. Romero R, Chaiworapongsa T, Alpay Savasan Z, Xu Y, Hussein Y, Dong Z, Kusanovic JP, Kim CJ, Hassan SS. Damage-associated molecular patterns (DAMPs) in preterm labor with intact membranes and preterm PROM: a study of the alarmin HMGB1. J Matern Fetal Neonatal Med. 2011;24:1444–55.
40. Curtin WM, Katzman PJ, Florescue H, Metlay LA. Accuracy of signs of clinical chorioamnionitis in the term parturient. J Perinatol. 2013;33:422–8.
41. Ismail MA, Zinaman MJ, Lewensohn RI, Moawad AH. The significance of C-reactive protein levels in women with premature rupture of membranes. Am J Obstet Gynecol. 1985;151:541–4.
42. Steinborn A, Sohn C, Scharf A, Geka F, Heger S, Kaufmann M. Serum intercellular adhesion molecule-1 levels and histologic chorioamnionitis. Obstet Gynecol. 2000;95:671–6.
43. Trochez-Martinez RD, Smith P, Lamont RF. Use of C-reactive protein as a predictor of chorioamnionitis in preterm prelabour rupture of membranes: a systemic review. BJOG. 2007;114:796–801.
44. Sereepapong W, Limpongsanurak S, Triratanachat S, Wannakrairot P, Charuruks N, Krailadsiri P. The role of maternal serum C-reactive protein and white blood cell count in the prediction of chorioamnionitis in women with premature rupture of membranes. J Med Assoc Thail. 2001;84:S360–6.
45. Hawrylyshyn P, Bernstein P, Milligan JE, Soldin S, Pollard A, Papsin FR. Premature rupture of membranes: the role of C-reactive protein in the prediction of chorioamnionitis. Am J Obstet Gynecol. 1983;147:240–6.
46. Oludag T, Gode F, Caglayan E, Saatli B, Okyay RE, Altunyurt S. Value of maternal procalcitonin levels for predicting subclinical intraamniotic infection in preterm premature rupture of membranes. J Obstet Gynecol Res. 2014;40:954–60.

47. Gibbs RS, Blanco JD, St Clair PJ, Castaneda YS. Quantitative bacteriology of amniotic fluid from women with clinical intraamniotic infection at term. J Infect Dis. 1982;145:1–8.
48. Redline RW, Raye-Petersen O, Helloer D, Qureshi F, Savell V, Vogler C, Socicty for Pediatric Pathology, Perinatal Section, Amniotic Fluid Infection Nosology Committee. Amniotic infection syndrome: nosology and reproducibility of placental reaction patterns. Pediatr Dev Pathol. 2003;6:435–48.
49. Mcnamara MF, Wallis T, Qureshi F, Jacques SM, Gonik B. Determining the maternal and fetal cellular immunologic contributions in preterm deliveries with clinical or subclinical chorioamnionitis. Infect Dis Obstet Gynecol. 1997;5:273–9.
50. Lee SD, Kim MR, Hwang PG, Shim SS, Yoon BH, Kim CJ. Chorionic plate vessels as an origin of amniotic fluid neutrophils. Pathol Int. 2004;54:516–22.
51. Russell P. Inflammatory lesions of the human placenta: clinical significance of acute chorioamnionitis. Am J Diagn Gynecol Obstet. 1979;2:127–37.
52. Yamada N, Sato Y, Moriguchi-Goto S, Yamashita A, Kodama Y, Sameshima H, Asada Y. Histological severity of fetal inflammation is useful in prediction neonatal outcome. Placenta. 2015;36:1490–3.
53. Lee Y, Kim HJ, Choi SJ, Oh SY, Kim JS, Roh CR, Kim JH. Is there a stepwise increase in neonatal morbidities according to histological stage (or grade) of acute chorioamnionitis and funisitis?: effect of gestational age at delivery. J Perinat Med. 2015;43:259–67.
54. Yoon BH, Romero R, Park JS, Kim M, Oh SY, Kim CJ, Jun JK. The relationship among inflammatory lesions of the umbilical cord (funisitis), umbilical cord plasma interleukin 6 concentration, amniotic fluid infection, and neonatal sepsis. Am J Obstet Gynecol. 2000;183:1124–9.
55. Kim CJ, Yoon BH, Romero R, Moon JB, Kim M, Park SS, Chui JG. Umbilical arteritis and phlebitis mark different stages of the fetal inflammatory. Am J Obstet Gynecol. 2001;185:496–500.
56. Oh KJ, Kim SM, Hong JS, Maymon E, Erez O, Panaitescu B, Gomez-Lopez N, Romero R, Yoon BH. Twenty-four percent of patients with clinical chorioamnionitis in preterm gestations have no evidence of either culture-proven intraamniotic infection or intraamniotic inflammation. Am J Obstet Gynecol. 2017;216:604.e1–e11.
57. Johnson CT, Farzin A, Burd I. Current management and long-term outcomes following chorioamnionitis. Obstet Gynecol Clin N Am. 2014;41:649–69.
58. Tita ATN, Andrews WW. Diagnosis and management of clinical chorioamnionitis. Clin Perinatol. 2010;37:339–54.
59. Maki Y, Furukawa S, Kodama Y, Sameshima H, Ikenoue T. Amniocentesis for threatened preterm labor with intact membranes and the impact on adverse outcome in infants born at 22 to 28 weeks of gestation. Early Hum Dev. 2015;91:333–7.
60. Yoon BH, Romero R, Kim M, Kim EC, Kim T, Park JS, Jun JK. Clinical implications of detection of Ureaplasma urealyticum in the amniotic cavity with the polymerase chain reaction. Am J Obstet Gynecol. 2000;183:1130–7.
61. Chaemsaithong P, Romero R, Korzeniewski SJ, Martinez-Varea A, Dong Z, Yoon BH, Hassan SS, Chaiworapongsa T, Yeo L. A rapid interleukin-6 bedside test for the identification of intra-amniotic inflammation in preterm labor with intact membranes. J Matern Fetal Neonatal Med. 2016;29:349–59.
62. Nien JK, Yoon BH, Espinoza J, Kusanovic JP, Erez O, Soto E, Richani K, Gomez R, Hassan S, Mazor M, Edwin S, Bahado-Singh R, Romero R. A rapid MMP-8 bedside test for the detection of intra-amniotic inflammation identifies patients at risk for imminent preterm delivery. Am J Obstet Gynecol. 2006;195:1025–30.
63. Chaemsaithong P, Romero R, Docheva N, Chaiyasit N, Bhatti G, Pacora P, Hassan SS, Yeo L, Erez O. Comparison of rapid MMP-8 and interleukin-6 point-of-care tests to identify intra-amniotic inflammation/infection and impending preterm delivery in patients with preterm labor and intact membranes. J Matern Fetal Med. 2018;31:228–44.
64. Hoskins IA, Marks F, Ordorica SA, Young BK. Leukocyte esterase activity in amniotic fluid: normal values during pregnancy. Am J Perinatol. 1990;7:130–2.

65. Myntti T, Rahkonen L, Tikkanen M, Pätäri-Sampo A, Paavonen J, Stefanovic V. Amniotic fluid rapid biomarkers are associated with intraamniotic infection in preterm pregnancies regardless of the membrane status. J Perinatol. 2016;36:606–11.
66. Gibbs RS, Duff P. Progress in pathogenesis and management of clinical intraamniotic infection. Am J Obstet Gynecol. 1991;164:1317–26.
67. Been JV, Degraeuwe PL, Kramer BW, Zimmermann LJ. Antenatal steroids and neonatal outcome after chorioamnionitis: a meta-analysis. BJOG. 2011;118:113–22.
68. Satin AJ, Maberry MC, Leveno KJ, Sherman ML, Kline DM. Chorioamnionitis: a harbinger of dystocia. Obstet Gynecol. 1992;79:913–5.
69. Mark SP, Croughan-Minihane MS, Kilpatrick SJ. Chorioamnionitis and uterine function. Obstet Gynecol. 2000;95:909–12.
70. Rouse DJ, Landon M, Leveno KJ, Keindecker S, Verner MW, Caritis SN, O'Sullivan MJ, Wapner RJ, Meis PJ, Miodovnik M, Sorokin Y, Moawad AH, Mabie W, Conway D, Gabbe SG, Spong CY, National Institute of Child Health and Human Development, Maternal-Fetal Medicine Units Network. The maternal-fetal medicine units cesarean registry: chorioamnionitis at term and tis duration-relationship to outcomes. Am J Obstet Gynecol. 2004;191:211–6.
71. Gomez R, Romero R, Ghezzi F, Yoon BH, Mazor M, Berry SM. The fetal inflammatory response syndrome. Am J Obstet Gynecol. 1998;179:194–202.
72. Gotsch F, Romero R, Kusanovic JP, Mazaki-Tovi S, Pineles BL, Erez O, Espinoza J, Hassan SS. The fetal inflammatory response syndrome. Clin Obstet Gynecol. 2007;50:652–83.
73. McAdams RM, Juul SE. The role of cytokines and inflammatory cells in perinatal brain injury. Neurol Res Int. 2012;2012:561494.
74. Wu YW, Colford JM Jr. Chorioamnionitis as a risk factor for cerebral palsy: a meta-analysis. JAMA. 2000;284:1417–24.
75. Shatrov JG, Birch SC, Lam LT, Quinlivan JA, Mclntyre S, Mendz GL. Chorioamnionitis and cerebral palsy: a meta-analysis. Obstet Gynecol. 2010;116:387–92.
76. Ylijoki M, Ekholm E, Haataja L, Lehtonen L, PIPARI study group. Is chorioamnionitis harmful for the brain of preterm infants? A clinical overview. Acta Obstet Gynecol Scand. 2012;91:403–19.
77. Shi Z, Ma L, Luo K, Bajaj M, Chawla S, Natarajan G, Hagberg H, Tan S. Chorioamnionitis in the development of cerebral palsy: a meta-analysis and systematic review. Pediatrics. 2017;139:e20163781.
78. Salas AA, Faye-Petersen OM, Sims B, Peralta-Carcelen M, Reilly SD, McGwin G Jr, Carlo WA, Ambalavanan N. Histological characteristics of the fetal inflammatory response associated with neurodevelopmental impairment and death in extremely preterm infants. J Pediatr. 2013;163:652–7.
79. Villamor-Martinez E, Fumagalli M, Mohammed Rahim O, Passera S, Cavallaro G, Gegraeuwe P, Mosca F, Villamor E. Chorioamnionitis is a risk factor for intraventricular hemorrhage in preterm infants: a systematic review and meta-analysis. Front Physiol. 2018;9:1253.
80. Xiao D, Zhu T, Qu Y, Gou X, Huang Q, Li X, Mu D. Maternal chorioamnionitis and neurodevelopmental outcomes in preterm and very preterm neonates: a meta-analysis. PLoS One. 2018;13(12):e0208302.
81. Kramer BW, Kallapur S, Newnham J, Jobe AH. Prenatal inflammation and lung development. Semin Fetal Neonatal Med. 2009;14:2–7.
82. Kalikkot Thekkeveedu R, Guaman MC, Shivanna B. Bronchopulmonary dysplasia: a review of pathogenesis and pathophysiology. Respir Med. 2017;132:170–7.
83. Hartling L, Liang Y, Laceze-Masmonteil T. Chorioamnionitis as a risk factor for bronchopulmonary dysplasia: a systematic review and meta-analysis. Arch Dis Child Fetal Neonatal Ed. 2012;97:F8–F17.
84. Park HW, Choi YS, Kim KS, Kim SN. Chorioamnionitis and patent ductus arteriosus: a systematic review and meta-analysis. PLoS One. 2015;10:e0138114.
85. Bhebodi E, Vllamor-Martinez E, Degraeuwe PL, Villamor E. Chorioamnionitis appears not to

be a risk factor for patent ductus arteriosus in preterm infants: a systematic review and meta-analysis. Sci Rep. 2016;6:37967.

86. Been JV, Lievense S, Zimmermann LJ, Kramer BW, Wolfs TG. Chorioamnionitis as a risk factor for necrotizing enterocolitis: a systematic review and meta-analysis. J Pediatr. 2013;162:236–42.

87. Villamor-Martinez E, Cavallaro G, Raffaeli G, Mohammed Rahim OMM, Gulden S, Ghazi AMT, Mosca F, Degraeuwe P, Villamor E. Chorioamnionitis as a risk factor for retinopathy of prematurity: an updated systematic review and meta-analysis. PLoS One. 2018;13:e0205838.

第6章 宫颈变化1：形态与生化变化

Naohiro Kanayama

摘要

当宫缩发动和宫颈管成熟时分娩过程便开始，两者如车轮并行。宫缩是由催产物质引起的，包括前列腺素 F_2(PGF_2)和催产素，同时，宫颈管中胶原降解酶活性增加促进宫颈成熟。这些过程是在正常分娩中特定程序化的生理性炎症反应。内分泌特征改变和广泛刺激可激活包括炎性细胞因子在内的介导因子，成为其上游调节剂。早产的机制与正常分娩相同。然而，在早产中，介导因子的激活可引起感染或炎症，如绒毛膜羊膜炎和子宫胎盘功能不全。近期研究人员发现孕酮减少可导致早产。感染或炎症、子宫胎盘循环功能不全和维持妊娠进程的激素谱水平变化等因素都可能会引发早产。

关键词

孕酮　炎性细胞因子　趋化因子　前列腺素 E_2　广泛刺激

6.1 引言

许多哺乳动物的分娩机制都被研究过。尽管这些研究对阐明动物的分娩机制做出了重要的贡献，但在了解人类分娩启动的机制方面，许多认识仍不明确。为阐明人类分娩启动的机制，我们首先应该认识到人类与其他动物在妊娠和分娩方面的差异。图6-1显示了各种动物种类的妊娠期时长误差。小鼠(大鼠)、兔、羊等啮齿动物的妊娠期时长误差分别为4%、1.5%和2.7%，其妊娠时长一般可以准确确定，误差较小。在这些动物中，孕酮减少、雌激素增加、皮

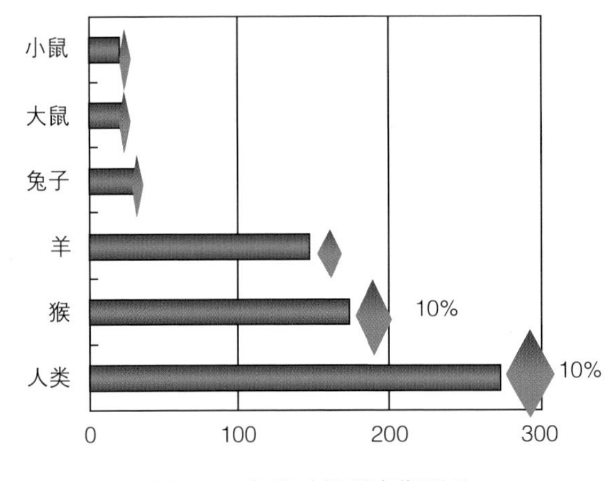

图 6-1 各种动物预产期误差

质醇和细胞因子表达增加似乎与分娩启动相一致，这就反映了内分泌对分娩启动机制的严密控制（图 6-2）。

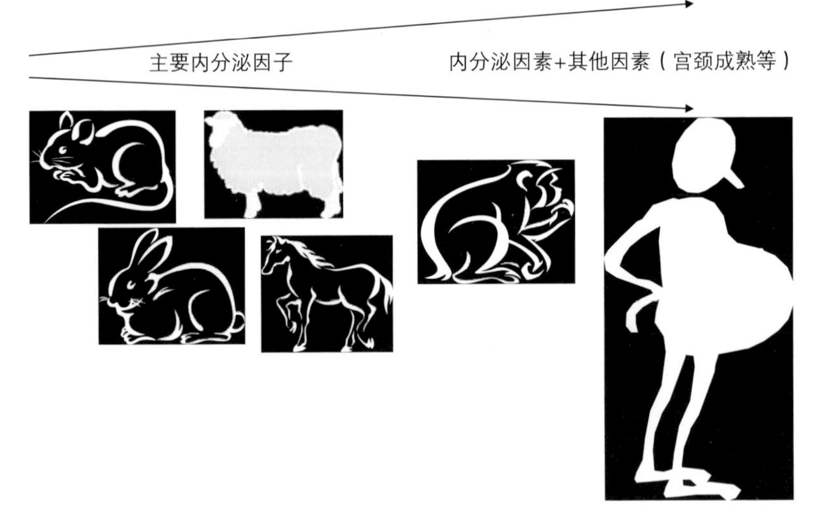

图 6-2 人类和其他动物分娩发动的原因

在许多动物中，母体、胎儿和胎盘的内分泌功能相互协调，在妊娠中期抑制宫缩，在分娩阶段诱发宫缩启动。宫颈管的硬度因动物而异。与人类相比，四足动物的宫颈管更富弹性，源于其孕酮的减少，颈管更容易软化（图 6-2）。因此，可以毫不夸张地说，宫缩调控着四足动物分娩的启动和进展。另一方面，从孕 37 周到 42 周这 5 周，人类的宫颈变化程度是有差异的。相较于其他动物，人类的孕期较长。而其原因之一在于宫颈成熟机制的差异。人类作为唯一能直立行走的动物,与其他动物相比,其宫颈管更有韧性。不同个体的宫颈成熟也存在差异,宫颈成熟所需的时间也不尽相同。因此,在人类分娩的过程中,宫颈成熟和宫缩这两个因素如车轮并行,共同发挥作用。在人类分娩中,宫颈成熟通常先于宫缩(分娩阵痛)。

如何从生物化学的角度来解释分娩?近年来,分娩现象被认为是一种由多种炎症介质诱导的生理性炎症反应[1,2]。图 6-3 显示了未成熟和成熟宫颈的大体表现。在成熟的宫颈中,观察到明显的水肿变化和宫颈黏液的增加。分别从分娩期间的宫颈管及在妊娠中期未成熟的宫颈管中提取中性粒细胞弹性蛋白酶的样本,对进行染色(图 6-4)。结果发现,未成熟子宫颈间质由致密

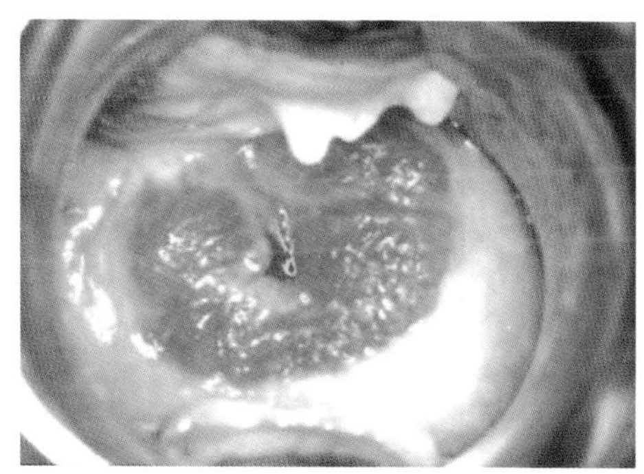
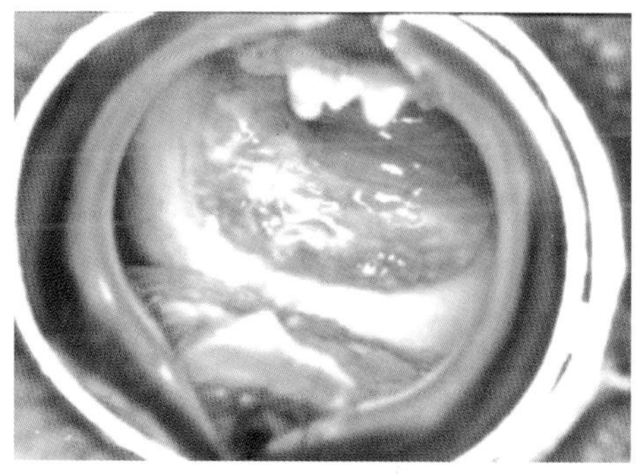

图 6-3　早产和足月子宫颈的大体表现。左:早产(20 周),右:足月(40 周)

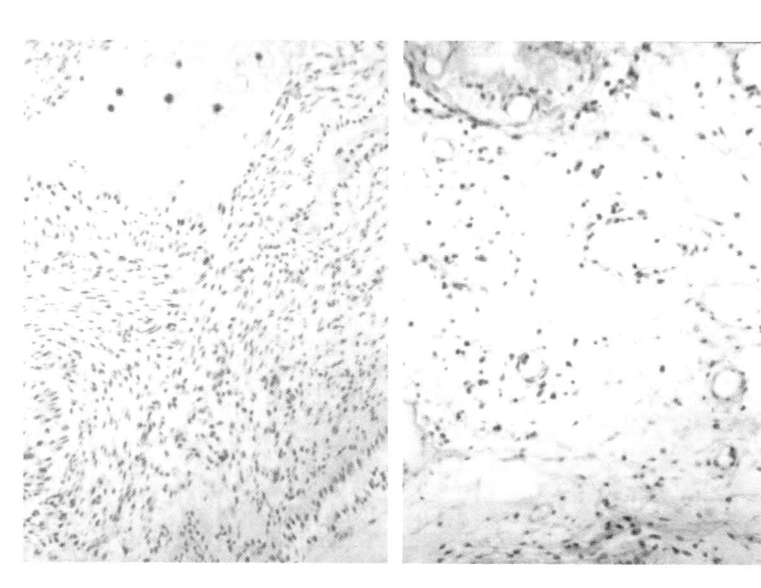

图 6-4　中性粒细胞弹性蛋白酶染色在足月和早产宫颈中的应用。右:足月,左:早产。红色染色显示中性粒细胞弹性蛋白酶

的纤维细胞和成纤维细胞组成,而很少观察到中性粒细胞浸润。成熟的宫颈以中性粒细胞间质浸润和间质肿胀为特征。主导性图像反映了浸润中性粒细胞的变形及活化。同时还观察到淋巴细胞和巨噬细胞。构成基质的纤维成分减少导致液体潴留,进而发生组织肿胀和水肿。组织软化后伴随炎性细胞浸润的组织学过程类似于炎症反应。有许多相关物质参与诱导和调节这种生理性炎症反应。

6.2 宫颈成熟

宫颈管主要由胶原纤维、弹力纤维、糖胺聚糖和细胞成分组成。胶原纤维由Ⅰ、Ⅱ、Ⅲ、Ⅳ型胶原组成,弹性纤维由弹性蛋白组成。糖胺聚糖由硫酸软骨素、硫酸皮肤素和透明质酸组成。在宫颈成熟过程中,胶原纤维和弹性蛋白纤维降解、液体潴留以及糖胺聚糖质量的变化被认为是主要的组织学和生化变化。MMP 和中性粒细胞弹性蛋白酶可降解由胶原和弹性蛋白组成的基质(图 6-5)。随着宫颈管软化,硫酸软骨素减少,而透明质酸增加。后者可以促进

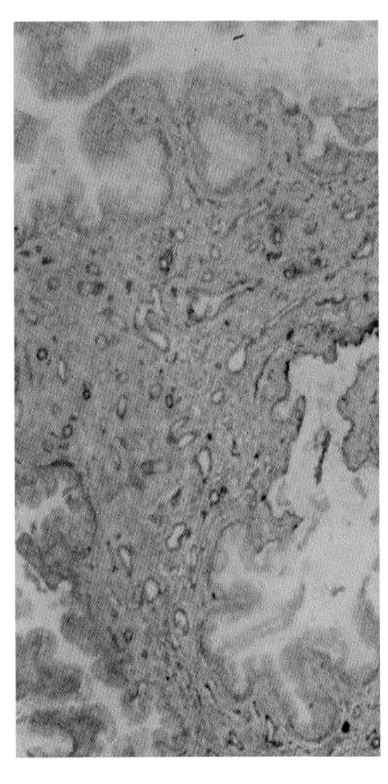
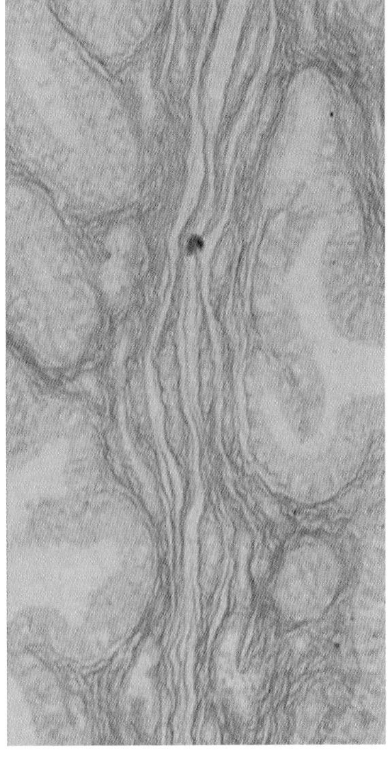

图 6-5 未成熟宫颈和成熟宫颈Ⅰ型胶原染色。左:未成熟宫颈,右:成熟宫颈

液体潴留,利于宫颈管软化。宫颈成熟过程中,宫颈管内不仅透明质酸增多,其中包括低分子透明质酸。透明质酸酶和活性氧将透明质酸分解成低分子。低分子量透明质酸进而诱导炎症细胞因子产生。这些细胞因子进一步诱导胶原降解酶和弹性蛋白降解酶产生。宫颈管成熟即通过上述自分泌机制完成的。

6.3 宫缩

在各种宫缩因子中,PGE_2、$PGF_{2\alpha}$ 和缩宫素起着主要作用。这些宫缩因子可以视为宫缩的直接诱导物。随着 PGE_2 在子宫内的增加,宫颈管成熟,子宫收缩。PGE_2 和后面提到的趋化因子均为以协调方式诱导宫缩的重要介质。$PGF_{2\alpha}$ 具有通过宫颈成熟促进子宫收缩的作用。$PGF_{2\alpha}$ 和催产素是诱发强烈宫缩的主要物质。PGE_2 和 $PGF_{2\alpha}$ 主要由胎膜产生,经羊水转移到蜕膜,引起宫缩。催产素是一种含有 9 种氨基酸的肽类物质,其产生于下丘脑视上核和脑室旁核。据报道,分娩过程中催产素是由子宫产生的。催产素通过子宫肌肉中的催产素受体增加细胞内钙水平,并诱导强烈的宫缩。催产素通常在妊娠后期迅速增加,似乎放大了前列腺素诱导的宫缩通道。从临床来看宫颈未成熟的孕妇即使给予注射催产素,也不能诱发有效的宫缩。因此,可以合理假设上述机制的发生。妊娠期间催产素受体在绒毛、胎膜、蜕膜和子宫肌中适度表达。其在分娩期间在蜕膜和子宫肌中大量表达。催产素受体由炎症细胞因子诱导产生。这可能就是为什么催产素在妊娠期作用较小,而在分娩期却作用活跃。

6.4 介导因子

胶原降解酶和分娩的最终介质,如前列腺素,受介导因子调节。这些介导因子主要在胎膜和蜕膜中产生。PGE_2 和趋化因子产生于胎膜,尤其是羊膜,参与宫缩发动和宫颈成熟,是分娩的关键介质。

6.4.1 PGE_2

卵黄膜中孕酮的减少,促进了 PGE_2 和血小板活化因子(PAF)的产生。根据最近的一份报道,随着分娩临近,胎膜细胞结构蛋白如外周蛋白和亲脂素减少,细胞质中游离脂肪酸增加,促进了前列腺素合成[3]。胎膜中产生的 PGE_2

被转移到羊水和子宫肌，诱发宫缩。此外，它除了具有强烈的缩宫作用，还具有促宫颈成熟作用。单一物质中效应机制的差异与其受体水平相关。PGE_2受体有四个亚型：EP1、EP2、EP3 和 EP4，每个亚型对子宫有不同作用。一般来说，EP1 和 EP3 会引起宫缩，而 EP2 和 EP4 会诱导宫颈成熟[4]。

6.4.2 炎性细胞因子

在分娩过程中，羊膜、蜕膜、子宫肌和宫颈管中产生多种炎性细胞因子，是促进分娩进程的重要介质。那些与子宫接触的蜕膜组织细胞尤其重要。巨噬细胞产生 IL-1、IL-8 和肿瘤坏死因子（TNF）。这些细胞因子作用于子宫基质细胞并生成包括 $PGF_{2\alpha}$、内皮素和 PAF 等促宫缩物质。在前列腺素合成系统中，蜕膜产生的 IL-1 通过自分泌和旁分泌机制上调环氧化酶 -2（COX-2），下调前列腺素脱氢酶（PGDH）[5]，而后，局部前列腺素水平显著升高。通过这种方式，蜕膜活化诱导了包括 IL-1 和 TNF 在内的细胞因子产生，以及促宫缩物质合成。趋化因子，如 IL-8，被归类为炎性细胞因子，由蜕膜、子宫内膜细胞和羊膜细胞产生。它们作用于羊膜细胞、蜕膜细胞、子宫平滑肌细胞、成纤维细胞和中性粒细胞，并诱导蜕膜活化、宫颈成熟和白细胞迁移。因此，它们被认为是分娩启动所需要的细胞因子。IL-8 促进宫颈管成熟的作用，被认为是促宫颈成熟物质。越来越多的研究表明 IL-8 是蜕膜活化的关键物质。

6.4.3 一氧化氮（NO）

宫颈管局部注射 NO 可促进宫颈成熟而不会引起宫缩。NO 和 IL-8 作用相似，其不同之处在于 NO 还有血管舒张作用。NO 诱导 PGE_2 和 MMP，促进宫颈成熟，参与宫颈成熟。临床上 NO 供体可有效地用于促宫颈成熟[6]。

6.4.4 低分子透明质酸

妊娠晚期宫颈透明质酸和 CD_{44} 及其受体表达有所增加。尽管此现象意义不明，然而最近发现，透明质酸可诱导炎症细胞因子引起了研究人员的关注。通过细胞因子，透明质酸可使宫颈中液体潴留并作为宫颈成熟的介导因子，增强炎症反应。宫颈中的活性氧和酶（包括透明质酸酶），将透明质酸分解成低分子。这种低分子透明质酸在诱导趋化因子方面有很强的作用[7,8]。在动物实验中，低分子透明质酸栓剂诱导宫颈成熟效果显著。宫颈成熟过程中所表达的炎症物质将透明质酸降解为低分子透明质酸。后者是一种强烈的促炎因子,可迅速诱导宫颈成熟。透明质酸由糖链组成。这种生理物质普遍存在于哺乳动物和鸟类中。其安全性高,不会直接诱发宫缩,因此作为促宫颈成熟药物不良反应较少。

6.4.5　交互作用

介导因子之间存在交互作用,协同促进合成[9]。PGE_2 和趋化因子之间的相互作用也很重要。Kelly 等提出,上述作用在蜕膜活化中起重要的作用[10]。该假设得到了其他研究的支持。根据他们的假设,蜕膜的活化依赖于蜕膜血管通透性增加和中性粒细胞外渗。随着孕酮减少,COX-2 在蜕膜血管中表达,并产生 PGE_2。通过这种方式,血管通透性得以增加。同时,蜕膜细胞和巨噬细胞产生了 IL-8。中性粒细胞通过通透性增加的血管壁向 IL-8 迁移。促宫缩物质活化的中性粒细胞迁移至蜕膜,释放促宫缩物质,包括 PAF、白三烯和前列腺素。同时,细胞因子 IL-1、TNF 和 IL-8 的水平通过自分泌和旁分泌机制进一步升高。这些细胞因子作用于蜕膜血管,通过正反馈机制促进 IL-8 和 PGE_2 的进一步生成。由此蜕膜被迅速活化。在宫颈管中产生的趋化因子,包括 IL-8、MCP 和 PGE_2 作用于成纤维细胞,增加 MMP 活性并降解胶原蛋白。此外,IL-8 和 PGE_2 促进成纤维细胞产生透明质酸以软化宫颈管。趋化因子和 PGE_2 交互作用,诱发宫颈成熟和宫缩。

6.5　介导因子的表达机制

6.5.1　孕酮减少

临床上,宫颈成熟和妊娠中期宫缩发动明显是相互关联的。从生物化学角度来看,这种相关性有多大程度的确定性？在妊娠中期,与雌激素相比,孕酮起主导作用并抑制各种炎症介质的产生。因此,不会加快分娩进程。COX-2 和 PGDH 是参与孕酮抑制宫缩作用的常见酶。IL-1 作用于 COX-2 后产生 PGE_2 和 $PGF_{2\alpha}$,而孕酮下调子宫中的 COX-2 并维持高水平的 PGDH 活化状态[10]。在妊娠晚期的雌性绵羊和啮齿动物中,促肾上腺皮质激素释放激素(CRH),皮质醇和雌激素增加,孕酮减少。这些激素彼此关联。应特别注意孕酮减少导致炎症发作的事实。在动物中,孕酮的减少可促进炎症介质的表达,二者成负相关。然而,在人类妊娠晚期未观察到血液孕酮水平降低,长期以来孕酮的作用仍未明确。根据最近的一项报道,在人类妊娠晚期血液孕酮水平虽然没有变化,但孕酮受体A(PR-A)在子宫和宫颈管中的敏感性降低,孕酮活性下降[11]。换句话说,孕酮局部活性与孕酮受体同种型格局特征相一致。孕酮受体B(PR-B)是PR的活性形式。与PR-B相比,PR-A是较小的分子,该分子与孕激素结合。然而,PR-A无法向细胞核传输信号,并且竞争性地抑制PR-B。宫缩发动后,子宫肌PR-A与PR-B(PR-A/PR-B)的比值上升,局部孕酮活性下降(图6-6)。随着孕酮活性下降,炎症相关物质开始表达。PR-B与NF-κB的DNA序列部分相同可解释上述机制的形成。随着孕酮信号的减少,PR-B的DNA结合也降低。PR-B的DNA结合位点与NF-κB(一种炎症相关的转录因子)部分相同。当PR-B信号减少,NF-κB会与细胞核中炎症相关基因的上游区域结合,促进各种炎症物质如趋化因子、MMP、自由基和PGs的表达[12]。

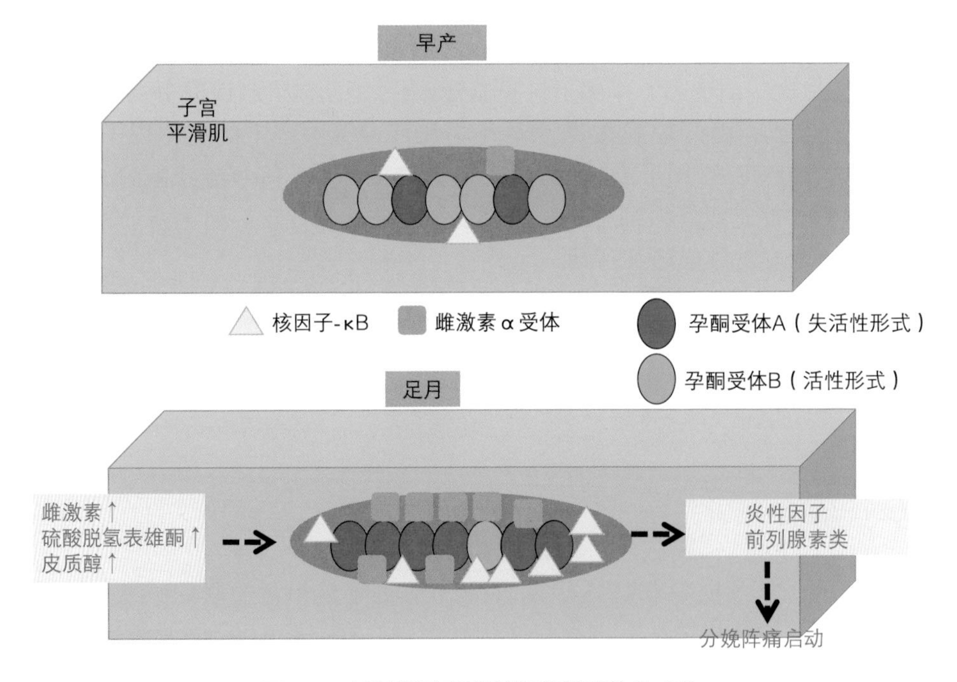

图6-6 妊娠期子宫平滑肌孕酮受体的变化

尽管RU486是作为堕胎药或促宫颈成熟药开发的,但由于其肝脏损害的严重药物不良反应,临床上尚未广泛使用。RU486是诱导分娩的强效药物,其与孕激素受体结合,为孕激素拮抗剂。因此,随着孕酮活性降低,宫颈管成熟并开始启动宫缩。另一方面,研究人员已经证实,孕酮减少直接诱导人类分娩。研究证实,妊娠中期定期给予女性孕酮有助于预防早产[13]。据推测,孕酮可能抑制分娩相关的炎症物质的表达。分娩过程可分为以下三个阶段:宫缩准备阶段,宫缩阶段(通常为分娩阶段Ⅰ)和分娩阶段(分娩阶段Ⅱ)。一旦孕酮减少,宫缩启动。

6.5.2 促肾上腺皮质激素释放激素(CRH),硫酸脱氢表雄酮(DHEA-S)

CRH可由胎儿、母体的下丘脑和胎盘产生,主要从胎盘分泌,母体血液CRH水平也会增高。妊娠期间CRH活性在维持低水平,但在分娩前会快速增加[14]。妊娠期间的CRH活性受CRH结合蛋白(CRHBP)调节。分娩前,CRHBP降低,游离CRH增加,CRH活性增强[15]。皮质醇增加会下调孕酮受体水平。还可诱导COX-2(胎盘及羊膜中前列腺素的速率控制酶)产生。COX-2加速子宫肌中的前列腺素合成并完成分娩准备。胎盘中产生的CRH通过脐带和胎儿血液循环促进胎儿肾上腺中皮质醇和DHEA-S的产生。DHEA-S在胎盘中转化为雌激素(主要是雌三醇),因此在分娩准备阶段母体血液雌激素水平可以快速增加。然而,雌激素在分娩过程中究竟起何作用仍然未知。实际上,孕妇服用雌激素并不能诱导有效宫缩。另一方面,DHEA-S是雌激素前体,已作为一种医保药物用于促宫颈成熟。图6-6显示了母体DHEA-S水平以及是否成功促进宫缩。如果母体DHEA-S水平较高,那么宫缩顺利进行[16]。DHEA-S可直接作用于宫颈,促进分娩,而无须雌激素介导。在日本,DHEA-S被作为一种促宫颈成熟的药物。服用DHEA-S能使孕妇内分泌特征有利于分娩,这种治疗可以看作是促进顺娩的激素替代疗法。

6.5.3 广泛刺激

胎儿对宫颈和胎膜的广泛刺激是触发宫缩的重要因素。这种广泛刺激增加了宫颈和胎膜中炎性细胞因子和前列腺素的产生。为应对刺激,胎膜和宫颈管产生趋化因子如IL-8和单核细胞趋化蛋白(MCP),中性粒细胞和单核细胞迁移到子宫下段,产生中性粒细胞弹性蛋白酶、IL-1和TNFα等。进而宫颈中的PGE_2,MMP和透明质酸增加,而子宫肌中的PGE_2和$PGF_{2\alpha}$诱发宫缩。在分娩期间,子宫收缩和宫颈扩张以协调的方式进行。在此过程中,因广泛刺激而产生的分娩相关物质非常重要。在临床实践中,我们常见到胎头高浮会阻碍宫缩发生,而胎膜分离会加速有效宫缩。此外,宫颈置入海藻棒可确保有效的宫颈成熟。在宫颈不成熟导致分娩困难的情况下,分娩进展很大程度上取决于对宫颈有效刺激的程度。据伊藤等报道,在广泛刺激同时,添加炎性细胞因子刺激可诱导显著的前列腺素合成。该研究报道表明,广泛的刺激和炎性细胞因子以自分泌方式发挥作用[17]。

6.5.4 羊水

羊水量减少及质量变化也与宫缩发动有关。在妊娠晚期,羊膜产生的前列腺素类物质,包括 PGE_2,被释放到羊水中。目前尚不明确的是羊水中前列腺素类物质是否被胎儿吞咽,据而胎儿发出分娩信号,或者羊水中积聚的前列腺素类是否被转移到子宫肌,从而影响宫缩发动。羊水主要由胎儿尿液组成。胎儿尿液中的一些生理活性物质调节可分娩发动机制。代表性物质是尿胰蛋白酶抑制剂(UTI)。UTI 具有抑制宫缩的强大作用,对抑制宫颈成熟亦有很强的作用。妊娠晚期羊水 UTI 减少参与宫缩的发动。据报道,妊娠中期羊水中含有丰富的 UTI,可抑制羊膜炎性细胞因子表达[18]。在妊娠晚期,羊水中 UTI 量减少,促进胎膜炎性细胞因子产生,加速宫缩启动。据报道,在使用脂多糖(LPS)诱导早产的大鼠模型实验中,UTI 可有效预防早产[19,20]。临床上阴道 UTI 栓剂已广泛地用于治疗先兆早产。根据多家医疗机构获得的研究结果,阴道 UTI 栓剂治疗先兆早产症(如宫颈提前成熟和胎膜膨出)效果显著[21]。

6.6 早产介导因子的表达机制

在宫颈成熟异常提前、早产的情况下,其过程类似于正常分娩。早产可以被认为是正常妊娠时不表达的介导因子(如炎症因子)在妊娠中期即已表达并发挥作用的疾病。事实上,早产时胎膜羊水和脐血中炎性细胞因子增加[22]。为什么在正常妊娠过程中未诱导的炎性细胞因子在早产中出现?早产可定义为因 CRH 降调孕激素且某些特定刺激激活了介导因子所引发的状况。

6.6.1 阴道炎,宫颈炎,绒毛膜羊膜炎

绒毛膜羊膜炎是自发性早产的最常见原因。当绒毛膜羊膜炎发展时,LPS(一种细菌)促进子宫和胎膜炎性细胞因子表达。这种内毒素会触发分娩。绒毛膜羊膜炎最常见的原因包括上行性感染,如细菌性阴道炎和宫颈炎,其病因多种多样,如外来病原微生物入侵或宿主因压力导致免疫低下。阴道或宫颈管中的感染 / 炎症进一步发展,扩散到胎膜上并促进 LPS 大量生长,引发绒毛膜羊膜炎。许多用 LPS 干预的妊娠动物发生了早产[23]。理论上妊娠中期孕

酮抑制炎性细胞因子的表达。如果源自绒毛膜羊膜炎的 LPS 抵消孕酮的抗炎作用，则触发分娩级联反应从而发生早产。

6.6.2　宫外炎症（龋齿，牙周病等）

最近，研究人员指出，宫外炎症，如龋齿和牙周病，可能会引起绒毛膜羊膜炎[24]。在一项假设牙周病可能导致早产的研究中，通过在牙髓中埋藏牙龈卟啉单胞菌（一种牙周病原体）来制备牙周感染小鼠。在这个实验中，患有牙周感染的雌性小鼠妊娠并经历早产[24]。作为绒毛膜羊膜炎的原因，除了阴道炎和宫颈管炎外，龋齿和牙周病如今正引起研究人员的关注。虽然本文没有提到细节，但宫外炎症，如尿路感染，也可能导致早产[25]。

6.6.3　凝血酶

当胎盘循环中形成血凝块或在绒毛膜下血肿中出现血池时，胎盘局部产生凝血酶。根据最近的一项报道，凝血酶在促进血液凝固的同时，可激活趋化因子如 IL-8[26,27]。源自子宫胎盘循环不足或绒毛膜下血肿的凝血酶诱导趋化因子并激活炎性细胞因子。从临床角度来看，如果发生血管出血，血液中会形成凝血酶，炎症即可发生。然而，长期服用阿司匹林的孕妇早产率较低[28]。我们应再次强调出血和血栓形成是早产的危险因素。出血是先兆早产患者中经常遇到的临床症状。我们应该知晓血管出血与凝血酶的产生有关，应采取适当的措施，如及时循环灌注。高风险患者的胎盘循环中易形成血栓。这些患者应预防性地给予阿司匹林或抗凝血剂如肝素，以预防早产。未来，运用炎性细胞因子与凝血酶的关联性来预防早产可能是一个重要的方向。

6.6.4　应激

许多报道指出应激是早产的危险因素[29]。导致母亲早产的应激来源如下：母体 CRH 水平升高，皮质醇和雌激素水平升高，分娩机制开始激活（图 6-3）。此外，应激可能降低母胎界面自然杀伤细胞的活性，这对局部免疫机制产生不利影响且常在母胎界面诱发炎症。

6.6.5　孕酮减少

正常分娩启动始于孕酮酮的减少。孕酮减少可能导致早产[30]。此类早产预计在晚期早产病例中发生会更为频繁。尚未明确如何诊断由于孕酮过早减少而导致的早产。

本章小结如图 6-7 所示。分娩阵痛和宫颈成熟是分娩的最终表现。足月分娩的介导因子和最终介质与早产几乎相同。然而,它们的刺激因子却是不同的。因此,当我们考虑早产的管理时,重要的是分析哪些刺激因子参与早产的原因。接下来应制订一个如何去除刺激因子的策略,这是治疗和预防早产的最佳方案。

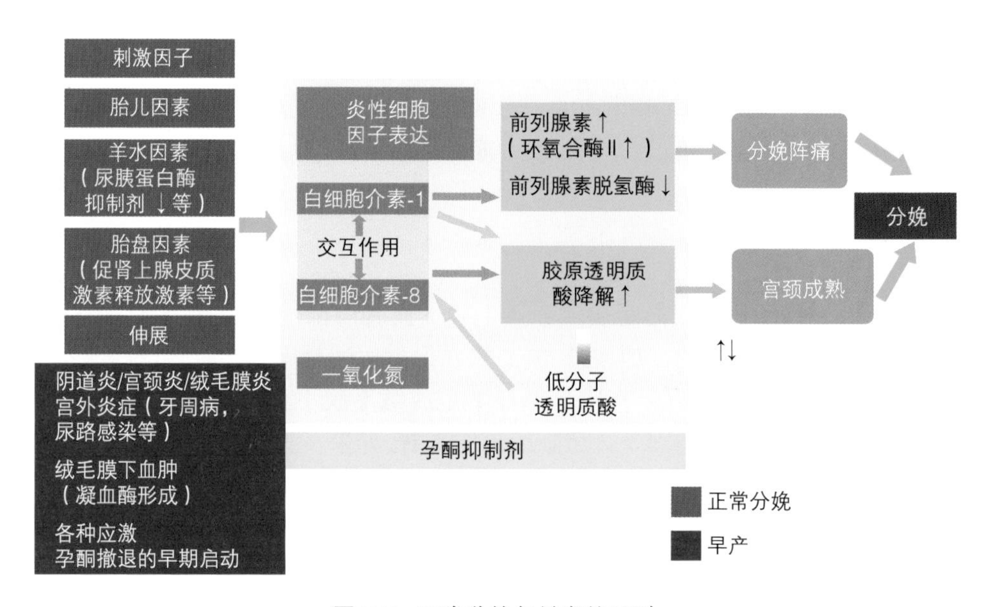

图 6-7 正常分娩与早产的区别

参考文献

1. Christiaens I, Zaragoza DB, Guilbert L, Robertson SA, Mitchell BF, Olson DM. Inflammatory processes in preterm and term parturition. J Reprod Immunol. 2008;79(1):50–7. https://doi.org/10.1016/j.jri.2008.04.002.
2. Liggins GC, Forster CS, Grieves SA, et al. Control of parturition in man. Biol Reprod. 1977;16:39–56.
3. Meadows JW, Pitzer B, Myatt L, et al. Expression and localization of adipophilin and perilipin in human fetal membranes: association with lipid bodies and enzymes involved in prostaglandin synthesis. J Clin Endocrinol Metab. 2005;90:2344–50.
4. Chien EK, Macgregor C. Expression and regulation of the rat prostaglandin E2 receptor type 4 (EP4) in pregnant cervical tissue. Am J Obstet Gynecol. 2003;189:1501–10.
5. Mitchell MD, Edwin SS, Lundin-Schiler S, Silver RM, Smotkin D, Tratman MS. Mechanism of interleukin-βstimulation of human amnion prostaglandin biosynthesis: mediation via a novel inducible cyclooxygenase. Placenta. 1993;14:615–25.
6. Ghosh A, Lattey KR, Kelly AJ. Nitric oxide donors for cervical ripening and induction of

labour. Cochrane Database Syst Rev. 2016;12:CD006901. https://doi.org/10.1002/14651858.CD006901.pub3.
7. McKee CM, Penno MB, Cowman M, et al. Hyaluronan (HA) fragments induce chemokine gene expression in alveolar macrophages. The role of HA size and CD44. J Clin Invest. 1996;98:2403–13.
8. Maradny E, Kanayama N, Terao T, et al. The role of hyaluronic acid as a mediator and regulator of cervical ripening. Hum Reprod. 1997;12:1080–8.
9. Khatun S, Kanayama N, Md Belayet H, Yonezawa M, Kobayashi T, Terao T. Interleukin-8 potentiates the effect of interleukin-1-induced uterine contractions. Hum Reprod. 1999;14:560–5.
10. Kelly RW. Pregnancy maintenance and parturition: the role of prostaglandin in manipulating the immune and inflammatory response. Endocr Rev. 1994;15:684–706.
11. Pieber D, Allport VC, Hills F, et al. Interactions between progesterone receptor isoforms in myometrial cells in human labour. Mol Hum Reprod. 2001;7:875–9.
12. Allport VC, Pierber D, Slater DM, et al. Human labour is associated with nuclear factor-kappa B activity which mediates cyclo-oxygenase-2 expression and is involved with the functional progesterone withdrawal. Mol Hum Reprod. 2001;7:581–6.
13. Meis PJ, Klebanoff M, Thom E, et al. Prevention of recurrent preterm delivery by 17alpha-hydroxyprogesterone caproate. N Engl J Med. 2003;348:2379–85.
14. McLean M, Bisits A, Davies J, Woods R, Lowry P, Smith R. A placental clock controlling the length of human pregnancy. Nat Med. 1995;1:460–3.
15. Sorem KA, Smikle CB, Spencer DK, Yoder BA, Graveson MA, Siler-Khodr TM. Circulating maternal corticotropin-releasing hormone and gonadotropin-releasing hormone in normal and abnormal pregnancies. Am J Obstet Gynecol. 1996;175(4 Pt 1):912–6.
16. Okunowo AA, Adegbola O, Ajayi GO. Evaluation of maternal serum levels of dehydroepiandrosterone sulphate and its association with successful labour outcome among parturients undergoing spontaneous labour at term. J Obstet Gynaecol. 2017;37(2):191–4. https://doi.org/10.1080/01443615.2016.1229278.
17. Yoshida M, Sagawa N, Itoh H, et al. Prostaglandin F (2alpha), cytokines and cyclic mechanical stretch augment matrix metalloproteinase-1 secretion from cultured human uterine cervical fibroblast cells. Mol Hum Reprod. 2002;8:681–7.
18. Maehara K, Kanayama N, Terao T, et al. Down-regulation of IL-8 by human Kunitz-type trypsin inhibitor in HL-60 cells. Biochem Biophys Res Commun. 1995;206:927–34.
19. Kaga N, Katsuki Y, Futamura Y, Obata M, Shibutani Y. Role of urinary trypsin inhibitor in the maintenance of pregnancy in mice. Obstet Gynecol. 1996;88:872–82.
20. Katsuki Y, Kaga N, Kakinuma C, et al. Ability of intrauterine bacterial lipopolysaccharide to cause in situ uterine contractions in pregnant mice. Acta Obstet Gynecol Scand. 1997;76:26–32.
21. Kanayama N, el Maradny E, Terao T, et al. Urinary trypsin inhibitor: a new drug to treat preterm labor: a comparative study with ritodrine. Eur J Obstet Gynecol Reprod Biol. 1996;67:133–8.
22. Duley DJ, Collmer D, Mitchell MD, Trautman MS. Inflammatory cytokine m RNA in human gestational tissues: implications for term and preterm labor. J Soc Gynecol Investig. 1996;3:328–35.
23. Kaga N, Katsuki Y, Futamura Y, et al. Usefulness of a new tactile sensor for measurement of uterine cervical ripening in mice in a quantitative and noninvasive manner. Am J Obstet Gynecol. 1996;88:872–82.
24. Walia M, Saini N. Relationship between periodontal diseases and preterm birth: recent epidemiological and biological data. Int J Appl Basic Med Res. 2015;5:2–6.
25. Loh K, Sivalingam N. Urinary tract infections in pregnancy. Malays Fam Physician. 2007;2(2):54–7.. eCollection 2007
26. Lockwood CJ. The initiation of parturition at term. Obstet Gynecol Clin N Am. 2004;31:935–47.
27. Samo JL, Schatz F, Lockwood CJ, et al. Thrombin and interleukin-1beta regulate HOXA10 expression in human term decidual cells: implications for preterm labor. J Clin Endocrinol Metab. 2006;91(6):2366–72.

28. Kozer E, Costei AM, Boskovic R, et al. Effects of aspirin consumption during pregnancy on pregnancy outcomes: meta-analysis. Birth Defects Res B Dev Reprod Toxicol. 2003;68:70–84.
29. Rich-Edwards JW, Grizzard TA. Psychosocial stress and neuroendocrine mechanisms in preterm delivery. Am J Obstet Gynecol. 2005;192(5 Suppl):S30–5.
30. Yellon SM. Contributions to the dynamics of cervix remodeling prior to term and preterm birth. Biol Reprod. 2017;96(1):13–23. https://doi.org/10.1095/biolreprod.116.142844.

第 7 章　宫颈变化 2: 超声检查

Hajime Taniguchi

摘要

经阴道超声检查（TVS）测量宫颈长度已广泛地用于临床。该操作创伤小并可提供预测早产风险的客观指标。妊娠期间使用 TVS 测量宫颈长度主要有两个作用。首先，它可识别妊娠中期早产高风险的女性。其次，对根据孕产史评估为早产高风险的女性，可分析其先兆早产症状随时间进展的情况。因此，TVS 可以早期干预先兆早产。对于先兆早产，宫颈长度测量具有较高的阴性预测值和较低的阳性预测值，特别是对于低风险女性。因此，如果仅基于宫颈长度的观察进行干预，则患者可能会被过度治疗。开展进一步检查，准确识别有早产风险的女性非常重要。

关键词

宫颈长度　经阴道超声检查　宫颈功能不全

7.1　引言

TVS 测量宫颈长度在临床上广泛用于明确早期早产的风险。与盆腔检查相比，它提供了更客观的测量[1]，并且对患者的负担较小，因为它是微创的并且可以在相对短的时间内进行。应用 TVS 测量宫颈长度有两个主要作用。首先，对低风险孕妇，在孕中期超声筛查可以识别早产风险[2]。其次，对高风险孕妇，及早识别宫颈长度缩短可尽早进行干预。这里“早产高风险孕妇”是指：有早产史的妇女，以及有宫颈锥切、多胎妊娠和细菌性阴道病的妇女。

TVS 测量宫颈长度也存在一些局限性。具体而言，该方法具有较高的阴性预测值和较低的阳性预测值。因此，仅仅基于宫颈长度缩短，可能不需要入院或静脉内输注宫缩抑制剂和宫颈环扎术。

在本文中，我们回顾了测量宫颈长度的方法，讨论了宫颈管长度筛查的最佳时机及其对早产高风险女性的意义与局限性。

7.2 宫颈长度的测量

表 7-1 总结了测量宫颈长度的方法[3]。以下是表 7-1 中列出的重要注意事项。

表 7-1 测量宫颈长度的方法

按照以下方法测量宫颈长度
1. 测量前排空膀胱
2. 将超声探头置入阴道前穹窿，左右侧方移动，截取宫颈矢状面
3. 确定宫颈内口（确定宫颈管和宫颈腺）
4. 撤回探头，以再次了解宫颈全貌
5. 调整宫颈图像大小，使其占屏幕的 50%~75%
6. 进行压力测试并测量最短的宫颈长度
7. 测量应通过手动追踪宫颈结构或将宫颈结构分为两段并以直线测量每段的长度来获得

1. 由于周围组织的压力，会导致子宫下段前后壁贴合在一起。当子宫实际上是扩张时，子宫的组织学内口可能看起来是闭合的。因此，必须排空膀胱。

2. 如果可能，应将超声探头插入阴道前穹窿。然而，由于宫颈的特定朝向或子宫颈由于子宫肌瘤的存在而导致宫颈移位，可能难以做到。获得宫颈中心的纵向视图以识别宫颈腺和宫颈管是至关重要的。如果未识别出这些结构，则难以识别宫颈长度缩短的女性。因此，对宫颈管的整个长度进行检查成像是非常重要的。

3. 与周围基质相比，宫颈腺表现为低回声（有时是高回声）。宫颈长度不应包括子宫峡部闭合部分的大部分；而是应将其定义为在 TVS 可见的宫颈腺体区域，宫颈外口与组织学内口之间的长度（图 7-1）[4,5]。

4. 当超声探头深入阴道并对宫颈施加压力时，来自探头的压力可能会导

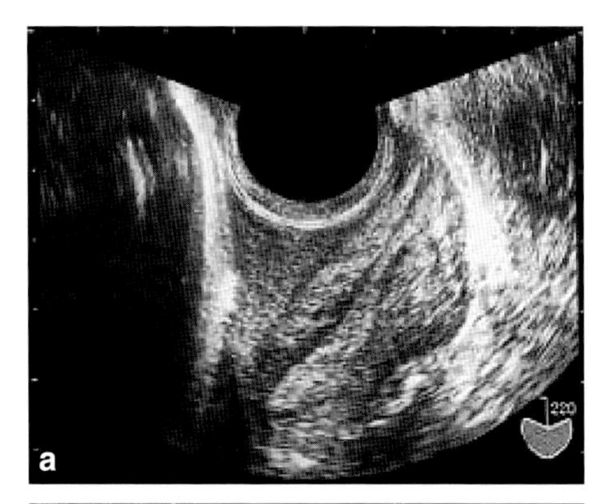

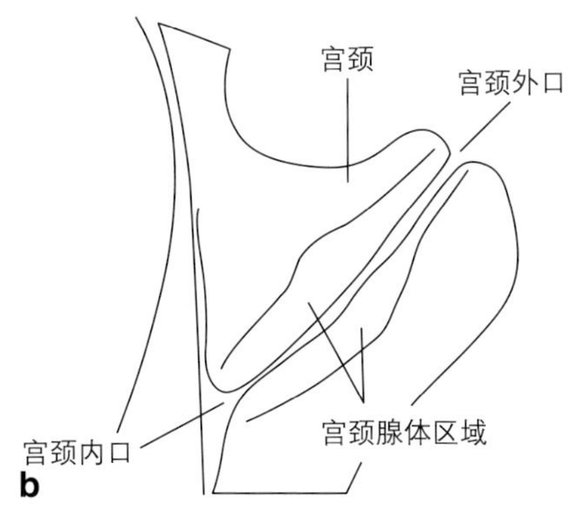

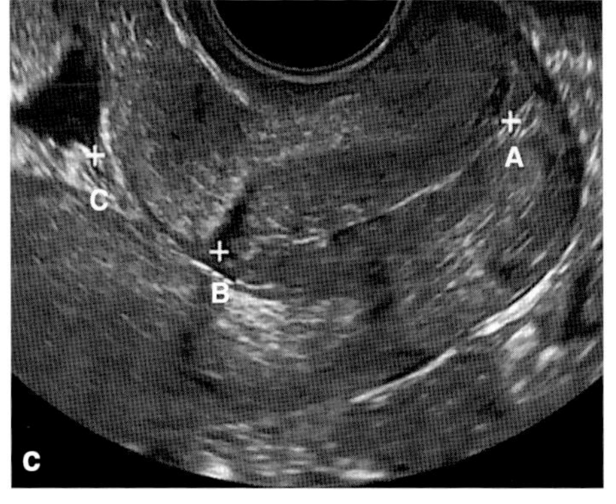

（a）宫颈腺体区与周围间质相比呈低回声[4]。
（b）结构示意图见（a）[4]。
（c）宫颈长度用A点和B点表示。B点和C点之间的距离不应包括在宫颈长度中[5]

图 7-1　宫颈腺体区域。(a) 宫颈腺体区与周围间质相比呈低回声[4]。(b) 结构示意图见(a)[4]。(c) 宫颈长度用 A 点和 B 点表示。B 点和 C 点之间的距离不应包括在宫颈长度中[5]

致上述 1 中所述的压缩。发生这种情况时，必须回缩探头。

5. 超声图像应足够大，以包含宫颈的整个结构。当图像太小时，难以准确评估。

6. 由于生理性子宫收缩，宫颈长度周期性变化。因此，理想情况下测量应在 3~5min 内进行。实际上，我们经常观察到子宫收缩期间宫颈长度缩短，形成宫颈漏斗。然而，如果在繁忙的门诊中成像 3~5min 是不切实际的，检查者可以手动将子宫底部向下(尾侧)或耻骨上区域向外(背侧)移动。该方法人为地模仿子宫收缩引起宫颈管的动态变化。施加压力 20~30s，会缩短宫颈长度。动态缩短后宫颈长度的测量可提高早产预测的准确性。

7. 许多患者的宫颈管是弯曲的。因此，当以直线方式测量宫颈长度时将存在一些误差。实际操作中，测量应该通过手动跟踪宫颈结构或将宫颈结构分成两个部分并测量每个部分的长度来获得(图 7-2)[6]。当宫颈管变短时，可以通过测量直线距离。实际上，一项研究表明，在所有测量值 <16mm 的情况下，宫颈管都是直的[7]。

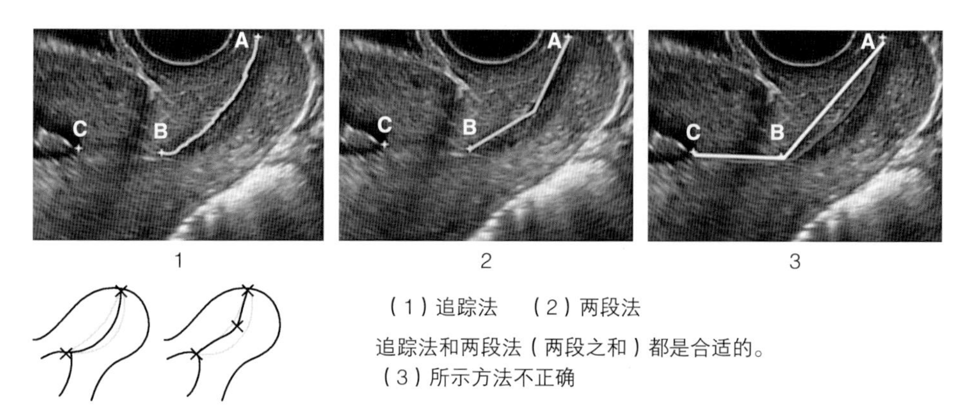

图 7-2 测量宫颈长度方法[6]。(1)追踪法。(2)两段法。追踪法和两段法(两段之和)都是合适的。(3)所示方法不正确

7.3 筛查宫颈长度的最佳时机

1996 年，伊姆斯等使用 TVS 测量孕 24 周左右的宫颈长度，并证明宫颈短与 <35 周早产风险相关(图 7-3)[2]。具体而言，与宫颈长度超过 40mm 的女性相比，早产的相对风险如下：宫颈长度≤40mm 为 1.98，≤35mm 为 2.35，≤30mm 为 3.79，≤26mm 为 6.19，≤22mm 为 9.49，≤13mm 为 13.99。此外，

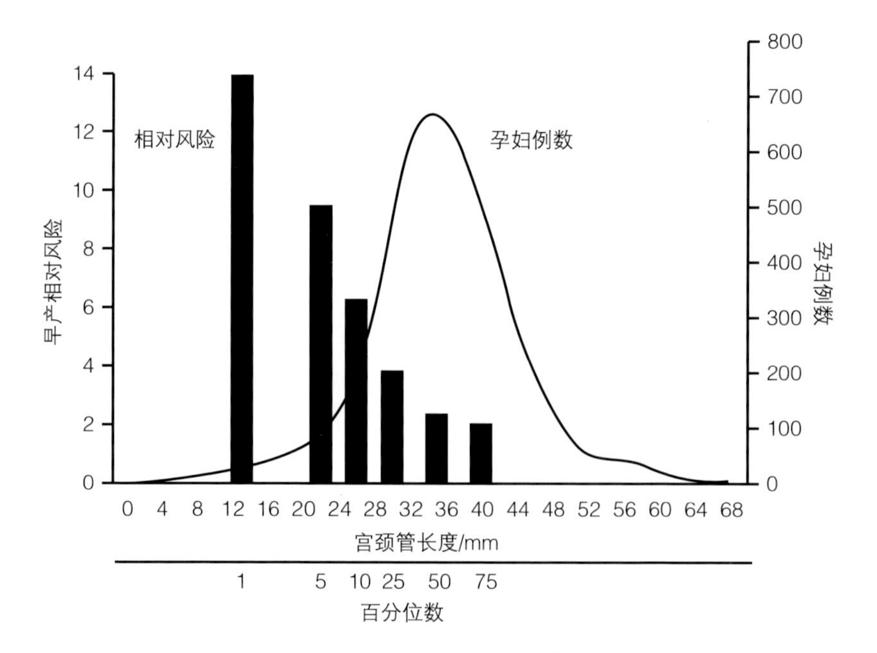

图 7-3 宫颈长度对早产的相对危险性

Guzman 等进行的一项回顾性研究证明,妊娠 15~24 周宫颈长度测量非常重要(图 7-4)[8]。在此研究中,他们证实疑有宫颈功能不全者妊娠第 15 周左右宫颈较短,与没有宫颈功能不全的患者相比,此种趋势随着时间的推移而更加明显。迄今为止,还有许多其他研究证明了妊娠中期早产与宫颈长度之间的关系,有证据表明宫颈长度缩短是早期早产的敏感指标。

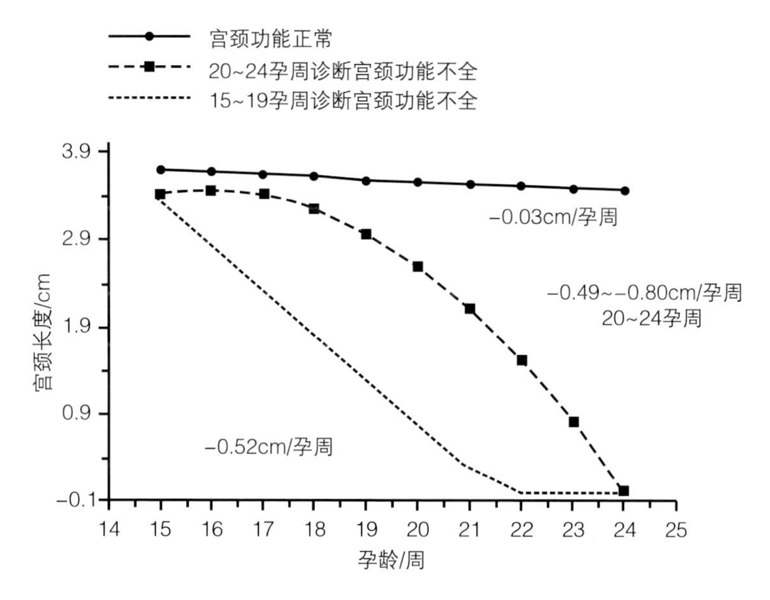

图 7-4　宫颈功能正常和宫颈功能不全患者的宫颈长度变化(诊断在 15~19 周和 20~24 周)

然而,研究表明,妊娠头三个月宫颈长度的测量可能无法提供信息。Antsaklis 等进行了一项包括 1 000 多名女性的大规模研究,结果表明其中只有一名孕妇在妊娠 11~14 周宫颈长度 <25mm[9]。此外,Berghella 等在孕 14 周前(10~13 周)测量了 183 名早产高风险妇女的宫颈长度,只有 5% 的妇女宫颈长度 <25mm[10]。随着超声检查系统准确性的提高,现在可以在妊娠早期清晰地宫颈管成像,以测量宫颈长度。最近的一项研究表明,明确区分宫颈和峡部,有助于准确地评估宫颈结构,因此妊娠早期宫颈长度的测量实际上有助于预测早产[5]。

很少有研究报告妊娠晚期宫颈长度筛查的有效性。一般来说,女性在妊娠早中期宫颈长度约为 40mm,32 周后缩短至 25~30mm[11]。因此,妊娠晚期宫颈长度的缩短可能考虑为生理性的。目前尚未就运用宫颈长度测量预测此期间早产的有效性达成共识。

总的来说,目前的共识是,在妊娠中期,宫颈长度筛查是最理想的。需要进一步证据来证明妊娠早期筛查宫颈长度的合理性。鉴于晚期早产儿(出生时间为34~0/7至36~6/7周)出现各种并发症,包括吮吸差、低血糖和窒息等[12],有必要重新考虑妊娠晚期筛查宫颈长度的价值。

7.4　宫颈功能不全

我们已经回顾了早产低风险的女性宫颈长度筛查的意义。本节将重点介绍宫颈功能不全的早产风险。

宫颈功能不全有各种定义,目前还没有标准的诊断规范。然而,通常被定义为在妊娠中期宫颈管缓慢扩张[13]。宫颈功能不全的危险因素包括由于不明原因导致的妊娠中期流产或早产史,以及宫颈锥切和创伤,包括宫颈裂伤。

图7-5显示了一例宫颈功能不全患者的病例。在孕21周时超声检查中观察到漏斗的存在。其特征是内口的扩张,妊娠物陷入宫颈管。宫颈内口扩张与早产率相关。根据Berghella等的研究,漏斗形成百分比<25%的女性早产率为10%,漏斗形成百分比>50%的女性早产率为70%[14]。图7-6说明了宫颈内口扩张的孕妇宫颈长度测量的方法。然而,一项研究表明,漏斗不是早产的独立危险因素,这表明应通过测量缩短的宫颈长度(包括漏斗在内)来评估风险[15]。实际上,有时在宫颈长度足够的女性中观察到漏斗,这些案例与早产风险增加无关。综上所述,应评估动态变化,例如宫颈内口的打开和闭合,以评估早产的风险。

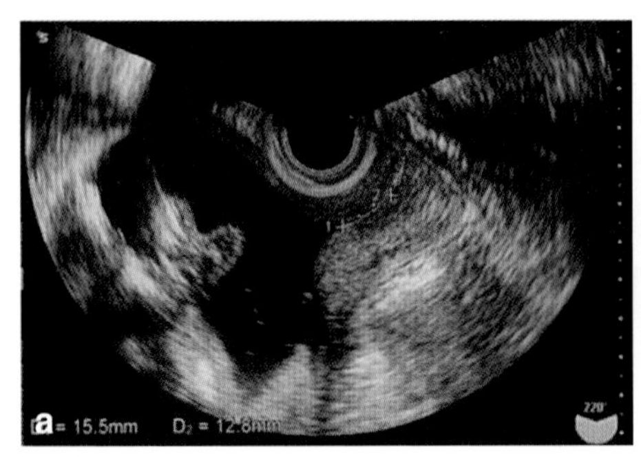

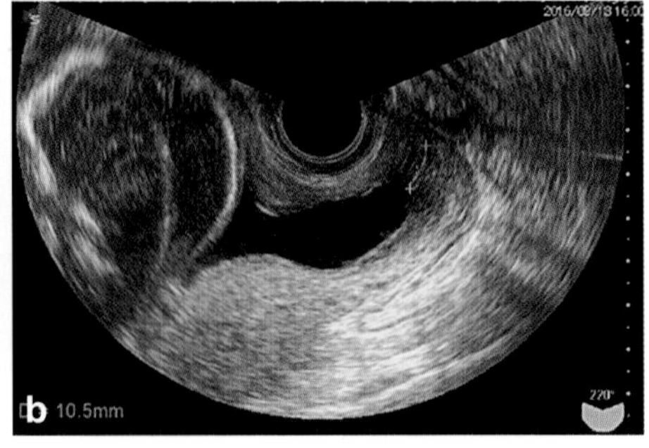

图7-5　宫颈功能不全病例。患者是一位30岁的妇女,既往阴道分娩和宫颈锥切术史。在前一次妊娠期间她接受了预防性宫颈环扎术,并在孕40周自然分娩。本次妊娠由于孕妇不希望行宫颈环扎术,因此孕期对其进行了监测。图像显示(a)孕18周(宫颈长度28.3mm)和(b)孕21周(宫颈长度10.5mm)。患者在孕24周时胎膜自发破裂,需要紧急剖宫产。她未感知宫缩,根据临床怀疑宫颈功能不全

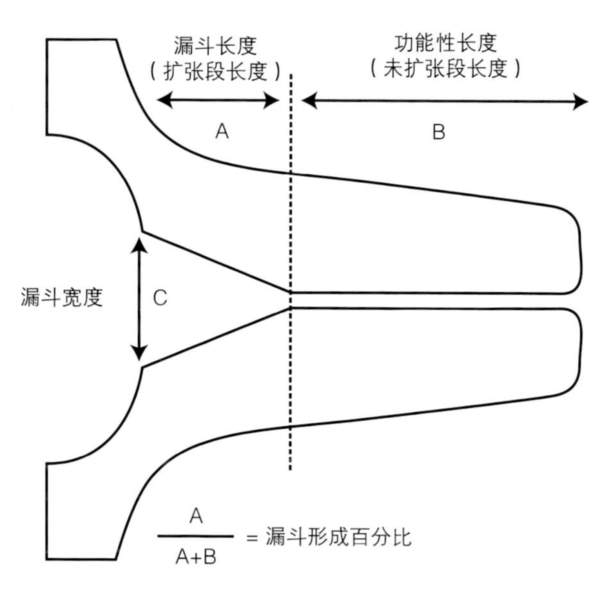

图 7-6 宫颈出现漏斗扩张时宫颈长度的测量

7.5 宫颈长度测量的局限性

Romero 等提示早产有多种原因,应被视为综合征[16]。具体而言,包括感染、激素反应、炎症反应、环境因素、生活方式以及与胎盘和胎儿相关因素等,相互影响,引发早产。

在许多情况下,通过宫颈长度预测早产可导致假阳性结果。此外,对于那些宫颈缩短的患者,还没有一种合适的方法来测量其长度。因此,其测量的可靠性不足。应结合其他方法评估早产风险,包括测量宫颈黏膜中中性粒细胞弹性蛋白酶、胎儿纤连蛋白与羊水和宫颈黏膜中细胞因子等生化标志物的浓度[17,18],还包括细菌性阴道病筛查[19]。

7.6 结论

在 Iams 等的研究之后,筛查低风险女性的宫颈长度成为一种常见方法。该方法可有效地识别早产高风险的女性。然而,由于其对早产的敏感性低并且阳性预测值低,在许多情况下可能导致不必要的干预。因此,宫颈长度测量应与其他方法相结合,例如测定其他生物标志物和筛查细菌性阴道病,以提高早产的预测。由于目前尚无标准的治疗策略,应与患者协商后确定针对宫颈缩短的干预措施。

参考文献

1. Berghella V, Tolosa JE, et al. Cervical ultrasonography compared with manual examination as a predictor of preterm delivery. Am J Obstet Gynecol. 1997;177:723–30.
2. Iams JD, Goldenberg RL, et al. The length of the cervix and the risk of spontaneous premature delivery. N Engl J Med. 1996;334:567–72.
3. Kagan KO, et al. How to measure cervical length. Ultrasound Obstet Gynecol. 2015;45:358–62.
4. Sekiya T, et al. Detection rate of the cervical gland area during pregnancy by transvaginal sonography in the assessment of cervical maturation. Ultrasound Obstet Gynecol. 1998;12:328–33.
5. Elena G, et al. First-trimester screening for spontaneous preterm delivery with maternal characteristics and cervical length. Fetal Diagn Ther. 2012;31:154–61.
6. Saito S, et al. A subcommittee to identify risk factors and establish preventive measures for preterm delivery. Acta Obstet Gynaecol Jpn. 2011;69(6):1327–9.
7. To MS, et al. Cervical assessment at the routine 23-week scan: standardizing techniques. Ultrasound Obstet Gynecol. 2001;17:217–9.
8. Guzman ER, et al. Longitudinal assessment of endocervical canal length between 15 and 24 week's gestation in women at risk for pregnancy loss or preterm birth. Obstet Gynecol. 1998;92:31–7.
9. Antasklis P, et al. The role of cervical length measurement at 11-14 weeks for prediction of preterm delivery. J Matern Fetal Neonatal Med. 2011;24:465–70.
10. Berghella V, et al. Does transvaginal sonographic measurement of cervical length before 14 weeks predict preterm delivery in high-risk pregnancies? Ultrasound Obstet Gynecol. 2003;21:140–4.
11. Okitsu O, Mimura T. Early prediction of preterm delivery by transvaginal ultrasonography. Ultrasound Obstet Gynecol. 1992;2:402–9.
12. Engle WA, Committee on Fetus and Newborn, American Academy of Pediatrics, et al. "Late-preterm" infants: a population risk. Pediatrics. 2007;120:1390–401.
13. Cunningham F. Chapter 18: abortion. In: Williams obstetrics. 25th ed. New York: McGraw-Hill Professional; 2018. p. 346–70.
14. Berghella V, Kuhlman K, et al. Cervical funneling: sonographic criteria predictive of preterm delivery. Ultrasound Obstet Gynecol. 1997;10:161–6.
15. Owen J, et al. Mid-trimester endovaginal sonography in women at high risk for spontaneous preterm birth. JAMA. 2001;286:1340–8.
16. Romero R, et al. Preterm labor: one syndrome, many causes. Science (New York, NY). 2014;345:760–5.
17. Nakai A, et al. Increased level of granulocyte elastase-like activity of cervical mucus and cervical maturation. Acta Obstet Gynecol Scand. 1991;70:29–34.
18. Lockwood CJ, et al. Fetal fibronectin in cervical and vaginal secretions as a predictor of preterm delivery. N Engl J Med. 1991;325:669–74.
19. Leitich H, et al. Bacterial vaginosis as a risk factor for preterm delivery: a meta-analysis. Am J Obstet Gynecol. 2003;189:139–47.

第三部分
其他早产相关机制

第 8 章 宫内感染以外的多种早产机制

Koutarou Doi

摘要

早产有众多前驱和促进因素。胎膜完整的自发性早产更常见于多胎妊娠、宫内感染、宫颈功能不全、羊水过多和子宫畸形等。多胎妊娠、羊水过多或子宫畸形等情况下子宫伸展程度受到影响。某些母体感染,如泌尿系感染、阑尾炎和牙周疾病等会增加早产风险。除宫内感染外的母体感染可产生内毒素诱导子宫激惹,引发早产。其他增加早产的因素包括一些遗传因素、环境因素、妊娠间隔和早产史等。早产史是早产最重要的危险因素之一:有早产史者,与首次分娩为足月者比较,其早产复发风险高出 3 倍。孕妇生活方式不良以及体重过度增长也增加了早产风险。本章介绍除宫内感染外的多种早产机制。

关键词

早产　多胎妊娠　羊水过多　子宫畸形　泌尿系感染　阑尾炎　牙周病　孕妇体重增长不足　早产史

8.1 早产和分娩的多种机制

除母体或胎儿指征外,早产的直接原因包括胎膜完整的自发性早产、特发性未足月胎膜早破(preterm premature rapture of membrane,PPROM)及多胎妊娠等。早产中 40%~45% 是由自发性早产所致,30%~35% 是由于未足月胎膜早破[1]。在美国,每 2 个双胎妊娠就有 1 个以上、每 10 个三胎妊娠有 9 个以上是早产儿或低出生体重儿[2]。

早产有众多前驱和促进因素[3]。胎膜完整的自发性早产常见原因为多胎妊娠、宫内感染、宫颈功能不全、羊水过多和子宫发育异常等。某些母体疾病包括感染，如泌尿系感染、阑尾炎和牙周疾病等增加早产风险；遗传和环境因素也会影响早产率。这些广泛的因素都会导致宫颈过早扩张和消退，以及子宫收缩过早激活[4]。然而，最近的动物研究结果表明，早产并不总是妊娠正常过程加速。早产的四个主要病因包括子宫扩张、母胎应激、宫颈过早变化和感染，而病因学决定是哪一种诱发早产的途径被激活[4]。在下面章节中，我们将更详细地探讨除宫内感染外一些导致早产的特定前驱和促进因素。

8.2　多胎妊娠

美国新生儿中多胎妊娠分娩约占新生儿的3%[2]，早产仍然是多胎妊娠围产期高发病率和死亡率的主要原因。高达50%的双胎妊娠、75%的三胎妊娠和90%的四胎妊娠会发生早产[5]。与单胎早产相似，约1/3的双胎早产存在羊膜腔感染[6]。多胎妊娠早产与子宫伸展程度有关，早期子宫扩张启动了子宫肌层收缩相关蛋白表达[7]。最近研究表明，随着子宫伸展程度增加，胃泌素释放肽水平升高并促进子宫肌层收缩。子宫伸展程度对宫颈也有影响，因为过早伸展可能是子宫激活（包括宫颈成熟）加速的起点[4]。

8.3　羊水过多

羊水过多是指羊水量异常增加，发生率为1%~2%[8]，其主要原因包括胎儿畸形（约15%）和糖尿病（15%~20%）。特发性羊水过多虽然为排除性诊断，却占羊水过多的70%。孕妇通常仅在羊水严重过多或发展迅速时出现典型症状：急性羊水过多往往发生在较早孕周，可能导致早产；而慢性羊水过多，腹胀逐渐加重，往往不会引起明显不适[4]。类似于多胎妊娠，羊水过多发生早产与子宫伸展程度相关[4]。

8.4　子宫发育异常

总体而言，先天性子宫发育异常患病率为0.4%~10%，而在复发性流产女性中患病率明显升高[9]。一般人群中最常见的子宫发育异常为弓形子宫，再依次是纵隔子宫、双角子宫、双子宫及单角子宫等。这些缪勒管畸形具有显著的产科风险，包括孕早期和中期流产、先露异常、胎儿生长受限、胎死宫内、胎膜破裂和早产等[10]。子宫发育异常者发生早产也受子宫伸展程度和多胎妊娠因素影响[4]。

8.5　宫内感染以外的母体感染

一些母体感染会增加早产风险。细菌感染时释放内毒素易刺激子宫肌层收缩。此外，其他机制可能会使细菌在孕期进入宫腔：潜在上行性感染、输卵管逆行感染进入腹腔或经胎盘转移至母体全身感染等[11]。

8.5.1　泌尿系感染

泌尿系感染是孕妇最常见的细菌感染。几乎所有泌尿系感染都是外阴正常菌群中细菌上行性感染所致。大多数泌尿系感染表现为无症状性菌尿（无明显症状），但有时可引起临床症状，如膀胱炎和肾盂肾炎。一些研究探讨了无症状性菌尿对母儿围产结局的影响。尽管尚无共识，但部分研究结果表明，无症状性菌尿与早产和低出生体重儿相关[12]。急性肾盂肾炎是孕妇最重要的细菌感染之一，有重症感染可能。内毒素引起子宫收缩，但多数感染是暂时性的，且经补液和抗生素治疗可治愈[13]。肾盂肾炎患者应谨慎选择抑制宫缩治疗，因为 β 受体激动剂可导致血管高通透性肺水肿[14]。

8.5.2　阑尾炎

众所周知，妊娠期阑尾炎会增加流产和早产风险。当阑尾穿孔引起腹膜炎时，这种风险尤为明显。许多研究表明，阑尾穿孔引起的腹膜炎与严重不良母婴结局相关。在一项针对 908 名阑尾炎孕妇的大型研究中，阑尾炎组的早产和低出生体重儿的发生率是对照组的 1.5~2 倍[17]。但孕妇阑尾炎诊断比非孕妇困难得多，因为阑尾炎主要症状如恶心和呕吐，与正常妊娠期间子宫增大引起的消化道症状很难区分，且妊娠子宫增大会改变阑尾的位置[15]。因此，当怀疑阑尾炎时，即使尚未明确诊断，也必须迅速开始外科治疗[16]。

8.5.3　牙周病

最近的几项研究已经观察到牙周病和早产之间的联系[18]。Offenbacher

等研究发现,患牙周病者早产率约是无牙周病孕妇的 7 倍[19]。Hauth 等发现,在妊娠 32 周或更早分娩的 28 名孕妇中,有 24 名患有牙周疾病,其早产率是无牙周病孕妇的 4 倍[20]。研究表明,这可能是由于口腔内细菌(特别是具核梭杆菌和二氧化碳嗜纤维菌)与上生殖道感染有关。如何预防牙周病对早产的影响,目前尚无共识。有荟萃分析显示,牙周病防治可降低早产率,但另一项随机对照试验显示结果无显著差异[21]。

8.6 生活方式

众所周知,孕期不当的生活方式使体重增长过快可增加早产风险[22]。其他与早产相关的母体因素包括生活方式(吸烟)、年龄过小、高龄、贫穷和身材矮小等。对于妊娠期间工作环境是否与早产有关观点不一。研究表明每周工作超过 40h 且长时间站立的工作,会增加早产的发生率[23]。目前已有基于这些风险因素设计的早产预测系统,但效果并不佳。

8.7 遗传因素

长期以来,多位学者提出遗传因素参与早产的假说。其依据包括早产复发倾向,患者可能有家族史,不同种族发病率不同等。近年来,已有若干基因突变与早产关联性的研究文献[4]。

8.8 妊娠间隔

众所周知,在有早产史患者中,妊娠间隔短与早产率相关。最近研究表明,无论有无早产史,妊娠间隔都与围产期预后有关。2006 年一项荟萃分析表明,当妊娠间隔 <18 个月或 >59 个月时,早产或低出生体重儿风险增加[24]。

8.9 早产史

早产史是最重要的风险因素。特别是前次妊娠中期早产史,与再次妊娠早产发生密切相关,其风险增加 6~8 倍。Parkland 医院对 16 000 例病例研究表明，有早产史妇女下一次妊娠早产风险是前次足月妊娠妇女的 3 倍。此外，有超过 1/3 的两次早产史妇女再妊娠时会发生早产[4,25]。Ananth 等在 2006 年进行一项回顾性研究，调查了约 15 万例早产分娩妇女再次妊娠结局。结果显示，既往自发性早产妇女再发风险增加 3.6 倍[26]。复发性早产风险受三个因素影响：早产的频次、按胎龄衡量的严重程度以及既往早产发生的时序等[27]。因此，一个妇女复发性早产风险与既往早产发生时序、频次及严重程度（按胎龄衡量）有关。

参考文献

1. Goldenberg RL, et al. Preterm birth 1: epidemiology and causes of preterm birth. Lancet. 2008;371:75.
2. Martin JA, et al. Births: final data for 2015. Natl Vital Stat Rep. 2017;66(1):1.
3. Esplin MS, et al. Genetic factors in preterm birth – the future. BJOG. 2005;112(1):97.
4. Cunningham FG, et al. “Preterm birth”. Williams obstetrics. 25th ed. New York: McGraw-Hill; 2018. p. 808–34.
5. Elliott JP. Preterm labor in twins and high-order multiples. Clin Perinatol. 2007;34:599.
6. Oh KJ, et al. The frequency and clinical significance of intra-amniotic inflammation in twin pregnancies with preterm labor and intact membranes. J Matern Fetal Neonatal Med. 2019;32(4):527–41.
7. Korit D, et al. Cyclic mechanical stretch augments prostacyclin production in cultures human uterine myometrial cells from pregnant women: possible involvement of up-regulation of prostacyclin synthase expression. J Clin Endocrinol Metab. 2002;87:5209.
8. Khan S, et al. Outcome of pregnancy in women diagnosed with idiopathic polyhydramnios. Aust N Z J Obstet Gynecol. 2017;57(1):57.
9. Dreisler E, et al. Mullerian duct anomalies diagnosed by saline contrast sonohysterography: prevalence in a general population. Fertil Steril. 2014;102(2):525.
10. Chan YY, et al. Reproductive outcomes in women with congenital uterine anomalies: a systematic review. Ultrasound Obstet Gynecol. 2011;38(4):371.
11. Goncalves LF, et al. Intrauterine infection and prematurity. Ment Retard Dev Disabil Res Rev. 2002;8:3.
12. Schieve LA, et al. Urinary tract infection during pregnancy: its association with maternal morbidity and perinatal outcome. Am J Public Health. 1994;84:405.
13. Millar LK, et al. Uterine contraction frequency during treatment of pyelonephritis in pregnancy and subsequent risk of preterm birth. J Perinat Med. 2003;31:41.
14. Lamont RF. The pathophysiology of pulmonary edema with the use of beta-agonists. BJOG. 2000;107:439.
15. Erkek A, et al. Location of the appendix at the third trimester of pregnancy: a new approach to old dilemma. J Obstet Gynaecol. 2015;35(7):688.
16. Abbasi N, et al. Management and outcomes of acute appendicitis in pregnancy population-based study of over 7000 cases. BJOG. 2014;121(12):1509.
17. Wei PL, et al. Acute appendicitis and adverse pregnancy outcomes: a nationwide population-based study. J Gastrointest Surg. 2012;16(6):1204.
18. Michalowicz BS, et al. Treatment of periodontal disease and the risk of preterm birth. N Engl J Med. 2006;355:1885.
19. Offenbacher S, et al. Periodontal infection as a possible risk factor for preterm low birth

weight. J Periodontol. 1996;67:1103.
20. Hauth JC, et al. Periodontal disease and preterm birth [abstract]. Am J Obstet Gynecol. 2001;184:S37.
21. Sanz M, et al. Working group 3 of the joint EEP/AAP workshop on periodontitis and systemic diseases. J Periodontol. 2013;84(4):S164.
22. Girsen AI, et al. Womans' prepregnancy underweight as a risk factor for preterm birth: a retrospective study. BJOG. 2016;123(12):2001.
23. Luke B, et al. The association between occupational factors and preterm birth: a United States nurses study. Am J Obstet Gynecol. 1995;173:849.
24. Conde-Agudelo A, et al. Birth spacing and risk of adverse perinatal outcomes: a meta-analysis. JAMA. 2006;295:1809.
25. Bloom SL, et al. Recurrence of preterm birth in singleton and twin pregnancies. Obstet Gynecol. 2001;98:379.
26. Ananth CV, et al. Recurrence of spontaneous versus medically indicated preterm birth. Am J Obstet Gynecol. 2006;195:643–50.
27. McManemy J, et al. Recurrence risk for preterm delivery. Am J Obstet Gynecol. 2007;196(6):576.el.

第 9 章　胎盘早剥和早产

Seishi Furukawa

摘要

胎盘早剥占所有早产的 5%~10%，孕周越小越常见。其发生率在孕周较小（孕 24~30 周）时可高达 7%~18%，随后下降，约在孕 36 周降至 1.0% 以下。

吸烟、产次（多产）、高血压疾病和未足月胎膜早破可能是早产胎盘早剥发生的独立危险因素。在晚期早产阶段，尤其是胎盘早剥继发于高血压疾病时，往往预后不良。此外，先前的临床表现如未足月胎膜早破或高血压疾病，对早期早产预后的影响可能很大。理解胎盘早剥的病因、发生频率及其预后，将有助于更好地管理早产。

关键词

早产　胎盘早剥　炎症通路　缺血通路

9.1　引言：胎盘早剥作为"胎盘床疾病"或"胎盘功能不全"一个亚型

最近，一个与产科并发症病因学有关的新概念被提出，即"胎盘床疾病（placental bed disorders）或胎盘功能不全（placental insufficiency）"[1,2]。妊娠早期绒毛外滋养细胞具有高度侵袭性以取代螺旋动脉壁的内皮细胞。这种生理性转化称为"螺旋动脉重塑"。它为胎儿发育提供充足的胎盘血液供应及最佳的氧气和营养供给[3]。螺旋动脉重塑失败被认为是导致"胎盘床疾病"或"胎盘功能不全"的基本病理改变。传统认为螺旋动脉重塑失败会导致子痫前期和胎儿生长受限；但最新发现其还与更常见的产科疾病有关，包括自然流产、胎膜完整的早产和产前胎膜早破等[4~6]。胎盘早剥也被归类为胎盘床疾病的一个亚型。其部分原因是由缺血性通路引起,涉及蜕膜坏死、梗死和包括螺旋动脉重塑失败在内的血管功能障碍等[7~9]。

早产是多因素综合作用的结果。事实上,1/3 妊娠 <37 周的早产是由子痫前期和宫内生长受限所致[10]。换句话说,胎盘床疾病占早产的 1/3,其余 2/3 为自发性早产。蜕膜胎盘缺血性病变在胎膜完整的早产中更为常见。值得注意的是,根据 Kim 等的研究[6],胎膜完整的早产组螺旋动脉重塑失败率(13.1%)高于正常足月分娩组(3.6%)。并且胎盘早剥在早产组中很常见[11]。这些观察结果表明,“胎盘床疾病”或“胎盘功能不全”在早产中的发生比以前认为的更普遍。过去认为早产主要是由羊膜腔感染引起。然而,产前抗生素治疗往往未能控制早产[12]。在胎膜完整的早产孕妇中,经羊膜腔穿刺检查较少见到羊膜腔感染[13]。这都表明,单纯感染并不是早产的根本原因。故从“胎盘床疾病”或“胎盘功能不全”的表型角度来理解早产是很重要的。

当然,胎盘早剥也可由炎症性通路引起。早产胎盘早剥者发生绒毛膜羊膜炎更常见[14]。因此,胎盘早剥也是多因素综合作用的结果。了解胎盘早剥的病因有助于更好地管理早产。

9.2 早产胎盘早剥发生率

通常,胎盘早剥发生率约 1%[15]。胎盘早剥者早产风险增加 4~6 倍[16]。

在日本,胎盘早剥占全部妊娠 30~36 周早产的 4.7%[17]。60% 的胎盘早剥发生于足月前,其余 40% 发生在足月分娩[17]。还有报道称胎盘早剥的数量在足月和早产中几乎相等[18]。根据中国台湾地区一项基于医院的回顾性队列研究,胎盘早剥占全部妊娠 <34 周早产的 9.9%[19]。Ananth 等报道,在美国胎盘早剥占早产的 10%[16]。在以色列,5% 的早产患者合并胎盘早剥[20]。因此,胎盘早剥占所有早产的 5%~10%。但从组织学研究角度来看,早产中胎盘早剥发生率会更高。根据 Garmi 等报道,妊娠 23~36 周早产者,18% 的病例存在胎盘早剥组织学征象[21]。

胎盘早剥在孕周较小时更为常见,其发生率因孕周而异。在日本,妊娠 30~33 周胎盘早剥发生率为 6.7%。随孕周增加,其发生率呈线性下降,在妊娠 37 周时为 0.9%[17]。在以色列和美国也发现了类似趋势。Oyelese 报道,胎盘早剥发生率在妊娠 24~26 周时最高(9%),随后线性下降至足月[22]。Pariente 等也报道,胎盘早剥发生率在孕周较小(24~30 周)时最高(12%~18%),随后下降,在 37 周为 0.9%[23]。胎盘早剥的发生因孕周不同而有所差异。但毫无疑问的是,其发生率在孕中期增加,然后急剧下降。因此,早产胎盘早剥的高发生率是围产期保健的重要问题。

9.3　早产胎盘早剥的发生背景

一般来说,已知的胎盘早剥的危险因素包括产妇的年龄、产次、高血压疾病、吸烟、羊水过少、羊水过多、绒毛膜羊膜炎和未足月胎膜早破(preterm premature rupture of membranes,PPROM)[22,23]。早产胎盘早剥危险因素与此类似。一项针对早产胎盘早剥背景的研究发现,产次(多产)和高血压疾病(严重妊娠高血压疾病)为独立危险因素[20]。另一项研究表明,早产胎盘早剥与吸烟、高血压、静脉药物滥用和近期腹部外伤史等相关[24]。在高血压疾病中,高血压并发子痫前期与早产胎盘早剥高度相关。此外,未足月胎膜早破的持续时间与早产胎盘早剥显著相关[24]。有趣的是,产前检查次数过少和胎位不正被认为是早产胎盘早剥的独立危险因素[2,24]。

PPROM 孕妇在整个妊娠期发生胎盘早剥风险更高[18]。早产孕妇中,胎盘早剥者与对照者比较,炎症表现(包括 PPROM 不伴发热、PPROM 伴发热和发热不伴 PPROM)的发生率较高(相对危险度:1.38,足月孕妇相对危险度 1.39),其慢性病变表现(包括高血压、妊娠期高血压、小于胎龄儿、糖尿病和吸烟等)的发生率也高(但相对危险度为 1.87,而足月孕妇的相对危险度为 2.37)[18]。因此,以炎症表现为先的胎盘早剥常见于早产,而以慢性病变表现为先的胎盘早剥更常见于足月分娩。此外,挪威的一项报道显示,PPROM 孕妇在妊娠 29~37 周胎盘早剥风险较低[25]。在妊娠 <30 周的早产中,炎症反应可能与胎盘早剥密切相关。

胎盘早剥存在复发风险[26]。根据 Ruiter 等的研究,发生过足月胎盘早剥者与早产胎盘早剥者相比,其再发风险更高[27]。由于胎盘早剥难以预测,明确这种趋势很重要。

众所周知,早产的危险因素存在种族差异[10]。早产胎盘早剥的发生率也存在种族差异。根据 Shen 等的研究,与白人母亲相比,黑人母亲早产胎盘早剥风险较低,而足月胎盘早剥风险更高[28]。

9.4　早产胎盘早剥的病理改变

早产胎盘早剥的胎盘病理改变与足月产不同。极低出生体重儿(<1 000g,

妊娠 23~30 周）的胎盘组织病理学检查显示，56% 的胎盘早剥存在组织型绒毛膜羊膜炎。与产科指征的医源性早产相比，早产胎盘早剥的组织型绒毛膜羊膜炎和脐带炎更为常见[29]。不过目前缺乏足月胎盘早剥是否存在组织型绒毛膜羊膜炎的证据[29]。正如早产胎盘早剥发生背景中所述，PPROM 常见于早产胎盘早剥，而足月胎盘早剥中高血压、妊娠高血压和小于胎龄儿等更为常见[18]。这些病理结果与临床表现是一致的，因为炎症现象与早期早产胎盘早剥密切相关。

如前所述，胎盘早剥也被认为是“胎盘床疾病”的一个亚型。有报道 12 例胎盘早剥胎盘活检，发现 7 例螺旋动脉重塑失败[8]。螺旋动脉重塑失败是子痫前期和胎儿生长受限相关的基本病理改变，这提示这些疾病具有共同的病因。胎盘缺血性改变似乎与早产胎盘早剥无关。与不伴胎盘早剥相比，早产（22~26 周）伴胎盘早剥缺血性改变发生率没有差异[30]，但含铁血黄素沉积的发生率明显更高[30]。含铁血黄素沉积也是胎盘出血的证据，也被认为是早产的重要原因[31]。但与所有胎盘早剥相关的最常见的缺血性病变是胎盘梗死[9]。

9.5 早产胎盘早剥发病机制

胎盘出血包括妊娠早期阴道出血、胎盘早剥、镜下和肉眼可见的胎盘出血等，无疑均可导致早产[32]。导致胎盘早剥的病理改变被认为发生在出血之前并且与炎症和缺血过程有关。如前所述，在早产胎盘早剥中经常观察到炎症相关的病理改变。

绒毛膜羊膜炎时，活化的中性粒细胞和巨噬细胞在蜕膜中聚集并产生基质金属蛋白酶。蜕膜中基质金属蛋白酶增加被认为是分娩时的正常现象，有助于产后胎盘剥离[33]。但其异常增加可能引发胎盘的过早剥离，即早产胎盘早剥[18]。然而，两种胎盘的剥离程度有所不同。此类出血还诱导蜕膜产生凝血酶。凝血酶通过蛋白酶激活受体产生促炎细胞因子和 MMP，在 PPROM 发生过程中发挥重要作用[34~36]。凝血酶还诱导凋亡活性，继而引起蜕膜出血[37,38]，并抑制孕激素受体以减弱孕酮作用[39]。此外，凝血酶本身具有收缩子宫肌层的能力[40,41]。上述一系列共同作用导致早产。

9.6 早产胎盘早剥对围产儿结局的影响

胎盘早剥是围产儿预后不良的一个主要原因[16,42]。然而，早产儿死亡率在早产胎盘早剥与其他临床病变中似乎并无大差别。根据一项人群队列研究，包含 3 138 例单胎早产（分娩孕周为妊娠 24~34 周）。其中，胎盘早剥病例组与先兆早产、PPROM、无胎儿生长受限（fetal growth restriction，FGR）的妊娠期高血压疾病（pregnancy-induced hypertension，PIH）、有 FGR 的 PIH 和无 PIH 的 FGR 等病例组比较，早产儿死亡率没有差异[43]。另一方面，在妊娠 34 周左右的晚期早产中，高血压并发的胎盘早剥更容易发生 FGR、胎死宫内和母体低纤维蛋白。仅伴先兆早产或 PPROM 的胎盘早剥病变程度往往较轻[11]。因此，相对早期早产而言，晚期早产胎盘早剥的前驱临床表现可能对预后影响更大。

早产胎盘早剥围产儿死亡率是否随孕周变化而变化？ Ananth 等报道，在孕周 <28 周的早产病例，胎盘早剥和非胎盘早剥的孕周特异性围产儿死亡率相似[44]。Furukawa 等也有报道，妊娠 22~26 周发生胎盘早剥与胎儿状态不良及生后慢性肺部疾病风险相关，但对新生儿死亡率没有影响[30]。妊娠 22~31 周胎盘早剥后出生的婴儿发生 3 级和 4 级脑室内出血风险较高[45]。这些报道表明，在孕周 <28 周的胎盘早剥病例中，极度不成熟是围产儿死亡的主要促进因素。不过胎盘早剥也增加了超早产儿的新生儿发病率。

早产胎盘早剥常被误认为是先兆早产，有时会应用宫缩抑制剂如盐酸利托君。根据 Ogawa 等的研究，在早产胎盘早剥中，宫缩抑制治疗是加重新生儿不良预后的一个因素[46]。因此，使用盐酸利托君抑制宫缩治疗先兆早产时应慎重。不过大多数国家并没有将盐酸利托君作为预防早产的首选药物。

参考文献

1. Romero R, Kusanovic JP, Chaiworapongsa T, Hassan SS. Placental bed disorders in preterm labor, preterm PROM, spontaneous abortion and abruptio placentae. Best Pract Res Clin Obstet Gynaecol. 2011;25(3):313–27.
2. Morgan TK. Role of the placenta in preterm birth: a review. Am J Perinatol. 2016;33(3):258–66. https://doi.org/10.1055/s-0035-1570379.
3. Roberts JM. Pathophysiology of ischemic placental disease. Semin Perinatol. 2014;38(3):139–45.
4. Khong TY, Liddell HS, Robertson WB. Defective haemochorial placentation as a cause of miscarriage: a preliminary study. Br J Obstet Gynaecol. 1987;94(7):649–55.
5. Kim YM, Bujold E, Chaiworapongsa T, Gomez R, Yoon BH, Thaler HT, Rotmensch S, Romero R. Failure of physiologic transformation of the spiral arteries in patients with preterm labor and intact membranes. Am J Obstet Gynecol. 2003;189(4):1063–9.
6. Kim YM, Chaiworapongsa T, Gomez R, Bujold E, Yoon BH, Rotmensch S, Thaler HT, Romero R. Failure of physiologic transformation of the spiral arteries in the placental bed in preterm premature rupture of membranes. Am J Obstet Gynecol. 2002;187(5):1137–42.
7. Harris BA Jr, Gore H, Flowers CE Jr. Peripheral placental separation: a possible relationship to premature labor. Obstet Gynecol. 1985;66(6):774–8.
8. Dommisse J, Tiltman AJ. Placental bed biopsies in placental abruption. Br J Obstet Gynaecol.

1992;99(8):651–4.
9. Elsasser DA, Ananth CV, Prasad V, Vintzileos AM, New Jersey-Placental Abruption Study Investigators. Diagnosis of placental abruption: relationship between clinical and histopathological findings. Eur J Obstet Gynecol Reprod Biol. 2010;148(2):125–30.
10. Goldenberg RL, Culhane JF, Iams JD, Romero R. Epidemiology and causes of preterm birth. Lancet. 2008;371(9606):75–84.
11. Furukawa S, Sameshima H, Ikenoue T, Ohashi M, Nagai Y. Is the perinatal outcome of placental abruption modified by clinical presentation? J Pregnancy. 2011;2011:659615. https://doi.org/10.1155/2011/659615.
12. Hollier LM. Preventing preterm birth: what works, what doesn't. Obstet Gynecol Surv. 2005;60(2):124–31.
13. Yoon BH, Romero R, Moon JB, Shim SS, Kim M, Kim G, Jun JK. Clinical significance of intra-amniotic inflammation in patients with preterm labor and intact membranes. Am J Obstet Gynecol. 2001;185(5):1130–6.
14. Darby MJ, Caritis SN, Shen-Schwarz S. Placental abruption in the preterm gestation: an association with chorioamnionitis. Obstet Gynecol. 1989;74(1):88–92.
15. Tikkanen M. Placental abruption: epidemiology, risk factors and consequences. Acta Obstet Gynecol Scand. 2011;90(2):140–9.
16. Ananth CV, Berkowitz GS, Savitz DA, Lapinski RH. Placental abruption and adverse perinatal outcomes. JAMA. 1999;282(17):1646–51.
17. Morikawa M, Yamada T, Cho K, Yamada T, Sato S, Minakami H. Prospective risk of abruptio placentae. J Obstet Gynaecol Res. 2014;40(2):369–74.
18. Ananth CV, Getahun D, Peltier MR, Smulian JC. Placental abruption in term and preterm gestations: evidence for heterogeneity in clinical pathways. Obstet Gynecol. 2006;107(4):785–92.
19. Lo CC, Hsu JJ, Hsieh CC, Hsieh TT, Hung TH. Risk factors for spontaneous preterm delivery before 34 weeks of gestation among Taiwanese women. Taiwan J Obstet Gynecol. 2007;46(4):389–94.
20. Sheiner E, Shoham-Vardi I, Hadar A, Hallak M, Hackmon R, Mazor M. Incidence, obstetric risk factors and pregnancy outcome of preterm placental abruption: a retrospective analysis. J Matern Fetal Neonatal Med. 2002;11(1):34–9.
21. Garmi G, Okopnik M, Keness Y, Zafran N, Berkowitz E, Salim R. Correlation between clinical, placental histology and microbiological findings in spontaneous preterm births. Fetal Diagn Ther. 2016;40(2):141–9.
22. Oyelese Y, Ananth CV. Placental abruption. Obstet Gynecol. 2006;108(4):1005–16.
23. Pariente G, Wiznitzer A, Sergienko R, Mazor M, Holcberg G, Sheiner E. Placental abruption: critical analysis of risk factors and perinatal outcomes. J Matern Fetal Neonatal Med. 2011;24(5):698–702.
24. Spinillo A, Capuzzo E, Colonna L, Solerte L, Nicola S, Guaschino S. Factors associated with abruptio placentae in preterm deliveries. Acta Obstet Gynecol Scand. 1994;73(4):307–12.
25. Markhus VH, Rasmussen S, Lie SA, Irgens LM. Placental abruption and premature rupture of membranes. Acta Obstet Gynecol Scand. 2011;90(9):1024–9.
26. Kåregård M, Gennser G. Incidence and recurrence rate of abruptio placentae in Sweden. Obstet Gynecol. 1986;67(4):523–8.
27. Ruiter L, Ravelli AC, de Graaf IM, Mol BW, Pajkrt E. Incidence and recurrence rate of placental abruption: a longitudinal linked national cohort study in the Netherlands. Am J Obstet Gynecol. 2015;213(4):573.e1–8.
28. Shen TT, DeFranco EA, Stamilio DM, Chang JJ, Muglia LJ. A population-based study of race-specific risk for placental abruption. BMC Pregnancy Childbirth. 2008;8:43.
29. Verma RP, Kaplan C, Southerton K, Niwas R, Verma R, Fang H. Placental histopathology in the extremely low birth weight infants. Fetal Pediatr Pathol. 2008;27(2):53–61.
30. Furukawa S, Doi K, Furuta K, Sameshima H. The effect of placental abruption on the outcome of extremely premature infants. J Matern Fetal Neonatal Med. 2015;28(6):705–8.

31. Salafia CM, López-Zeno JA, Sherer DM, Whittington SS, Minior VK, Vintzileos AM. Histologic evidence of old intrauterine bleeding is more frequent in prematurity. Am J Obstet Gynecol. 1995;173(4):1065–70.
32. Gargano JW, Holzman CB, Senagore PK, Reuss ML, Pathak DR, Williams MA, Fisher R. Evidence of placental haemorrhage and preterm delivery. BJOG. 2010;117(4):445–55.
33. Weiss A, Goldman S, Shalev E. The matrix metalloproteinases (MMPS) in the decidua and fetal membranes. Front Biosci. 2007;12(1):649–59.
34. Lockwood CJ, Toti P, Arcuri F, Paidas M, Buchwalder L, Krikun G, Schatz F. Mechanisms of abruption-induced premature rupture of the fetal membranes: thrombin-enhanced interleukin-8 expression in term decidua. Am J Pathol. 2005;167(5):1443–9.
35. Rosen T, Schatz F, Kuczynski E, Lam H, Koo AB, Lockwood CJ. Thrombin-enhanced matrix metalloproteinase-1 expression: a mechanism linking placental abruption with premature rupture of the membranes. J Matern Fetal Neonatal Med. 2002;11(1):11–7.
36. Mackenzie AP, Schatz F, Krikun G, Funai EF, Kadner S, Lockwood CJ. Mechanisms of abruption-induced premature rupture of the fetal membranes: thrombin enhanced decidual matrix metalloproteinase-3 (stromelysin-1) expression. Am J Obstet Gynecol. 2004;191(6):1996–2001.
37. Krikun G, Huang ST, Schatz F, Salafia C, Stocco C, Lockwood CJ. Thrombin activation of endometrial endothelial cells: a possible role in intrauterine growth restriction. Thromb Haemost. 2007;97(2):245–53.
38. Incebiyik A, Uyanikoglu H, Hilali NG, Sak S, Turp AB, Sak ME. Does apoptotic activity have a role in the development of the placental abruption? J Matern Fetal Neonatal Med. 2017;30(23):2871–5.
39. Lockwood CJ, Kayisli UA, Stocco C, Murk W, Vatandaslar E, Buchwalder LF, Schatz F. Abruption-induced preterm delivery is associated with thrombin-mediated functional progesterone withdrawal in decidual cells. Am J Pathol. 2012;181(6):2138–48.
40. Elovitz MA, Ascher-Landsberg J, Saunders T, Phillippe M. The mechanisms underlying the stimulatory effects of thrombin on myometrial smooth muscle. Am J Obstet Gynecol. 2000;183(3):674–81.
41. Elovitz MA, Saunders T, Ascher-Landsberg J, Phillippe M. Effects of thrombin on myometrial contractions in vitro and in vivo. Am J Obstet Gynecol. 2000;183(4):799–804.
42. Ananth CV, Wilcox AJ. Placental abruption and perinatal mortality in the United States. Am J Epidemiol. 2001;153(4):332–7.
43. Delorme P, Goffinet F, Ancel PY, Foix-L'Hélias L, Langer B, Lebeaux C, Marchand LM, Zeitlin J, Ego A, Arnaud C, Vayssiere C, Lorthe E, Durrmeyer X, Sentilhes L, Subtil D, Debillon T, Winer N, Kaminski M, D'Ercole C, Dreyfus M, Carbonne B, Kayem G. Cause of preterm birth as a prognostic factor for mortality. Obstet Gynecol. 2016;127(1):40–8.
44. Ananth CV, VanderWeele TJ. Placental abruption and perinatal mortality with preterm delivery as a mediator: disentangling direct and indirect effects. Am J Epidemiol. 2011;174(1):99–108.
45. Chevallier M, Debillon T, Pierrat V, Delorme P, Kayem G, Durox M, Goffinet F, Marret S, Ancel PY, Neurodevelopment EPIPAGE 2 Writing Group. Leading causes of preterm delivery as risk factors for intraventricular hemorrhage in very preterm infants: results of the EPIPAGE 2 cohort study. Am J Obstet Gynecol. 2017;216(5):518.e1–518.e12.
46. Ogawa M, Matsuda Y, Konno J, Mitani M, Matsui H. Preterm placental abruption: tocolytic therapy regarded as a poor neonatal prognostic factor. Clin Obstet Gynecol Reprod Med. 2015;1:20–4. https://doi.org/10.15761/COGRM.1000107.

第四部分
预防、治疗和管理

第10章　预防和宫缩抑制剂：水化，卧床休息，盐酸利托君和关于长期保胎的专述

Yoshio Matsuda

摘要

尽管早产有时不易诊断，但早产的治疗方案取决于诊断时的孕周、紧急程度(生殖道出血、宫颈扩张和出现有痛性子宫收缩)及是否需要宫内转运等情况。

关键词

盐酸利托君　长期保胎　短期保胎　卧床休息

10.1　水化和卧床休息

早产的水化过程如下：手臂静脉置入输液导管，前30min匀速输注500mL乳酸林格溶液，然后以200mL/h的速率输注。如2002年Cochrane数据库系统评价[1]所示，这种传统的水化方法已被证明无效。

传统观点认为卧床休息对母儿有益。假设的益处包括增加子宫血流量、缓解宫颈压力和改善胎盘营养等。但卧床休息的潜在风险包括静脉血栓形成、肺栓塞、骨骼脱钙和负面社会心理影响等[2~5]。亦可能会因孕妇难以忍受长期卧床而增加选择性早产。

Levin等对母胎医学协作网(Maternal Fetal Medicine Units network，MFMU)的早产预测研究(多中心前瞻性队列研究)进行了二次分析[6]。在1 086名符合纳入标准(有宫缩记录、严重背痛、宫颈长度<15mm、有自觉症状、胎膜膨出或胎儿纤连蛋白阳性)的患者中有16.5%(n=179)发生早产。9.7%的妇女推荐限制活动(n=105)，其中37.1%早产(n=39)；而未推荐限制活动妇女(n=981)中，14.3%

早产（n=140）。结论认为，限制活动与早产风险增加有关，不鼓励限制活动。

产前住院卧床治疗并不能降低早产率或改善围产儿结局。它可能对孕妇产生不利影响，应尽可能避免。

10.2 利托君和长期抑制宫缩的专述

出现分娩征象的孕妇通常并不会短期内分娩，多数孕妇不干预也会妊娠至足月。有高危因素的孕妇可能并不会早产，而即便进行预防性干预者也可能早产。

早产诊断通常根据临床标准，即规律宫缩伴宫颈扩张（至少 2cm）和 / 或宫颈消退。尽管抑制宫缩治疗并不能改善围产儿结局，但其应用基于两个目的：①争取时间给予产前皮质类固醇治疗并起效；②争取时间允许宫内转运到有重症监护和新生儿重症监护病房的医院。

目前，日本许可用于抑制宫缩的药物包括 β 受体激动剂和硫酸镁[7,8]。没有证据表明某种宫缩抑制剂在延长妊娠方面比其他药物更具优势[9-11]。

在这一章中将重点介绍 β 受体激动剂，特别是利托君。β 受体激动剂可能是早产中使用最广泛的宫缩抑制剂[12]。所有的 β 受体激动剂都与儿茶酚胺有化学和药理学上的联系，它们都通过结合子宫和全身多个脏器细胞膜上的 β 受体而起作用。β 受体与之结合后通过鸟嘌呤核苷酸调节蛋白激活腺苷酸环化酶，将 5′- 三磷酸腺苷转化为环腺苷 3′ 5′ 单磷酸（cyclic adenosine 3′，5′-monophosphate，cAMP）。而后者作为细胞内信使，增加可松弛平滑肌。激活 β 受体会使心率和每搏输出量增加、肠平滑肌松弛和脂肪分解。β- 受体激动剂还可调节糖原分解和小动脉、支气管及子宫平滑肌松弛。但众所周知，连续使用 β 受体激动剂会导致其疗效下降，这是由于 β 受体下调和腺苷酸环化酶活性脱敏所致。

表 10.1 治疗方案和禁忌证

治疗方案	以 50μg/min 开始静脉输注，每 20min 增加 50μg/min，直至宫缩频率降为每小时 6 次或更少，或达到最大剂量 200μg/min，或母体心率超过 120 次 /min
禁忌证	母体： 严重高血压（子痫、重度子痫前期、高血压）、心脏病、未控制的糖尿病、甲状腺功能亢进（甲亢）、闭角型青光眼、血流动力学不稳定的母体出血、任何不宜继续妊娠的产科或其他疾病、对宫缩抑制剂过敏，进行性宫颈扩张 / 消退，临床型绒毛膜羊膜炎 胎儿： 胎龄≥37 周，（预估）出生体重≥2 500g，胎儿宫内死亡或致死性畸形，宫内胎儿损害（胎儿状况不良，FGR）

表 10.1[13,14]显示了利托君的治疗方案和禁忌证。β 受体激动剂的不良反应与剂量相关，应尽力避免。因此，建议一旦宫缩已抑制，建议降低其输注速率至足以维持子宫抑制的最低水平。

用药过程中应监测心率（1 次 /15min），呼吸频率（肺部听诊，1 次 /4h），血压（1 次 /15min）和液体平衡（入量和出量）。如果出现胸痛或心律不齐，可能为心脏病发作，需停止输液并行心电图检查[15,16]。

也有报道使用 β 受体激动剂的其他严重并发症，其中一些情况需要终止妊娠，包括急性肺水肿[17]、心肌病[18]、腮腺疼痛[19]和中性粒细胞减少症[20]等。

为预防肺水肿，应减少氯化钠的输注量和液体总量。横纹肌溶解症罕见，但其为宫缩抑制治疗的严重不良反应[21]。我们治疗了一例双胎妊娠患者，在盐酸利托君联用硫酸镁 5 周后发生横纹肌溶解症[22]。其肌酸激酶显著增加。肌酸激酶水平是骨骼肌疾病最敏感和使用最广泛的标志物。然而，抑制宫缩治疗期间横纹肌溶解发生原因和高危因素仍未可知[23]。

这些宫缩抑制剂可穿透胎盘屏障，导致胎儿心动过速和低血糖，在某些情况下可导致婴儿出生后高胰岛素血症。由于明显的心脏毒性作用，不建议长期使用此类药物。孕妇和胎儿 / 新生儿不良反应见表 10.2[14]。

表 10.2　孕妇和胎儿 / 新生儿不良反应

（母亲）
心动过速、心律失常、肺水肿、心肌缺血、低血压、高血糖、横纹肌溶解症、粒细胞缺乏症、低钾血症、震颤、恶心、呕吐、胸痛、神经过敏、瘙痒

（胎儿 / 新生儿）
心动过速、高胰岛素血症、低血糖、心肌肥厚、心肌缺血、低钙血症、低血压、脑室出血

表 10.3　各类宫缩抑制剂与安慰剂疗效比较

宫缩抑制剂或宫缩抑制类药物	48h	7 天	<37 周早产	围产儿死亡率
肾上腺素能受体激动剂	改善	改善	未改善	未改善
硫酸镁	未改善	N/A	未改善	未改善
COX 抑制剂	未改善	N/A	改善	未改善
钙通道阻滞剂	改善	N/A	混合[a]	N/A
缩宫素受体拮抗剂	未改善	N/A	未改善	未改善
一氧化氮供体	未改善	N/A	N/A	未改善

缩写：N/A 资料不可用，未在随机对照试验中进行评估。

[a] 一项试验显示获益，而另一项没有，难以对研究数据进行荟萃分析。

10.3 RCT试验和荟萃分析结果

多个随机安慰剂对照试验已对利托君和特布他林进行比较研究。2014年的一项包括20项临床试验的荟萃分析，其中有12项将β受体激动剂与安慰剂进行比较。在应用β受体激动剂的妇女中，48h内和7天内的早产发生率较低(表10.3)。但是，没有证据表明<37周早产发生率减少。此外，β受体激动剂并没有改善围产儿的发病率或死亡率，且母体不良反应显著[24]。

静脉注射的利托君已不在美国销售。由于潜在的严重孕妇心脏问题或死亡，2011年，美国食品和药物管理局(FDA)就特布他林使用发出了警告，规定注射用特布他林不应用于住院或门诊早产孕妇保胎治疗(48~72h)[25]。

10.4 长期保胎对比短期保胎

如上所述，“短期保胎”的用药时限为“48h”，这足以争取产前皮质类固醇激素起效时间，并允许宫内转运重症监护室和有新生儿重症监护病房(neonatal intensive care units，NICU)的医院。另一方面，关于“长期抑制宫缩”的文献报道并不一致。

Hill等[26]报告了16例长期持续静脉输注β拟交感活性宫缩抑制剂患者的结局(≥1周静脉治疗)。50%的患者接受了至少5周的此类治疗，调整静脉用宫缩抑制剂以降低子宫活性；同时维持满意的脉搏和血压，然后持续静脉抑制宫缩治疗过渡为口服治疗，直至胎儿成熟或孕妇出现需终止妊娠指征。数据表明，在治疗前3~4天，心血管和代谢影响最为明显，随后恢复到治疗前水平。没有患者因药物相关问题、心电图改变、绒毛膜羊膜炎或发热等异常情况中止治疗。根据这一经验，他们认为对经过筛选的患者密切监测下，长期持续静脉输注β拟交感活性宫缩抑制剂可能是一种安全的治疗方式，能够延长孕周并获得更理想的结局。

Dudley等[27]分别对111名妇女单独静脉注射硫酸镁或与其他宫缩抑制剂联用，具体如下：①60名(54%)妇女接受了3天或更短时间的药物治疗(短期组)；②29名(26%)接受了3~10天的药物治疗(中期组)；③22名(20%)接受了10天或更长时间的药物治疗(长期组)。研究发现，中长期组不良反应(肠梗阻和/或便秘、视物模糊、头痛)更为常见，各组均未出现危及生命的并发症，但每一组中均有7%的患者由于不良反应停用药物。他们认为，静脉输注硫酸镁不需要限制时间，可根据临床指征持续性使用硫酸镁抑制宫缩治疗。

Takagi 和 Satoh[28]进行了一项回顾性研究，以评估长期（>2 天）抑制宫缩能否有效地治疗先兆早产。根据是否给予宫缩抑制剂、给药途径以及是否给予利托君或其他宫缩抑制剂将 1 147 例患者进行分组。研究发现，与未接受药物治疗的卧床休息组相比，接受宫缩抑制治疗 >2 天的孕妇妊娠时间明显延长，静脉注射利托君（86% 的病例）被认为是安全和有效的，可延长先兆早产患者妊娠时间（图 10.1）。

诊断早产马上用药称为“初始性宫缩抑制治疗”，而已控制早产发作（“被阻断的”早产）的抑制宫缩治疗称为“维持性宫缩抑制”。在这种情况下，可

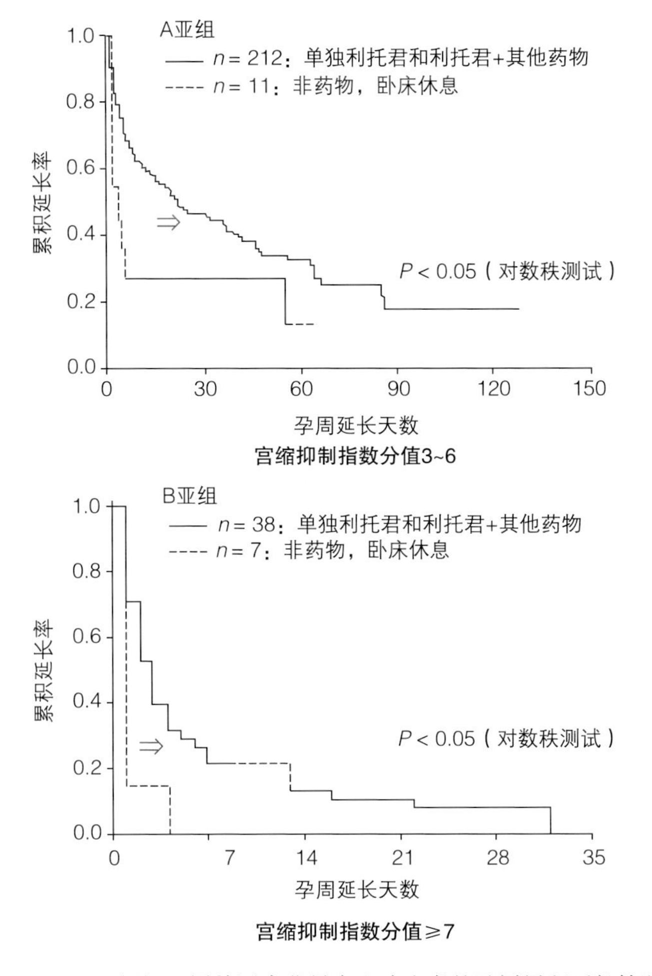

图 10.1　显示孕 32 周前因先兆早产入院患者的孕周累积延长情况。根据宫缩抑制指数分组：分值 3~6（A 组）和分值≥7（B 组），并将单独静脉注射利托君、利托君联合其他药物（硫酸镁、特布他林、吲哚美辛和乌司他丁等）治疗与非药物治疗的卧床休息者进行比较

长期口服或皮下使用药物如特布他林、利托君和硝苯地平等，直到妊娠 34~36 周，有时也通过静脉注射给药。

尽管长期抑制宫缩或维持抑制宫缩是相对于“短期抑制宫缩”而言，但是这些术语并没有明确定义。目前，我们可将其界定为抑制宫缩持续时间超过 48h。由于日本很少有关于“长期抑制宫缩”的不利报道，且长期以来 NICU 床位紧缺，实际上为了延长孕周抑制宫缩治疗通常超过 48h。

最近，在日本进行了一项单中心历史队列研究[29]。比较改变先兆早产管理方案前后的母体特征、早产发生率和宫缩抑制剂处方剂量。研究表明，在改变先兆早产宫缩抑制剂方案前分娩 1 548 人次，之后分娩了 1 444 人次。使用的盐酸利托君总数从 4 654 安瓿减少到 514 安瓿，使用的硫酸镁总量从 1 574 小瓶减少到 193 小瓶，但两组之间的围产儿结局，如早产率、新生儿出生体重和 NICU 住院率等没有差异（表 10.4）。基于这些研究结果得出结论，先兆早产患者应限制长期抑制宫缩治疗，以预防母儿不良结局。

表 10.4 新生儿结局

	早产管理方案		*P* 值
	旧管理方案（*n* = 1 548）平均值 ± *SD*，*n*（%）或中位数（范围）	新管理方案（*n* = 1 548）平均值 ± *SD*，*n*（%）或中位数（范围）	
分娩（妊娠周数）	38 ± 3	38 ± 3	0.975
诊断早产孕周（周）	26 ± 5	28 ± 4	0.221
因早产入院	65（4.2）	42（2.9）	0.062
因早产住院持续时间（天）	44 ± 37	34 ± 30	0.117
早产（<37 周）	182（11.8）	153（10.6）	0.324
早产（<28 周）	20（1.3）	17（1.2）	0.869
pPROM	57（37%）	41（2.8%）	0.217
早产分娩	29（1.9）	20（1.4）	0.316
入院后妊娠延长天数	54 ± 37	48 ± 34	0.432
男	815（52.6）	726（50.3）	0.200
新生儿出生体重（g）	2 855 ± 575	2 868 ± 585	0.542
Apgar 评分 1min	8（0~10）	8（0~10）	0.634
Apgar 评分 5min	9（0~10）	9（0~10）	0.543
入住 NICU	137（8.4）	129（8.5）	0.488
NICU 住院天数（天）	59 ± 42	60 ± 35	0.632

NICU，新生儿重症监护病房；pPROM，未足月胎膜早破。

10.5 结论

利托君的不良反应明显。目前，普遍认为短期保胎治疗是早产管理的核心。停止抑制宫缩 48h 后，应重新评估子宫收缩情况和宫颈状况。医师应充分告知患者该药的风险和益处，将这种药物的使用量降至最低并避免长期使用。

从健康与疾病的发育起源学说（Developmental Origin Health and Disease，DOHaD）角度来看，晚期早产儿的预后一直备受关注[30]。最近数据表明，在 34 周至 36 $^{6/7}$ 周、7 天内有早产风险且尚未接受皮质类固醇治疗的晚期早产孕妇，使用倍他米松可降低新生儿呼吸系统疾病的发生率[31]。如果此益处能在其他研究中被证实，也可考虑在妊娠 36 周前使用宫缩抑制剂延长孕周以争取完成产前皮质类固醇激素的使用[24]。

参考文献

1. Stan CM, Boulvain M, Pfister R, Hirsbrunner-Almagbaly P. Hydration for treatment of preterm labour. Cochrane Database Syst Rev. 2002;(2):CD003096. https://doi.org/10.1002/14651858.CD003096.
2. Kovacevich GJ, Gaich SA, Lavin JP, Hopkins MP, Crane SS, Stewart J, et al. The prevalence of thromboembolic events among women with extended bed rest prescribed as part of the treatment for premature labor or preterm premature rupture of membranes. Am J Obstet Gynecol. 2000;182:1089–92.
3. Sosa C, Althabe F, Belizan JM, Bergel E. Bed rest in singleton pregnancies for preventing preterm birth. Cochrane Database Syst Rev. 2004;(1):CD003581. https://doi.org/10.1002/14651858.CD003581.pub2.
4. Kaji T, Yasui T, Suto M, Mitani R, Morine M, Uemura H. Effect of bed rest during pregnancy on bone turnover markers in pregnant and postpartum women. Bone. 2007;40:1088–94.
5. Maloni JA. Antepartum bed rest for pregnancy complications: efficacy and safety for preventing preterm birth. Biol Res Nurs. 2010;12:106–24.
6. Levin HI, Sciscione A, Ananth CV, Drassinower D, Obican SG, Wapner RJ. Activity restriction and risk of preterm delivery. J Matern Fetal Neonatal Med. 2017;2:1–17. https://doi.org/10.1080/14767058.2017.1337738.
7. Matsuda M, Ikenoue T, Hokanishi H. Premature rupture of the membranes- aggressive versus conservative approach: effect of tocolytic and antibiotic treatment. Gynecol Obstet Investig. 1993;36:102–10.
8. Matsuda Y, Maeda Y, Ito M, Sakamoto H, Masaoka N, Takada M, Sato K. Effects of magnesium sulfate treatment on neonatal bone abnormalities. Gynecol Obstet Investig. 1997;44:82–8.
9. Haram K, Mortensen JHS, Morrison JC. Tocolysis for acute preterm labor: does anything? J Matern Fetal Neonatal Med. 2015;28(4):371–8.
10. Serov VN, Tyutyunnik VL. Treatment of threatening preterm birth. Reprod Endocrinol. 2012;5:22–4.
11. Salim R, Garmi G, Nachum Z, Zafran N, Baram S, Shalev E. Nifedipine compared

with atosiban for treating preterm labor: a randomized controlled trial. Obstet Gynecol. 2012;120(6):1323–31.
12. Burillo PI, Santana EB, Clemente LO, Duaso MT, Gonzalez EF. Treatment of premature labour. In: Carrera JM, editor. Recommendations and guidelines for perinatal medicine. Barcelona: Matrus Mundi; 2007. p. 230–6.
13. Iams JD. Prevention and management of preterm birth. In: Zuspan FP, Quilligan EJ, editors. Current therapy in obstetrics and gynecology. 4th ed. Philadelphia: W. B. Saunders; 1994. p. 283.
14. Management of Preterm Labor ACOG Practice Bulletin. Obstet Gynecol. 2016;128(4):e155–64.
15. Shennan AH. Recent developments in obstetrics. BMJ. 2003;327(7415):604–8.
16. Di Renzo GC, Cabero Roura L, Facchinetti F, Helmer H, Hubinont C, Jacobsson B, et al. Preterm labor and birth management: recommendation from the European Association of Perinatal Medicine. J Matern Fetal Neonatal Med. 2017;30(17):2011–30.
17. Pisani RJ, Rosenow EC. Pulmonary edema associated with tocolytic therapy. Ann Intern Med. 1989;110:714–6.
18. Hadi HA, Albazzaz SJ. Cardiac isoenzymes and electrocardiographic changes during ritodrine tocolysis. Am J Obstet Gynecol. 1989;161:318–22.
19. Minakami H, Takahashi T, Izumi A, Itoi H, Tamada T. Enlargement of the salivary gland after ritodrine treatment in pregnant women. Br Med J. 1992;304:1668–71.
20. Yasuda R, Makino Y, Matsuda M, Kawamichi Y, Matsui H. Agranulocytosis associated with intravenous ritodrine hydrochloride therapy: two case reports by different mechanisms. J Obstet Gynaecol Res. 2012;38(3):574–7.
21. WHO. Rhabdomyolysis and ritodrine. 1998:WHO Drug Information: 12 4:239.
22. Matsuda Y, Nagayoshi Y, Kirihara N. Rhabdomyolysis during prolonged intravenous tocolytic therapy: case report. J Perinat Med. 2002;30:514–6.
23. Matsuda Y, Nagayoshi Y, Kirihara N. Evaluation of creatine kinase level during long-term tocolysis. J Perinat Med. 2002;30:476–9.
24. Navathe R, Berghella V. Tocolysis for acute preterm labor: where have we been, where are we now, and where are we going? Am J Perinatol. 2016;33:229–35.
25. US Food and Drug Administration. FDA drug safety communication: new warnings against use of terbutaline to treat preterm labor. Silver Spring: FDA; 2011.
26. Hill WC, Katz M, Kitzmiiier JL, Gill PJ. Continuous long-term intravenous β-sympathomimetic tocolysis. Am J Obstet Gynecol. 1985;152:271–4.
27. Dudley D, Gagnon D, Varmer M. Long-term tocolysis with intravenous magnesium sulfate. Obstet Gynecol. 1989;73:373–8.
28. Takagi K, Satoh K, Matsuda Y, Multicentre Premature Labour Study Group. Is long-term tocolysis effective for threatened premature labour? J Int Med Res. 2009;37:227–39.
29. Nakamura M, Hasegawa J, Arakaki T, Hamada S, Takita H, Oba T, Koide K, Matsuoka R, Sekizawa A. Comparison of perinatal outcomes between long-term and short-term use of tocolytic agent: a historical cohort study in a single perinatal hospital. J Obstet Gynaecol Res. 2016;42(12):1680–5.
30. Parets SE, Bedient CE, Menon R, Smith AK. Preterm birth and its long-term effects: methylation to mechanisms. Biology (Basel). 2014;3(3):498–513.
31. Gyamfi-Bannerman C, Thom EA, Blackwell SC, Tita AT, Reddy UM, Saade GR, NICHD Maternal-Fetal Medicine Units Network, et al. Antenatal betamethasone for women at risk for late preterm delivery. N Engl J Med. 2016;374:1311–20.

第 11 章　早产的预防和治疗：硫酸镁的应用

Masanao Ohashi

摘要

就存活率和生存质量而言，早产是婴幼儿不良结局的最重要的决定因素。早产儿并发症多，病死率高。早产相关的新生儿死亡在儿童总死亡率中占比日益增加。孕前、孕期针对母亲以及产后针对早产儿的干预措施，可以降低早产儿的死亡率和患病率。当早产不可避免时，用于改善早产儿结局的干预措施有重要的意义。硫酸镁作为最常用的保胎药物之一，已经在产科应用了数十年。为研究产前各种情况下应用硫酸镁的效果，包括最近证实的对子痫患者胎儿神经保护作用，有研究者对几万名女性进行了临床试验。硫酸镁的产科临床适应证包括：预期的早期早产（<32 周）分娩前保护胎儿脑神经；妊娠 24~34 周期间为完成产前糖皮质激素疗程而延长孕期。

关键词

长期保胎　早产　硫酸镁　神经保护

11.1　引言

早产是新生儿死亡的主要原因之一并与婴儿多种近远期并发症有关。保胎药物的作用是抑制子宫收缩，通常用于预防或延迟早产[1]。硫酸镁是最常用的保胎药之一。本章将讨论其在早产治疗中的应用及神经保护作用[2]。

11.2 作用机制

11.2.1 生物学特性

镁离子是人体内含量第四的电解质，参与多种生理过程，包括储存、代谢和能量利用。镁离子是 DNA、RNA 和蛋白质合成所必需的。它有助于糖酵解和三磷酸腺苷（adenosine triphosphate，ATP）的产生，并可作为细胞膜稳定剂。镁离子通过钙通道阻断剂的生理作用[3]以及作用于离子泵（例如 Na^+/K^+-ATP 酶）和其他膜受体（包括烟碱型乙酰胆碱受体），调节钠和钾的流动[4]，从而在心脏功能、肌肉收缩、血管张力、神经冲动等方面发挥重要的作用。在大脑中，镁离子主要与螯合剂（如 ATP）结合，是三百多种酶促反应的辅助因子[5]。在中枢神经系统中，镁离子是 N- 甲基天冬氨酸（N-methyl-aspartate，NMDA）谷氨酸受体的非竞争性阻断剂，可调节钙内流[3]。60% 的镁储存在骨骼中，20% 储存在肌肉中，20% 储存在软组织中。镁主要以离子形态存在(60%)，也可与蛋白质(33%)或阴离子（7%）结合形成复合物。正常血镁浓度成人为 0.45~1.05mmol/L[6]，而新生儿出生后第 1 周为 0.55~1.26mmol/L[7]。

11.2.2 子宫收缩

关于镁对宫缩的影响已经有四十多年的研究，但其作用机制尚未完全阐明。在细胞膜电压门控通道水平上，镁可能与钙竞争。通过这个位点与细胞内钙竞争，使细胞膜超极化并抑制肌球蛋白轻链激酶活性，从而降低子宫肌层的收缩力[8~10]。

11.2.3 神经保护作用

镁具有多种生物学效应，可能有助于早产新生儿的脑保护[11]。然而，其神经保护作用的确切机制尚不清楚。早产儿脑瘫最常见的病理改变是脑室周围白质损伤[12]。在脑白质中，少突胶质细胞是神经胶质的主要组成部分。该细胞上的 NMDA 受体在胶质损伤过程中起重要的作用。在许多围产期脑损伤的动物模型中，NMDA 受体拮抗剂已被证明是有效的神经保护剂。硫酸镁作为钙拮抗剂，可减少钙离子内流[13,14]，可能通过阻断 NMDA 受体，逆转缺血缺氧性脑损伤的不良影响。硫酸镁还参与抗自由基活性保护组织[13]，并作为血管扩张剂[15]，降低血管不稳定性，防止缺氧损伤，减弱细胞因子或兴奋性氨基酸诱导的细胞毒性[16]，具有抗凋亡作用[17]。

11.3　临床前研究

二十世纪八十年代以来，动物实验研究了镁的神经保护作用。最初研究包括缺氧、卒中和创伤性脑损伤的成年动物模型[18]。1989 年，McIntosh 等发现，在大鼠脑损伤模型中，创伤后注射硫酸镁可以剂量依赖的方式减少神经功能紊乱[19]。

1996 年，Marinov 等证实，在可逆性局灶性缺血的大鼠模型中，动脉内硫酸镁通过阻断 NMDA 受体发挥神经保护作用，该作用是剂量依赖性的并与缺血持续时间有关[20]。一些动物模型试验也研究硫酸镁对发育中大脑的神经保护作用，并报道了其应用时机的重要性。研究表明，小鼠由颅内注射鹅膏蕈氨酸（一种谷氨酸受体激动剂）至出生后 5 天（P5）所诱导的大脑兴奋毒性损伤（与人类妊娠 32 周早产的脑损伤相当），可通过腹腔内注射硫酸镁减轻[21]。在此 P5 模型中，硫酸镁可预防青春期小鼠的运动障碍、精细运动技能的改变和记忆障碍[22]。通过 Rice-Vannucci 手术（手术结扎右侧颈动脉，随后暴露于 8% 的氧气中 1~2h）诱导而建立的大鼠局灶性缺氧缺血性脑病模型，在 P7（出生后 7 天）缺血缺氧发生前，注射硫酸镁可缩小病灶，减少海马细胞凋亡，改善成年大鼠的感觉运动能力[17,23]。在该模型中，硫酸镁维持了线粒体呼吸，减轻了炎症反应，从而减少了缺氧缺血后活性氧的产生[24]。我们的研究小组也报道了过去二十年镁在围产期的作用。首先，我们使用长期置管对山羊胎儿直接输注镁或生理盐水 4h。在妊娠期进展至 85% 时，输注硫酸镁显著降低了山羊的胎心率（fetal heart rate，FHR）基线、短期变异性、长期变异性和 FHR 图形的反应性[25]。对照组因低氧血症显著降低了 FHR，但胎心变异性增加。硫酸镁组中，FHR 并没有因为低氧血症而明显降低。镁输注过程中急性低氧血症也增加了 FHR 的变异性，但与对照组相比，这种变化明显较小[26]。其次，在 P7 大鼠模型中，硫酸镁持续给药 3 天抑制了 caspase-3 活化和 MAP-2 的免疫染色，明显减少了坏死性囊肿的形成以及大脑皮质和海马神经元的丢失。这些结果表明，镁可抑制缺氧缺血引起的神经元凋亡，具有抗缺氧缺血的神经保护作用[27,28]。通过脂多糖诱导的早产小鼠模型研究炎症状态下硫酸镁的神经保护作用，结果表明硫酸镁可改善炎症相关性早产的神经元损伤，这可能具有预防脑瘫的作用[29]。

11.4 妊娠期临床疗效

11.4.1 保胎药物

硫酸镁作为保胎以及防治子痫的药物在产科已经应用了数十年[30,31]。它预防子痫的证据是强有力的,但治疗早产是无效的。2014 年,一篇针对随机研究的系统综述中,Crowther 等比较了硫酸镁治疗组、未治疗组和安慰剂对照组,发现使用硫酸镁可显著降低研究开始后 48h 内的分娩率(*RR*,0.56;95% *CI*,0.27~1.14;研究对象为 182 名妇女),但新生儿和产妇的预后没有改善。在 33 个对照试验中,硫酸镁的疗效与其他保胎药物(β 受体激动剂、钙拮抗剂、环氧合酶抑制剂、前列腺素抑制剂、人绒毛膜促性腺激素)没有显著差异[32]。美国妇产科医师学会(American College of Obstetricians and Gynecologists,ACOG)和母胎医学会建议 7 天内有早产风险的孕妇应用产前糖皮质激素治疗,将硫酸镁视为短期延长孕周(最多 48h)的一种选择[33]。根据一项随机试验的系统回顾,与安慰剂 / 未治疗组相比,急性预防早产后维持性使用硫酸镁保胎并不能延长妊娠、预防早产或改善新生儿结局[34]。

11.4.2 神经保护作用

二十世纪九十年代末,一些观察性研究探讨了硫酸镁对早产儿神经系统预后的影响。Nelson 和 Gather 报道称,对照组的硫酸镁暴露量高于脑瘫组(*OR*,0.14;95%*CI*,0.05~0.51)[35]。对这些观察性研究的一项荟萃分析发现,产前硫酸镁治疗显著降低早产儿死亡率(*RR*,0.73;95%*CI*,0.61~0.89)和脑瘫风险(*RR*,0.64;95%*CI*,0.47~0.89)[36]。产前硫酸镁治疗可降低早产儿小脑出血的发生率,在头颅超声及 MRI 成像上都有明显改善[37,38]。

11.4.2.1 随机对照试验

已有三项独立性的大型临床试验评估硫酸镁神经保护作用,其设计各不相同:澳大利亚硫酸镁合作试验($ACTOMgSO_4$)[39],产前硫酸镁的有益影响试验(BEAM)[40]以及 PREMAG 试验[41]。表 11.1 总结了这些试验。由于脑瘫和死亡是不一样的结局,因此使用“脑瘫或死亡”的复合结局很重要。

表 11.1　评估硫酸镁神经保护作用的随机对照试验

试验	样本量	随机孕周	硫酸镁剂量	死亡	脑瘫	复合结局
ACTO $MgSO_4$	1 062	<30	负荷剂量 4g 随后 1g/h 维持最多 24h	13.8% vs 17.1% *RR* 0.83 ［0.64~1.09］	6.8% vs 8.2% *RR* 0.83 ［0.54~1.27］	死亡或脑瘫 19.8% vs 24.0% *RR* 0.83 ［0.66~1.03］
BEAM	2 241	24~31	负荷剂量 6g 随后 2g/h 维持最多 12h	9.5% vs 8.5% *RR* 1.12 ［0.85~1.47］	中重度脑瘫 1.9% vs 3.5% *RR* 0.55 ［0.32~0.95[a]］	死产，1 岁内婴儿死亡，2 岁以后中重度脑瘫 11.3% vs 11.7% *RR* 0.97 ［0.77~1.23］
PREMAG	573	<33	负荷剂量 4g 无维持剂量			死亡或脑瘫：*OR* 0.65［0.42~1.03］ 严重运动功能障碍或死亡：*OR* 0.62 ［0.41~0.93］

RR，相对风险；*OR*，比值比。

[a] 仅随机孕周（病例随机分布）<28 周的婴儿中度或重度脑瘫发生率显著减少。

澳大利亚硫酸镁合作试验（ACTO$MgSO_4$）

ACTO$MgSO_4$ 纳入 1996 年 2 月至 2000 年 9 月，来自 16 个中心 1 062 名 30 周前早产的女性。经随机分组，535 名妇女（629 名活胎）接受硫酸镁治疗（4g 负荷，随后 1g/h 维持 24h 或直至分娩），另外 527 名妇女（626 名活胎）使用安慰剂。主要研究结果脑瘫发生率在两组间没有显著差异（硫酸镁组 6.8%，对照组 8.2%；*RR*，0.83；95%*CI*，0.54~1.27）。然而，硫酸镁组的运动功能障碍发生率明显较低（3.4%，对照组为 6.6%；*RR*，0.51；95% *CI*，0.29~0.91）。

产前硫酸镁的有益影响试验（BEAM）

BEAM 纳入了 1997 年 12 月至 2004 年 5 月，20 家机构 2 241 名在 32 周之前发生早产的女性。她们被随机分为两组，一组使用硫酸镁治疗：6g 静脉注射随后 2g/h 维持 12h（1 096 名女性，1 188 名胎儿），另一组接受安慰剂治疗（1 145 名女性，1 256 名胎儿）。两组儿童死亡率没有显著的统计学差异。虽然两组的主要结局（死产或 1 年内死亡或 2 岁时脑瘫的复合结局）相似，但硫酸镁组中重度脑瘫的发生率显著降低(1.9% vs 3.5%;*RR*,0.55;95%*CI*,0.32~0.95)。

PREMAG 试验

PREMAG 试验纳入 1997 年 7 月至 2003 年 7 月在法国 18 个中心接受治疗的 564 名妇女。经随机分组,286 名妇女(354 名胎儿)接受 4g 硫酸镁单剂静推治疗,另外 278 名妇女(341 名胎儿)接受安慰剂治疗。试验在入组 6 年后中止。两组的主要结果(白质损伤和死亡率)相似(白质损伤 10.0% vs 11.7%,*OR* 0.78,95%*CI* 0.47~1.31;死亡率 9.4% vs 10.4%,*OR* 0.79;95%*CI* 0.44~1.44)。硫酸镁组 2 岁时合并死亡或严重运动功能障碍的复合结局发生率较低(25.6% 对 30.8%,*OR* 0.62;95%*CI* 0.41~0.93),但脑瘫的发生率没有差异[42]。

11.4.2.2 荟萃分析

针对五项随机对照试验的四个荟萃分析[12,43~46],得出了一致的结果和结论(表 11.2):对有早产风险的妇女产前使用硫酸镁可显著降低儿童患脑瘫的风险,RR 为 0.61~0.70,对死亡率没有影响。在 34 周之前出生的婴儿中,为避免 1 例脑瘫需要治疗的妇女人数(NNT)为 46~74。硫酸镁组母亲的轻度不良反应(例如潮红,恶心或呕吐,出汗,注射部位不适)更为常见,但没有明显的严重不良反应。此外,AMICABLE 团队(产前硫酸镁个体参与者数据国际合作:使用最佳证据评估婴儿的益处)进行了个体参与者数据的荟萃分析,探讨治疗与参与者特征之间的相互作用(表 11.2),其中包括五个随机对照试验(5 493 名妇女和 6 131 名婴儿)。产前硫酸镁治疗后存活者脑瘫的总 *RR* 为 0.68(95% *CI*, 0.54~0.87), NNT 为 46。有趣的是,分析四项研究胎儿神经保护的试验发现,硫酸镁还降低了胎儿、婴儿死亡和脑瘫的复合风险(*RR* 0.86;95% *CI*, 0.75~0.99)[47]。迄今为止,在所有随机对照试验和荟萃分析中,硫酸镁治疗均未影响儿童死亡率或新生儿患病率(呼吸窘迫综合征,慢性肺部疾病,任何脑室内出血,囊性脑室周围白质软化症,坏死性小肠结肠炎,动脉导管未闭和早产儿视网膜病变)。同样,硫酸镁治疗与严重的母体不良反应无关。无论胎龄、早产原因、使用总剂量以及负荷剂量后给予的维持剂量如何,这些益处均保持不变。

表 11.2 荟萃分析的主要结局

作者	发表年限	儿童死亡率[a]	脑瘫[a]	死亡或脑瘫[a]	避免一例脑瘫[b]的 NNT
Doyle 等[44]	2009	1.04 [0.92~1.17]	0.68 [0.54~0.87]	0.94 [0.78~1.12]	63 [43~115]
Conde-Agudeloand Romero[12]	2009	1.01 [0.89~1.14]	0.69 [0.55~0.88]	1.01 [0.89~1.14]	74 [41~373]
Costantine and Weiner[45]	2009	1.01 [0.89~1.14]	0.70 [0.55~0.89]	0.92 [0.83~1.03]	<30 周：46 [26~187] 32~34 周：56 [34~164]
Zeng 等[46]	2016	0.92 [0.77~1.11]	中重度：0.61 [0.42~0.89]	N/A	N/A
Crowther 等[47]（个体参与者数据分析）	2017	1.03 [0.91~1.17]	0.68 [0.54~0.87]	0.86 [0.75~0.99]	46 [未显示]

NNT，需要治疗的病例数。
[a] 相对风险[95% 置信区间]。
[b] 数量[95% 置信区间]。

11.5 临床路径和长期抑制宫缩治疗

即将发生早产的高危妇女应使用硫酸镁以保护胎儿免受脑损伤。关于孕24周前硫酸镁的神经保护作用，目前还没有相关的随机试验研究。产前硫酸镁治疗对胎儿神经保护作用的孕周上限也尚未研究清楚[45]。2018 年，ACOG 和母胎医学会建议，继续支持产科管理中在适当的情况下短期使用硫酸镁（通常 <48h），包括预防和治疗先兆子痫或子痫患者的癫痫发作，预期早期早产（<32 周）的胎儿神经保护，以及短期延长孕周（最长 48h）以使 7 天内有早产风险的孕妇获得产前糖皮质激素治疗[33]。胎儿生长受限的孕妇分娩期使用硫酸镁治疗可降低小于 29 周的早产儿死亡或严重神经发育障碍的复合结局发生率（校正后 *OR*，0.42；95%*CI*，0.22~0.80）[48]。我们推荐 4g 硫酸镁负荷剂量给药 30min，维持剂量为 1g/h。本研究组已经报道，低剂量组（硫酸镁总剂量 <50g）28~32 周出生的存活婴儿脑瘫（*OR* 0.4；95%*CI*，0.2~0.98）和脑损伤（*OR* 0.2；95%*CI*，0.1~0.9）发生率显著降低[49]。

参考文献

1. Kristen Rundell MD, Bethany Panchal MD. Preterm labor: prevention and management. Am Fam Physician. 2017;95(6):366–72.
2. Chollat C, Sentilhes L, Marret S. Fetal neuroprotection by magnesium sulfate: from translational research to clinical application. Front Neurol. 2018;9:247.
3. Iseri LT, French JH. Magnesium: nature's physiologic calcium blocker. Am Heart J. 1984;108(1):188–93.
4. S H, Schönherr ME, De Hert SG, Hollmann MW. Magnesium—essentials for anesthesiologists. Anesthesiology. 2011;114(4):971–93.
5. Ebel H, Günther T. Magnesium metabolism: a review. J Clin Chem Clin Biochem. 1980;18(5):257–70.
6. Duncanson GO, Worth HG. Determination of reference intervals for serum magnesium. Clin Chem. 1990;36(5):756–8.
7. Rigo J, Pieltain C, Christmann V, Bonsante F, Moltu SJ, Iacobelli S, et al. Serum magnesium levels in preterm infants are higher than adult levels: a systematic literature review and meta-analysis. Nutrients. 2017;9(10):E1125. https://doi.org/10.3390/nu9101125.
8. Cunze T, Rath W, Osmers R, Martin M, Warneke G, Kuhn W. Magnesium and calcium concentration in the pregnant and non-pregnant myometrium. Int J Gynaecol Obstet. 1995;48(1):9.
9. Lemancewicz A, Laudańska H, Laudański T, Karpiuk A, Batra S. Permeability of fetal membranes to calcium and magnesium: possible role in preterm labour. Hum Reprod. 2000;15(9):2018.
10. Mizuki J, Tasaka K, Masumoto N, Kasahara K, Miyake A, Tanizawa O. Magnesium sulfate inhibits oxytocin-induced calcium mobilization in human puerperal myometrial cells: possible involvement of intracellular free magnesium concentration. Am J Obstet Gynecol. 1993;169(1):134.
11. Royal College of Obstetricians & Gynecologists guidelines: magnesium sulphate to prevent cerebral palsy following preterm birth. https://www.rcog.org.uk/en/guidelines-research-services/guidelines/sip29/.
12. Conde-Agudelo A, Romero R. Antenatal magnesium sulfate for the prevention of cerebral palsy in preterm infants less than 34 weeks' gestation: a systematic review and meta-analysis. Am J Obstet Gynecol. 2009;200:595–609.
13. Rouse DJ, Hirtz DG, Thom EA, Eunice Shriver Kennedy National Institute of Child Health and Human Development Maternal–Fetal Medicine Units Network. Magnesium sulfate for the prevention of cerebral palsy. Reply. N Engl J Med. 2009;360:190.
14. Zylinska L, Gulczynska E, Kozaczuk A. Changes in erythrocyte glutathione and plasma membrane calcium pump in preterm newborns treated antenatally with MgSO4. Neonatology. 2008;94:272–8.
15. Rouse DJ, Hauth JC, Nelson KG, Goldenberg RL. The feasibility of a randomized clinical perinatal trial: maternal magnesium sulfate for the prevention of cerebral palsy. Am J Obstet Gynecol. 1996;175:701–5.
16. Rouse DJ, Hirtz DG, Thom E, Varner MW, Spong CY, Mercer BM, et al. A randomized, controlled trial of magnesium sulfate for the prevention of cerebral palsy. N Engl J Med. 2008;359:895–905.
17. Türkyilmaz C, Türkyilmaz Z, Atalay Y, Söylemezoglu F, Celasun B. Magnesium pre-treatment reduces neuronal apoptosis in newborn rats in hypoxia-ischemia. Brain Res. 2002;955:133–7.
18. Vacanti FX, Ames A III. Mild hypothermia and Mg++ protect against irreversible damage during CNS ischemia. Stroke. 1984;15(4):695–8.
19. McIntosh TK, Vink R, Yamakami I, Faden AI. Magnesium protects against neurological deficit

after brain injury. Brain Res. 1989;482(2):252–60.
20. Marinov MB, Harbaugh KS, Hoopes PJ, Pikus HJ, Harbaugh RE. Neuroprotective effects of preischemia intraarterial magnesium sulfate in reversible focal cerebral ischemia. J Neurosurg. 1996;85(1):117–24.
21. Marret S, Gressens P, Gadisseux JF, Evrard P. Prevention by magnesium of excitotoxic neuronal death in the developing brain: an animal model for clinical intervention studies. Dev Med Child Neurol. 1995;37(6):473–84.
22. Daher I, Le Dieu-Lugon B, Dourmap N, Lecuyer M, Ramet L, Gomila C, et al. Magnesium sulfate prevents neurochemical and long-term behavioral consequences of neonatal excitotoxic lesions: comparison between male and female mice. J Neuropathol Exp Neurol. 2017;76(10):883–97.
23. Pazaiti A, Soubasi V, Spandou E, Karkavelas G, Georgiou T, Karalis P, et al. Evaluation of long-lasting sensorimotor consequences following neonatal hypoxic-ischemic brain injury in rats: the neuroprotective role of MgSO4. Neonatology. 2009;95(1):33–40.
24. Koning G, Leverin A-L, Nair S, Schwendimann L, Ek J, Carlsson Y, et al. Magnesium induces preconditioning of the neonatal brain via profound mitochondrial protection. J Cereb Blood Flow Metab. 2019;39(6):1038–55.
25. Sameshima H, Ikenoue T, Kamitomo M, Sakamoto H. Effects of 4 hours magnesium sulfate infusion on fetal heart rate variability and reactivity in a goat model. Am J Perinatol. 1998;15(9):535–8.
26. Sameshima H, Ikenoue T, Kamitomo M, Sakamoto H. Effects of magnesium sulfate on the fetal heart rate response during acute hypoxemia in goats. J Soc Gynecol Investig. 1996;3(5):235–40.
27. Sameshima H, Ikenoue T. Long-term magnesium sulfate treatment as protection against hypoxic-ischemic brain injury in seven-day-old rats. Am J Obstet Gynecol. 2001;184(2):185–90.
28. Sameshima H, Ikenoue T. Effect of long-term, postasphyxial administration of magnesium sulfate on immunostaining of microtubule-associated protein-2 and activated caspase-3 in 7-day-old rat brain. J Soc Gynecol Investig. 2002;9(4):203–9.
29. Burd I, Breen K, Friedman A, Chai J, Elovitz MA. Magnesium sulfate reduces inflammation-associated brain injury in fetal mice. Am J Obstet Gynecol. 2010;202(3):292.e1–9.
30. American College of Obstetricians and Gynecologists Committee on Practice Bulletins Obstetrics. Diagnosis and management of preeclampsia and eclampsia. Obstet Gynecol. 2002;99(1):159–67.
31. Duley L, Gülmezoglu AM, Chou D. Magnesium sulphate versus lytic cocktail for eclampsia. Cochrane Database Syst Rev. 2010;(9):CD002960. https://doi.org/10.1002/14651858.CD002960.pub2.
32. Crowther CA, Brown J, McKinlay CJ, Middleton P. Magnesium sulphate for preventing preterm birth in threatened preterm labour. Cochrane Database Syst Rev. 2014;(8):CD001060. https://doi.org/10.1002/14651858.CD001060.pub2.
33. American College of Obstetricians and Gynecologists Committee on Obstetric Practice Society for Maternal-Fetal Medicine. Committee opinion no. 573: magnesium sulfate use in obstetrics. Obstet Gynecol. 2013;122(3):727.
34. Han S, Crowther CA, Moore V. Magnesium maintenance therapy for preventing preterm birth after threatened preterm labour. Cochrane Database Syst Rev. 2013;(5):CD000940. https://doi.org/10.1002/14651858.CD000940.pub3.
35. Nelson KB, Grether JK. Can magnesium sulfate reduce the risk of cerebral palsy in very low birthweight infants? Pediatrics. 1995;95(2):263–9.
36. Wolf HT, Hegaard HK, Greisen G, Huusom L, Hedegaard M. Treatment with magnesium sulphate in pre-term birth: a systematic review and meta-analysis of observational studies. J Obstet Gynaecol. 2012;32(2):135–40.
37. Hirtz DG, Weiner SJ, Bulas D, DiPietro M, Seibert J, Rouse DJ, et al. Antenatal magnesium

and cerebral palsy in preterm infants. J Pediatr. 2015;167(4):834–839.e3.
38. Gano D, Ho M-L, Partridge JC, Glass HC, Xu D, Barkovich AJ, et al. Antenatal exposure to magnesium sulfate is associated with reduced cerebellar hemorrhage in preterm newborns. J Pediatr. 2016;178:68–74.
39. Crowther CA, Hiller JE, Doyle LW, Haslam RR, Australasian Collaborative Trial of Magnesium Sulphate (ACTOMgSO4) Collaborative Group. Effect of magnesium sulfate given for neuroprotection before preterm birth: a randomized controlled trial. JAMA. 2003;290(20):2669.
40. Rouse DJ, Hirtz DG, Thom E, Varner MW, Spong CY, Mercer BM, Iams JD, Wapner RJ, Sorokin Y, Alexander JM, Harper M, Thorp JM Jr, Ramin SM, Malone FD, Carpenter M, Miodovnik M, Moawad A, O'Sullivan MJ, Peaceman AM, Hankins GD, Langer O, Caritis SN, Roberts JM, Eunice Kennedy Shriver NICHD Maternal-Fetal Medicine Units Network. A randomized, controlled trial of magnesium sulfate for the prevention of cerebral palsy. N Engl J Med. 2008;359(9):895.
41. Marret S, Marpeau L, Zupan-Simunek V, Eurin D, Lévêque C, Hellot MF, Bénichou J, PREMAG trial group. Magnesium sulphate given before very-preterm birth to protect infant brain: the randomised controlled PREMAG trial. BJOG. 2007;114(3):310.
42. Marret S, Marpeau L, Bénichou J. Benefit of magnesium sulfate given before very preterm birth to protect infant brain. Pediatrics. 2008;121(1):225–6.
43. Doyle LW, Crowther CA, Middleton P, Marret S. Magnesium sulphate for women at risk of preterm birth for neuroprotection of the fetus. Cochrane Database Syst Rev. 2007;(3):CD004661.
44. Doyle LW, Crowther CA, Middleton P, Marret S, Rouse D. Magnesium sulphate for women at risk of preterm birth for neuroprotection of the fetus. Cochrane Database Syst Rev. 2009;(1):CD004661.
45. Costantine MM, Weiner SJ, Eunice Kennedy Shriver National Institute of Child Health and Human Development Maternal-Fetal Medicine Units Network. Effects of antenatal exposure to magnesium sulfate on neuroprotection and mortality in preterm infants: a meta-analysis. Obstet Gynecol. 2009;114(2 Pt 1):354–64.
46. Zeng X, Xue Y, Tian Q, Sun R, An R. Effects and safety of magnesium sulfate on neuroprotection: a meta-analysis based on PRISMA guidelines. Medicine (Baltimore). 2016;95(1):e2451.
47. Crowther CA, Middleton PF, Voysey M, Askie L, Duley L, Pryde PG, Marret S, Doyle LW, AMICABLE Group. Assessing the neuroprotective benefits for babies of antenatal magnesium sulphate: an individual participant data meta-analysis. PLoS Med. 2017;14(10):e1002398.
48. Stockley EL, Ting JY, Kingdom JC, McDonald SD, Barrett JF, Synnes AR, Monterrosa L, Shah PS, Canadian Neonatal Network, Canadian Neonatal Follow-up Network, Canadian Preterm Birth Network Investigators. Intrapartum magnesium sulfate is associated with neuroprotection in growth-restricted fetuses. Am J Obstet Gynecol. 2018;219(6):606.e1–8.
49. Ohhashi M, Yoshitomi T, Sumiyoshi K, Kawagoe Y, Satoh S, Sameshima H, Ikenoue T. Magnesium sulphate and perinatal mortality and morbidity in very-low-birthweight infants born between 24 and 32 weeks of gestation in Japan. Eur J Obstet Gynecol Reprod Biol. 2016;201:140–5.

第 12 章　维持性保胎治疗

Yasuyuki Kawagoe

摘要

目前，已经研发出一些药物用于减少早产，尽管其疗效持续时间 <48h。每一种药物都有不良反应，疗效有限，不适合长期使用。使用硝苯地平、利托君、特布他林或硫酸镁维持性抑制宫缩治疗的效果，既没有改善围产儿结局，也没有延长妊娠。仅在排除胎儿损害和宫内感染的情况下，某些特定的极早产病例使用维持治疗可能是有益的。

关键词

早产　维持性抑制宫缩治疗　延长孕周　围产期结局

12.1　引言

在发达国家，早产是导致新生儿患病和死亡的主要原因。对此，一些药物已经研发用于降低 48h 内早产率，但不确定超过这一时限是否有效。短期延长妊娠(<48h)有助于完成足疗程的产前糖皮质激素治疗和硫酸镁的神经保护治疗，以及将孕妇转移至三级医疗机构，母胎均可获益。随机试验的系统综述对急性抑制早产后使用硝苯地平、特布他林或硫酸镁的维持性抑制宫缩治疗进行了评价[1~4]。

12.2　硫酸镁

2013 年一篇纳入 4 项随机对照试验，涉及 422 名女性的 Cochrane 综述[1]

发现，镁维持疗法与安慰剂或其他疗法（利托君或特布他林）在减少早产及围产儿死亡方面无差异；与β受体激动剂相比，其不良反应更少，特别是心悸或心动过速，而腹泻更为常见。但这些试验的样本太少，也未随访婴儿的远期发育情况，无法充分判定镁维持治疗的利弊。2013年，FDA曾警告，不要持续使用硫酸镁超过5~7天，这可能导致发育中的婴儿或胎儿低钙和骨骼问题，包括骨质减少和骨折[5]。硫酸镁会对婴儿造成伤害的最短治疗时间也未知。基于这些发现，硫酸镁作为宫缩抑制药物使用不应超过48h，而且仅在必要时使用。

12.3 β受体兴奋剂

在美国常用的β受体兴奋剂为特布他林，利托君已于2003年退出美国市场，却作为抑制宫缩药物在日本仍有售。随机研究显示，静脉注射利托君可延迟分娩24~48h。鉴于利托君的多重不良反应，除非在不可避免的情况下，并对母胎实施密切监护，否则不允许长期使用利托君抑制宫缩。

口服特布他林似乎并不能阻止宫缩的再发。在Cochrane综述中[6]，基于13个随机对照试验（共计1 551名女性），口服β受体激动剂用于先兆早产的维持治疗并不能降低早产率[2]。与安慰剂、不治疗或使用其他抑制宫缩药相比，β受体激动剂利托君和特布他林并不能降低早产率或新生儿转入重症监护病房治疗的概率。特布他林亦可通过小型便携式泵皮下连续给药，这种低剂量维持疗法可以长期应用。2014年的Cochrane综述对此进行评价[3]发现，没有证据支持特布他林泵维持疗法可降低新生儿不良结局。2011年，FDA发布警告，基于严重的不良反应报告，特别提醒孕期不要持续应用口服特布他林[7]。医师应意识到可能会致死和发生严重不良反应，包括心率加快、短暂性高血糖、低钾、心律失常、肺水肿和心肌缺血。这些不良反应用通常发生在长期口服或皮下给药后。ACOG推荐特布他林作为宫缩抑制药仅限短期使用，或宫缩过频急性治疗，用法为皮下注射0.25mg[8]。值得注意的是，口服特布他林治疗早产无效，如果需要注射特布他林，则不应在门诊或居家使用。FDA建议，注射或通过持续输液泵给药的特布他林治疗时间不得超过48~72h[7]。

在日本，通常使用利托君和/或硫酸镁作为长期的宫缩抑制药物。因此，我们开展了一项回顾性研究，探讨长期（4天以上）保胎的治疗效果[8]。在1998—2005年，48例单纯早产且胎膜完整的单胎孕妇被纳入研究。她们接受长期的抑制宫缩治疗，使用静脉注射硫酸镁和/或利托君持续4天以上，直到妊娠35周（抑制宫缩停药组，研究组）。对照组为单纯单胎妊娠（$n=419$），在妊娠35周时入组。我们确定了停药后早产的发生率并与对照组比较。研究组早产发生率明显高于对照组(58% vs 4%，$P < 0.01$)。早产的优势比为 40(95%*CI*，16~98)。这些结果表明，在接受治疗的患者中，至少 58% 的患者长期抑制宫缩有益于延长妊娠。

我们开展了一项多机构参与的随机对照试验，评估硫酸镁作为二线药物抑制宫缩 48h 的疗效[9]。45 名妊娠 22~34 周的女性使用利托君抑制宫缩效果不佳，符合入组条件。排除了 12 名未达到该试验纳入标准的病例后，将 33 名女性随机分配到单用镁治疗组或利托君与镁联合治疗组中。如果治疗 48h 子宫收缩的频率减少 30%，则认为该治疗有效。输注硫酸镁后，90% 的孕妇延长妊娠时间 >48h。联合治疗有效率为 95%(18/19)，明显高于单用镁治疗的 50%(7/14)。我们的随机试验显示，联合治疗可以显著减少宫缩，这表明当单独使用利托君难以抑制宫缩时，建议镁与利托君联合治疗，而不是换成单用镁治疗。

12.4　催产素受体拮抗剂

催产素受体拮抗剂阿托西班(Atosiban)是唯一被证实可以作为维持治疗延长妊娠的抑制宫缩药物[10]。阿托西班在美国和日本均不可使用。Romer 和同事报道称，使用阿托西班治疗孕龄≥28 周的早产孕妇可延长妊娠长达 7 天，而母胎不良反应较少[10]。然而，一篇研究催产素受体拮抗剂(主要是阿托西班)抑制宫缩效果的 Cochrane 综述发现，与安慰剂、β 受体激动剂或钙通道阻滞剂(主要是硝苯地平)相比，催产素受体拮抗剂并不具有优越性[11]。Valenzuela 及同事进行了一项多中心、双盲、安慰剂对照试验[12]，研究阿托西班的维持疗法，Cochrane 综述也对该研究进行回顾[13]。这项试验将阿托西班与安慰剂进行了比较，两者均通过皮下输注泵持续给药，用于阿托西班治疗后没有发生早产的妇女。阿托西班 6mL/h(30μg/min)输注至妊娠 36 周末结束。与安慰剂相比，使用阿托西班作为预防复发性早产的维持治疗并没有降低早产的发生率。但从维持治疗开始到第一次分娩复发的中位间隔时间延长(32.6 天 vs 27.6 天)，早产复发的间隔时间延长(36.2 天 vs 28.2 天)。

12.5　钙通道阻滞剂

钙通道阻滞剂，尤其是硝苯地平，作为抑制宫缩药比 β 受体激动剂更安全、更有效，有时也比其他类型的保胎药更有效[14]。然而，使用硝 D 苯地平维持治疗并不能减少早产或改善新生儿结局。van Vliet 和同事做了一项荟萃分析，纳入 6 个随机对照试验，包括 787 名患者的数据，比较使用硝苯地平维持性抑制宫缩与使用安慰剂或无治疗的效果[4]。两组在围产儿死亡、新生儿患病率、延长妊娠等方面无差异。

12.6 结论

抑制宫缩药物通常用于延长妊娠 48h，以便有足够的时间进行宫内转运，输注硫酸镁实施神经保护，以及产前给予糖皮质激素促胎肺成熟。急性抑制早产后，不推荐使用抑制宫缩药物维持治疗。因为随机试验系统分析一直未找到有效证据，支持这样做能预防早产和改善新生儿结局。此外，仅为延长妊娠而进行的维持治疗，由于其严重的不良反应，可能对母亲和胎儿都有害。可想而知，在排除胎儿损害和宫内感染的情况下，只有某些特定的不可避免的极早产病例中，使用维持疗法可能是有益的。

参考文献

1. Han S, Crowther CA, Moore V. Magnesium maintenance therapy for preventing preterm birth after threatened preterm labour. Cochrane Database Syst Rev. 2013;(5):CD000940. https://doi.org/10.1002/14651858.CD000940.pub3.
2. Dodd JM, Crowther CA, Middleton P. Oral betamimetics for maintenance therapy after threatened preterm labour oral betamimetics for maintenance therapy after threatened preterm labour. Cochrane Database Syst Rev. 2012;(12):CD003927. https://doi.org/10.1002/14651858.CD003927.pub3.
3. Chawanpaiboon S, Laopaiboon M, Lumbiganon P, Sangkomkamhang US, Dowswell T. Terbutaline pump maintenance therapy after threatened preterm labour for reducing adverse neonatal outcomes. Cochrane Database Syst Rev. 2014;(3):CD010800. https://doi.org/10.1002/14651858.CD010800.pub2.
4. van Vliet E, Dijkema GH, Schuit E, Heida KY, Roos C, van der Post J, et al. Nifedipine maintenance tocolysis and perinatal outcome: an individual participant data meta-analysis. BJOG. 2016;123:1753.
5. U.S. Food and Drug Administration. FDA drug safety communication: FDA recommends against prolonged use of magnesium sulfate to stop pre-term labor due to bone changes in exposed babies. 2013 May 30. https://www.fda.gov/drugs/drug-safety-and-availability/fda-drug-safety-communication-fda-recommends-against-prolonged-use-magnesium-sulfate-stop-pre-term. Accessed 2 May 2019.
6. Neilson JP, West HM, Dowswell T. Betamimetics for inhibiting preterm labour (review). Cochrane Database Syst Rev. 2014;(2):CD004352. https://doi.org/10.1002/14651858.CD004352.pub3.
7. U.S. Food and Drug Administration. FDA drug safety communication: new warnings against use of terbutaline to treat preterm labor. https://www.fda.gov/drugs/drug-safety-and-avail-

ability/fda-drug-safety-communication-new-warnings-against-use-terbutaline-treat-preterm-labor. Accessed 2 May 2019.

8. Kawagoe Y, Sameshima H, Ikenoue T. Evaluation of the efficacy of long-term tocolysis for prolongation of pregnancy. J Jpn Soc Perin Neon Med. 2009;45(4):1048–50.
9. Kawagoe Y, Sameshima H, Ikenoue T, Yasuhi I, Kawarabayashi T. Magnesium sulfate as a second-line tocolytic agent for preterm labor: a randomized controlled trial in Kyushu Island. J Pregnancy. 2011;2011:965060. https://doi.org/10.1155/2011/965060.
10. Romero R, Sibai BM, Sanchez-Ramos L, Valenzuela GJ, Veille JC, Tabor B, et al. An oxytocin receptor antagonist (atosiban) in the treatment of preterm labor: a randomized, double-blind, placebo-controlled trial with tocolytic rescue. Am J Obstet Gynecol. 2000;182(5):1173–83.
11. Flenady V, Reinebrant HE, Liley HG, Tambimuttu EG, Papatsonis DN. Oxytocin receptor antagonists for inhibiting preterm labour. Cochrane Database Syst Rev. 2014;(6):CD004452. https://doi.org/10.1002/14651858.CD004452.pub3.
12. Valenzuela G, Sanchez-Ramos L, Romero R, Silver HM, Koltun WD, Millar L, et al. Maintenance treatment of preterm labor with the oxytocin antagonist atosiban. The atosiban PTL-098 Study Group. Am J Obstet Gynecol. 2000;182:1184–90.
13. Papatsonis DNM, Flenady V, Liley HG. Maintenance therapy with oxytocin antagonists for inhibiting preterm birth after threatened preterm labour. Cochrane Database Syst Rev. 2013;(10):CD005938. https://doi.org/10.1002/14651858.CD005938.pub3.
14. Flenady V, Wojcieszek AM, Papatsonis DN, Stock OM, Murray L, Jardine LA, et al. Calcium channel blockers for inhibiting preterm labour and birth. Cochrane Database Syst Rev. 2014;(6):CD002255. https://doi.org/10.1002/14651858.CD002255.pub2.

第13章　早产的抗生素应用

Yohei Maki

摘要

宫内感染是早产的最常见原因，因此已有大量关于各种情况下抗生素使用的试验研究。目前没有足够的证据支持在妊娠初期治疗生殖道感染可以降低早产率。胎膜完整的早产孕妇常规使用抗生素对新生儿结局可产生有害影响。因此，除非观察到明显的感染征象，否则不应使用抗生素。抗生素对未足月胎膜早破的疗效已被证实。但是，临床医师应警惕预防性应用抗生素后耐药菌的产生。一旦孕妇被诊断或疑似宫内感染，建议立即开始抗生素治疗。宫内感染通常是涉及需氧菌和厌氧菌的多重感染，因此抗生素应覆盖这些微生物。最佳抗生素方案尚未得到充分研究。对疑似宫内感染的孕妇行经腹羊膜腔穿刺取羊水标本培养，可确定抗生素的敏感性和治疗的有效性。应用抗生素的期待治疗可能有助于延长孕周，但必须严密观察胎儿状况。

关键词

绒毛膜羊膜炎　早产　抗生素　未足月胎膜早破

13.1　预防早产的抗生素治疗

孕妇生殖道有多种病原体定植，包括解脲支原体[1,2]、沙眼衣原体[3~6]和阴道毛滴虫[4,7]，这可能与早产有关。为了预防早产，人们尝试在妊娠期间对这些病原体进行抗生素治疗。

在一项随机双盲研究中，阴道解脲支原体定植的妊娠晚期孕妇，使用红霉素治疗降低了低出生体重儿的发生率[8]。然而，一项大型、随机、双盲、多中心临床试验表明，妊娠 26~30 周阴道解脲支原体定植的孕妇，使用红霉素治疗并不能预防早产[9]。一项纳入 1 071 名患者的试验 Cochrane 评价得出结论，没有足够的证据确定治疗生殖道解脲支原体定植是否能预防早产[10]。

一项双盲、随机、安慰剂对照试验表明，妊娠期衣原体感染的治疗对减少早产的影响很小[11]。然而，一项包含 24 项研究的系统评价和荟萃分析显示，衣原体感染孕妇的早产发生率明显更高（*OR*，2.28；95%*CI*，1.64~3.16）[12]，但最近一些研究的结论是相反的[13,14]。

有意思的是，妊娠 24~29 周无症状滴虫感染患者，使用甲硝唑治疗增加了早产的风险（*RR*，3.0；95%*CI*，1.5~5.9）[15]。作者推测，濒死的毛滴虫引起炎症反应，导致早产。

此外，阴道念珠菌病的治疗能否降低早产率仍然存在争议。纳入 2 项研究、685 名患者的系统回顾和荟萃分析表明，治疗无症状念珠菌病可以降低早产风险，因为该结果包含计划外亚组分析，所以证据并不充分[16]。

细菌性阴道病的治疗将在第 18 章讨论。

有一些试验研究特殊情况孕妇的抗生素治疗。一项随机临床试验表明，妊娠 21~25 周胎儿纤维连接蛋白阳性的孕妇，使用甲硝唑联合红霉素治疗并不能降低早产风险[17]。此外，另一项随机对照试验显示，在妊娠 24~27 周，纤维连接蛋白阳性且有早产高危因素的孕妇（包括妊娠中期流产或早产史、子宫畸形、宫颈手术史或宫颈环扎），甲硝唑治疗没有降低早产率[18]。

超声检查发现羊水混浊的孕妇是预防性抗生素治疗的潜在对象。一项历史对照的观察性研究表明，抗生素治疗降低了早产高危妇女（即宫颈长度≤25mm，有自发早产史，中孕期自然流产史，子宫畸形，或宫颈锥切术）在 34 周前早产的发生率，*OR* 为 0.24（95%*CI*，0.06~0.99）[19]，但证据水平较低。因此，需要进一步的研究。

探讨预防性抗生素治疗对妊娠中晚期孕妇的影响的 Cochrane 综述，纳入 8 个试验和大约 4 300 名患者并得出结论，孕期预防性抗生素治疗并不能降低未足月胎膜早破（*RR*，0.31；95%*CI*，0.06~1.49）或早产风险（*RR*，0.88；95%*CI*，0.72~1.09）[20]。

综上所述，没有足够的证据推荐治疗生殖道感染以降低早产的发生率。然而，为防止性传播疾病的蔓延或治疗有症状的患者，使用抗生素是合理的。

13.2　无感染迹象胎膜完整早产的抗生素应用

由于宫内感染是早产的重要原因，一些临床医师倾向对早产孕妇使用抗生素。但是,对于胎膜完整的早产孕妇,应避免常规使用预防性抗生素。

ORACLE Ⅱ试验是一项最大规模的临床试验,共纳入 6 295 例胎膜完整但没有任何临床感染迹象的早产孕妇,比较了下列研究组和对照组:分别使用红霉素(n=1 611)、复合阿莫西林 - 克拉维酸(阿莫西林和克拉维酸;n=1 550)、两者联用(n=1 565)或安慰剂(n=1 569)持续 10 天或直到分娩。这项研究未能证明使用抗生素可降低新生儿不良复合结局的发生率(包括新生儿死亡、慢性肺部疾病或超声提示的严重脑部异常)[21]。

此外,Cochrane 综述回顾了 14 项研究并得出结论,胎膜完整的早产孕妇预防性使用抗生素对新生儿结局没有益处。值得注意的是,与未使用抗生素相比,接受预防性抗生素治疗的孕妇新生儿死亡发生率有所增加(RR,1.57;95%CI,1.03~2.40)。在亚组分析中,联用大环内酯类和 β 内酰胺类抗生素的女性所生婴儿的脑瘫发生率明显高于安慰剂组(RR,2.83;95%CI,1.02~7.88)。与母亲未使用大环内酯类抗生素(包括使用安慰剂或复合阿莫西林 - 克拉维酸)的婴儿相比,母亲应用大环内酯类抗生素所生的婴儿新生儿死亡(RR,1.52;95%CI,1.05~2.19)、各种功能受损(RR,1.11;95%CI,1.01~1.20)和脑瘫(RR,1.90;95%CI,1.20~3.01)发生率增加[22]。

这些发现表明,除非有明显的感染迹象,否则胎膜完整的早产孕妇不应常规使用抗生素。

13.3 无感染迹象的未足月胎膜早破(pPROM)的抗生素应用

与胎膜完整的早产相比,pPROM 应用抗生素治疗的有效性已经得到证实。

1997 年,美国儿童健康与人类发育研究所母胎医学组网络开展了第一个大型随机对照试验,证实预防性抗生素治疗对 pPROM 管理的影响[23]。614 例妊娠 24~32 周的 pPROM 孕妇被随机分为两组,分别静脉注射氨苄西林(2g,q6h)和红霉素(250mg,q6h)各 48h,随后分别口服阿莫西林(250mg,q8h)和红霉素(333mg,q8h)各 5 天或使用安慰剂。对 B 族链球菌(GBS)携带者进行识别和治疗。随机分组后不使用保胎药和皮质类固醇。抗生素组新生儿复合不良结局(即胎儿或婴儿死亡、呼吸窘迫、重型脑室出血、2~3 期坏死性小肠结肠炎或败血症(44.1% vs 52.9%)、呼吸窘迫(40.5% vs 48.7%)和坏死性小肠结肠炎(2.3% vs 5.8%)的发生率明显低于安慰剂组。在 GBS 阴性的女性中,抗生素组的中位分娩时间比安慰剂组长(分别为 6.1 天和 2.9 天)。抗生素组大约 50%

的孕妇在治疗后 7 天继续妊娠，而安慰剂组仅约 25%。

第二项影响试验是 2001 年的 ORACLE 试验[24]。这是一项规模最大的试验，共有 4 826 名妊娠不足 37 周的 pPROM 孕妇参与。她们被随机分组，分别给予口服 250mg 红霉素（*n*=1 197）、375mg 复合阿莫西林 - 克拉维酸（250mg 阿莫西林和 125mg 克拉维酸；*n*=1 212）、两者联用（*n*=1 192）或安慰剂（*n*=1 225），每天 4 次，持续 10 天或直到分娩。单用红霉素组的新生儿复合不良结局（即新生儿死亡、慢性肺部疾病或严重脑部异常）发生率低于安慰剂组，但无统计学意义（12.7% vs 15.2%，*P*=0.08）。重要的是，在坏死性小肠结肠炎发生率方面，单用复合阿莫西林 - 克拉维酸组比安慰剂组更高（1.9% vs 0.5%），使用复合阿莫西林 - 克拉维酸的治疗组高于未使用组（1.8% vs 0.7%）。因此，不推荐 pPROM 孕妇使用复合阿莫西林 - 克拉维酸。

纳入 12 项研究的 Cochrane 综述发现，对 pPROM 孕妇进行抗生素治疗在统计学上显著降低了绒毛膜羊膜炎的发病率（*RR*，0.66；95%*CI*，0.46~0.96）、新生儿感染（*RR*，0.67；95%*CI*，0.52~0.85）、表面活性物质使用量（*RR*，0.83；95%*CI*，0.72~0.96）、氧气治疗（*RR*，0.88；95%*CI*，0.81~0.96）和脑超声扫描异常（*RR*，0.81；95%*CI*，0.68~0.98），延长潜伏期 48h（*RR*，0.71；95%*CI*，0.58~0.85）和 7 天（*RR*，0.79；95%*CI*，0.71~0.89）。复合阿莫西林 - 克拉维酸增加新生儿坏死性小肠结肠炎的风险（*RR*，4.72；95%*CI*，1.57~14.23）[25]。

最佳的抗生素治疗方案和持续时间尚未确定。根据 NICHD 试验，通常使用氨苄西林 / 阿莫西林与红霉素联合用药。

在预防性使用抗生素后，临床医师应警惕耐药菌的产生。基本上，单一抗生素和短期治疗是有利的。目前，只有小规模的研究表明，与 7 天治疗方案相比，3 天治疗方案在预后方面没有差异[26,27]。因此，有必要进行更大规模的研究。

13.4　确诊或疑似宫内感染的抗生素治疗

13.4.1　抗生素治疗时机

如果孕妇被诊断或疑似患有宫内感染，建议立即开始抗生素治疗。关于产时治疗和产后即刻治疗的比较，目前只有一项纳入 45 名孕妇的小规模随机前瞻性试验[28]。抗生素为静脉使用氨苄西林 2g/6h 加庆大霉素 1.5mg/（kg·8h）。此外，剖宫产患者每 8h 加用 900mg 克林霉素。产时应用抗生素组新生儿败血症发生率较低(0 vs 21%),住院时间也较产后抗生素组短(3.8 天 vs 5.7 天)。同样,产时应用抗生素组的产妇住院时间(4.0 天 vs 5.0 天)和发热天数(0.44 天 vs 1.5 天)与产后抗生素组相比显著缩短。一项回顾性研究也表明,产时应用抗生素治疗新生儿败血症的发生率较低(P=0.06)[29]。

13.4.2 抗生素方案

羊膜腔内感染通常是涉及需氧菌和厌氧菌的多重微生物感染。因此,抗生素应覆盖这些微生物。最佳抗生素方案尚未得到充分研究。

GBS 和大肠杆菌是新生儿败血症最常见的病原体,因此传统上首选静脉使用氨苄西林和庆大霉素的组合。这些药物缺乏抗厌氧菌的活性。因此,建议剖宫产女性加用克林霉素。然而,一项随机对照试验研究了氨苄西林和庆大霉素联合治疗中加用克林霉素的益处,但未能证明该方案有利于降低子宫内膜炎发病率、新生儿败血症或死亡率[30]。另一方面,Cochrane 综述报道克林霉素联合庆大霉素是治疗子宫内膜炎最有效的药物[31]。

庆大霉素传统用法是每 8h 小剂量给药一次。最近推荐每 24h 大剂量给药一次。一些针对患有各种疾病的成人和儿童开展的研究显示,该方案具有浓度依赖性杀灭、抗生素后效应、降低肾毒性等优点。

每天单次大剂量给药可使胎儿血清达到最佳峰值水平,更接近最佳新生儿值且时间短于毒性阈值,这表明与常规每天 3 次给药(Locksmith)相比,胎儿肾毒性和耳毒性风险降低。然而,没有证据显示母婴结局有显著差异[32,33]。

一项随机双盲试验比较发现,哌拉西林和头孢西丁对产后子宫内膜炎的疗效相似。该研究未评估新生儿预后[34]。

尽管解脲支原体是女性宫内感染最常见的微生物,但母体使用抗生素是否能覆盖这些微生物尚不清楚。如果检出生殖道支原体感染,添加大环内酯或克林霉素治疗是合理的。

13.4.3 抗生素治疗时间

一些研究从产妇产后结局的角度评估了抗生素治疗的最佳持续时间。在一项随机对照试验中,与多剂量头孢替坦相比,单剂量头孢替坦治疗组的住院时间更短,治疗失败的发生率相似[35]。一项随机对照研究表明,无论是否进行额外的产后抗生素治疗,治疗失败的概率相当。作者由此得出结论,如果及时开始产时抗生素治疗,则不需要额外的产后治疗[36]。额外的口服抗生素治疗也无益[37]。

13.4.4 确诊羊膜腔内感染的抗生素治疗

早产或 pPROM 女性产前应用抗生素治疗是否可以根除微生物尚不清楚。对疑似宫内感染的孕妇经腹羊膜腔穿刺取羊水进行微生物鉴定,可以确定抗生素的敏感性和抗生素治疗的有效性。

一项研究表明,确诊羊膜腔内感染的 pPROM 孕妇,应用抗生素治疗未能根除这些微生物。在入院时羊水培养呈阳性的 7 名孕妇中,在抗生素治疗 10~14 天后 6 名患者羊水培养仍呈阳性。此外,入院时没有羊膜腔内感染和炎症的孕妇,接受抗生素治疗后仍有 1/3 出现羊膜腔内炎症[37]。最近一项研究表明,在 50 名经证实有羊膜腔内感染 / 炎症的早产胎膜完整的孕妇中,只有 16 名(32%)成功地清除了微生物(15/50),或在妊娠 37 周后分娩(1/50)。有趣的是,50 名孕妇中有 29 名(58%)继续妊娠超过 7 天。接受抗生素联合治疗的孕妇,从羊膜穿刺到分娩的中位间隔时间明显长于未接受抗生素治疗的孕妇(11 天 vs 3 天)[38]。严密监测胎儿状况下,使用抗生素进行期待治疗可能是延长妊娠的一种选择。

经腹羊膜腔穿刺获取羊水培养鉴定,对选择合适的抗生素是必要的,这可以延长孕周[39]。然而,其对新生儿结局的影响尚未确定。使用抗生素治疗延长妊娠需要严密的胎儿监护。临床医师应权衡早产的风险和胎儿感染 / 炎症的严重性。

参考文献

1. Abele-Horn M, Scholz M, Wolff C, Kolben M. High-density vaginal Ureaplasma urealyticum colonization as a risk factor for chorioamnionitis and preterm delivery. Acta Obstet Gynecol Scand. 2000;79:973–8.
2. Kafetzis DA, Skevaki CL, Skouteri V, Gavrili S, Peppa K, Kostalos C, Petrochilou V, Michalas S. Maternal genital colonization with Ureaplasma urealyticum promoted preterm delivery: association of the respiratory colonization of premature infants with chronic lung disease and increased mortality. Clin Infect Dis. 2004;39:1113–22.
3. Andrews WW, Goldernberg RL, Merecr B, Iams J, Meis P, Moawad A, Das A, Vandorsten JP, Caritis SN, Thunau G, Miodovnik M, Roberts J, McNellis D. The preterm prediction study: association of second-trimester genitourinary chlamydia infection with subsequent spontaneous preterm birth. Am J Obstet Gynecol. 2000;193:662–8.
4. Mann JR, McDermott S, Gill T. Sexually transmitted infection is associated with increased risk of preterm birth in South Carolina women insured by Medicaid. J Matern Fetal Neonatal Med. 2010;23:563–8.
5. Rours GI, Duijts L, Moll HA, Arends LR, de Groot R, Jaddoe VW, Hofman A, Steegers EA, Mackenbach JP, Ott A, Willemse HF, van der Zwaan EA, Verkooijen RP, Verbrugh

HA. Chlamydia trachomatis infection during pregnancy associated with preterm delivery: a population-based prospective study. Eur J Epidemiol. 2011;26:493–502.

6. Blas MM, Canchihuaman FA, Alva IE, Hawes SE. Pregnancy outcomes in women infected with Chlamydia trachomatis: a population-based cohort study in Washington State. Sex Transm Infect. 2007;83:314–8.
7. Cotch MF, Pastorek JG II, Nugent RP, Hillier SL, Gibbs RS, Martin DH, Eschenbach DA, Edelma R, Carcy JC, Regan JA, Krohn MA, Klebanoff MA, Rao AV, Rhoads GG. Trichomonas vaginalis associated with low birth weight and preterm delivery. The vaginal infections and prematurity study group. Sex Transm Dis. 1997;24(6):353–60.
8. McCormack WM, Rosner B, Lee YH, Munoz A, Charles D, Kass EH. Effect on birth weight of erythromycin treatment of pregnant women. Obstet Gynecol. 1987;69:202–7.
9. Eschenbach DA, Nugent RP, Rao AV, Cotch MF, Gibbs RS, Lipscomb KA, Martin DH, Pastorek JG, Rettig PJ, Carey JC, et al. A randomized placebo-controlled trial of erythromycin for the treatment of Ureaplasma urealyticum to prevent premature delivery. The vaginal infections and prematurity study group. Am J Obstet Gynecol. 1991;164:734–42.
10. Raynes Greenow CH, Roberts CL, Bell JC, Peat B, Gilbert GL, Parker S. Antibiotics of ureaplasma in the vagina in pregnancy. Cochrane Database Syst Rev. 2011;1:CD003767.
11. Martin DH, Eschenbach DA, Cotch MF, Nufent RP, Rao AV, Klebanoff MA, Lou Y, Retting PJ, Gibbs RS, Pastorek Li JG, Regan JA, Kaslow RA. Double-blind placebo-controlled treatment trial of Chlamydia trachomatis endocervical infections in pregnant women. Infect Dis Obstet Gyencol. 1997;5:10–7.
12. Ahmadi A, Ramazanzadeh R, Sayehmiri K, Sayehmiri F, Amirmozafari N. Association of Chlamydia trachomatis infections with preterm delivery: a systematic review and meta-analysis. BMC Pregnancy Childbirth. 2018;18:240.
13. Andrew WW, Klebanoff MA, Thom EA, Hauth JC, Carey JC, Meis PJ, Caritis SN, Leveno KJ, Wapner RJ, Varner MW, Iams JD, Moawad A, Miodovnik M, Sibai B, Dombrowski M, Langer O, O'Sullivan MJ, National Institute of Child Health and Human Development Maternal-Fetal Medicine Units Network. Midpregnancy genitourinary tract infection with Chlamydia trachomatis: association with subsequent preterm delivery in women with bacterial vaginosis and Trichomonas vaginalis. Am J Obstet Gynecol. 2006;194:493–500.
14. Silveira MF, Fhanem KG, Erbelding EJ, Burke AE, Johnson HL, Singh RH, Zenilman JM. Chlamydia trachomatis infection during pregnancy and the risk of preterm birth: a case-control study. Int J STD AIDS. 2009;20:465–9.
15. Klebanoff MA, Carey JC, Hauth JC, Hillier SL, Nugent RP, Thom EA, Emest JM, Heine RP, Wapner RJ, Trout W, Moawad A, Leveno KJ, Miodovnik M, Sibai BM, Van Dorsten JP, Dombrowski MP, O'Sullivan MJ, Varner M, Langer O, McNellis D, Roberts JM, National Institute of Child Health and Human Development Network of Maternal-Fetal Medicine Units. Failure of metronidazole to prevent preterm delivery among pregnant women with asymptomatic Trichomonas vaginalis infection. N Engl J Med. 2001;345:487–93.
16. Roberts CL, Algert CS, Rickard KL, Morris JM. Treatment of vaginal candidiasis for the prevention of preterm birth: a systematic review and meta-analysis. Syst Rev. 2015;4:31.
17. Andrews WW, Sibai BM, Thom EA, Dudley D, Emest JM, Mcnellis D, Leveno KJ, Wapner R, Moawad A, O'Sullivan MJ, Caritis SN, Iams JD, Langer O, Miodovnik M, Dombrowski M, National Institute of Child Health & Human Development Maternal-Fetal Medicine Units Network. Randomized clinical trial of metronidazole plus erythromycin to prevent spontaneous preterm delivery in fetal fibronectin-positive women. Obstet Gynecol. 2003;101:847–55.
18. Shennan A, Crawshaw S, Briley A, Hawken J, Seed P, Jones G, Poston L. A randomized controlled trial of metronidazole for the prevention of preterm birth in women positive for cervicovaginal fetal fibronectin: the PREMET study. BJOG. 2006;113:65–74.
19. Hatanaka AR, Franca MS, Hamamoto TENK, Rolo LC, Mattar R, Moron AF. Antibiotics treatment for patients with amniotic fluid "sludge" to prevent spontaneous preterm birth: a historically controlled observational study. Acta Obstet Gynecol Scand. 2019. https://doi.

org/10.1111/aogs.13603.
20. Thinkhamrop J, Hofmeyr GJ, Adetoro O, Lumbiganon P, Ota E. Antibiotic prophylaxis during the second and third trimester to reduce adverse pregnancy outcomes and morbidity. Cochrane Database Syst Rev. 2015;1:CD002250.
21. Kenyon SL, Taylor DJ, Tarnow-Mordi W, ORCLE Collaborative Group. Broad-spectrum antibiotics for spontaneous preterm labour: the ORACLE II randomized trial. ORACLE Collaborative Group. Lancet. 2001;357:989–94.
22. Flenady V, Hawley G, Stock OM, Kenyon S, Badawi N. Prophylactic antibiotics for inhibiting preterm labour with intact membranes. Cochrane Database Syst Rev. 2013;4:CD000246.
23. Mercer BM, Miodovnik M, Thunau GR, Goldenberg RL, Das AF, Ramsey RD, Rabello YA, Meis PJ, Moawad AH, Iams JD, Van Dorsten JP, Paul RH, Bottoms SF, Merenstein G, Thom EA, Roberts JM, McNellis D. Antibiotic therapy for reduction of infant morbidity after preterm premature rupture of the membranes. A randomized controlled trial. National Institute of Child Health and Human Development Maternal-Fetal Medicine Units Network. JAMA. 1997;278:989–95.
24. Kenyon SL, Taylor DJ, Tarnow-Mordi W, ORACLE Collaborative Group. Broad-spectrum antibiotics for preterm, prelabour rupture of fetal membranes: the ORACLE I randomized trial. ORACLE Collaborative Group. Lancet. 2001;357:979–88.
25. Kenyon S, Boulvain M, Nellson JP. Antibiotics for preterm rupture of membranes. Cochrane Database Syst Rev. 2013;2:CD001058.
26. Segal SY, Miles AM, Clothier B, Parry S, Macones GA. Duration of antibiotic therapy after preterm premature rupture of fetal membranes. Am J Obstet Gynecol. 2003;189:799–802.
27. Lewis DF, Adair CD, Robichaux AG, Jaekle RK, Moore JA, Evans AT, Fontenot MT. Antibiotic therapy in preterm premature rupture of membranes: are seven days necessary? A preliminary, randomized clinical trial. Am J Obstet Gynecol. 2003;188:1413–6.
28. Gibbs RS, Dinsmoor MJ, Newton ER, Ramamurthy RS. A randomized trial of intrapartum versus immediate postpartum treatment of women with intra-amniotic infection. Obstet Gynecol. 1988;72:823–8.
29. Gilstrap LC 3rd, Leveno KJ, Cox SM, Burris JS, Mashburn M, Rosenfeld CR. Intrapartum treatment of acute chorioamnionitis: impact on neonatal sepsis. Am J Obstet Gynecol. 1998;159:579–83.
30. Maberry MC, Gilstrap LC 3rd, Bawdon R, Little BB, Dax J. Anaerobic coverage for intra-amnionic infection: maternal and perinatal impact. Am J Perinatol. 1991;8:338–41.
31. Mackeen AD, Packard RE, Ota E, Speer L. Antibiotic regimens for postpartum endometritis. Cochrane Database Syst Rev. 2015;2:CD001067.
32. Locksmith GJ, Chin A, Vu T, Shattuck KE, Hankins GD. High compared with standard gentamicin dosing for chorioamnionitis: a comparison of maternal and fetal serum drug levels. Obstet Gynecol. 2005;105:473–379.
33. Lyell DJ, Pullen K, Fuh K, Zamah AM, Caughey AB, Benitz W, Ei-Sayed YY. Daily compared with 8-hour gentamicin for the treatment of intrapartum chorioamnionitis: a randomized controlled trial. Obstet Gynecol. 2010;115:344–9.
34. Rosene K, Eschenbach DA, Tompkins LS, Kenny GE, Watkins H. Polymicrobial early postpartum endometritis with facultative and anaerobic bacteria, genital mycoplasmas, and Chlamydia trachomatis: treatment with piperacillin or cefoxitin. J Infect Dis. 1986;153:1028–37.
35. Chapman OJ. Randomized trial of single-dose versus multiple-dose cefotetan for the postpartum treatment of intrapartum chorioamnionitis. Am J Obstet Gynecol. 1997;177:831–4.
36. Edwards RK, Duff P. Single additional dose postpartum therapy for women with chorioamnionitis. Obstet Gynecol. 2003;102:957–61.
37. Gomez R, Romero R, Nien JK, Medina L, Carstens M, Kim YM, Espinoza J, Chaiworapongsa T, Gonzales R, Iams JD, Rojas I. Antibiotic administration to patients with preterm premature rupture of membranes does not eradicate intra-amniotic infection. J Matern Fetal Neonatal Med. 2007;20:167–73.

38. Yoon BH, Romero R, Park JY, Oh KJ, Lee J, Conde-Agudelo A, Hong JS. Antibiotics administration can eradicate intra-amniotic infection of inflammation in a subset of patients with preterm labor and intact membranes. Am J Obstet Gynecol. 2019. https://doi.org/10.1016/j.ajog.2019.03.018
39. Yoneda S, Shiozaki A, Yoneda N, Ito M, Shima T, Fukuda K, Ueno T, Niimi H, Kitajima I, Kigawa M, Saito S. Antibiotic therapy increases the risk of preterm birth in preterm labor without intra amniotic microbes, but may prolong the gestation period in preterm labor with microbes, evaluated by rapid and high-sensitive PCR system. Am J Reprod Immunol. 2016;75:440–50.

第14章 早产和益生菌

Masato Kamitomo

摘要

早产可由多种途径的感染诱发，包括上行感染、经胎盘血行感染和经卵巢播散感染。致病菌可源于阴道、肠道或口腔。大约90%的病例由阴道上行感染引起，阴道微生物菌群异常是导致早产的主要原因。近年来，研究发现肠道菌群异常也会引发促炎状态进而导致早产。如何使用益生菌改善这种状态以预防早产有待进一步研究。尽管益生菌可使阴道微生物菌群正常化，但尚无明确证据表明它们可以预防早产。为了阐明益生菌预防早产的作用，需开展随机对照试验，研究内容包括使用细菌的种类、开始时间、用药疗程和治疗对象。

关键词

早产　益生菌　肠道微生物菌群

14.1 引言

早产和足月产的生理过程是相同的(包括子宫平滑肌收缩活动增加、宫颈成熟和胎膜破裂等)，两者的主要区别在于分娩启动开始的时间。在特定时间内，无论子宫平滑肌处于活跃还是静止状态，一旦分娩启动，宫内环境就会从抗炎状态转变为促炎状态。宫颈开始成熟，触发分娩发动，子宫平滑肌的收缩活动增强，导致分娩。引起这些变化的物质包括趋化因子(IL-8)，细胞因子(IL-1，IL-6)以及宫缩相关蛋白(催产素受体、连接蛋白43和前列腺素受体)，它们在分娩启动机制中起关键作用[1]。胎盘分泌的孕激素作用于免疫细胞，抑制上述物质分泌以维持子宫平滑肌处于静息状态[2]。

以往认为早产是由单一因素引起的疾病，目前研究认为早产是一种多因素参与的复杂综合征（表 14.1）[1]。在这些因素中，感染在一定程度上被确定为早产的病理生理原因。既往的观察和实验研究提示，其他因素也参与其中，但仍有若干环节尚待阐明。感染途径包括上行感染、经胎盘血行感染和经卵巢播散感染。致病菌来源于阴道、肠道和口腔微生物，约 90% 的病例为上行感染。因此，我们认为，阴道微生物菌群异常是早产的主要原因[1]。

为了预防和治疗这些感染，人们使用抗菌剂和益生菌，但它们对早产的影响是不一致的[3,4]。益生菌是赋予人体健康益处的微生物，亦指含有益生菌的制剂和食品。表 14.2 显示了国际益生菌和益生元科学协会（ISAPP）在 2014 年定义的益生菌范围[5]。部分研究通过口服食用的肠道菌种来观察益生菌的作用。在本文中，我们概述了异常菌群和早产的关系以及益生菌的作用。

表 14.1 早产原因[1]

感染
血管疾病
蜕膜退化
子宫过度扩张
宫颈疾病
母胎耐受性下降
应激
原因不明

表 14.2 关于益生菌范围的共识

保留 FAO/WHO 对益生菌的定义[1]，在语法上稍加修正，改为“当以足够数量摄入时，可使宿主获得健康益处的活微生物”，澄清了专家共识与 FAO/WHO 指南[2]之间的矛盾之处
符合上述益生菌定义，在已进行的对照研究中证明有益于健康的微生物种
除“含有益生菌”以外的任何具体声明都必须进一步证实
与传统发酵食品相关，但没有健康益处的活菌，被排除在益生菌范围外
将未定义的粪便菌群移植物排除在益生菌范围之外
新的共生菌和由来自人类样本的明确菌株组成的菌群，当其安全有效性证据充分，就是益生菌

FAO，联合国粮农组织；WHO，世界卫生组织

[1] 联合国粮农组织和世界卫生组织。食物（包括带有活乳酸菌的奶粉）中益生菌的健康和营养特性。世界卫生组织，http://www.who.int/foodsafety /publications/ fs_manage-ment/en/probiotics.pdf（2001）.

[2] 联合国粮农组织和世界卫生组织。FAO/WHO 联合工作组制定的关于食品中益生菌评估的指南。联合国粮食及农业组织，ftp://ftp.fao.org/es/esn/food/wgreport2.pdf（2002）.

14.2 阴道微生物菌群和早产

阴道微生物菌群所含的非病原微生物类别超过 50 种，个体差异很大[6]。

阴道菌群多样性降低和乳酸杆菌数量减少会引起早产[7]。正常阴道菌群主要由乳酸杆菌组成，该菌分解阴道上皮细胞中的糖原产生乳酸和 H_2O_2，形成酸性环境，抑制病原体的生长和传播，保护身体，抵御细菌性阴道病、尿路感染和性传播感染[8]。此外，乳酸杆菌以竞争性生长方式抑制其他细菌的生长[1]。

罹患细菌性阴道病时，阴道微生物菌群会发生改变，乳酸杆菌数量减少，其他细菌占主导地位。病原体可从阴道经由宫颈管侵袭子宫并引起绒毛膜羊膜炎。然而，有些研究表明，尽管使用抗菌剂可以消除细菌性阴道病，但无法预防早产[9]。这提示早产涉及微生物菌群以外的因素，包括宿主免疫力、宫颈管因素和治疗时机。

14.3　口腔微生物菌群和早产

口腔中存在七百多种细菌，据报道，仅存在于口腔的细菌也会引起子宫感染[10]。感染途径通常是血行传播，例如由牙周疾病引起的感染[11]。口腔细菌也可通过口交播散到阴道中，这种上行感染途径不能被忽视。有文章指出，患有牙周疾病的孕妇血清 IL-8 和 IL-1β 水平升高，可增加早产的发生率[12]。目前，尚无报道治疗性干预能减少妊娠 32 周前的早产[13]。治疗效果尚无定论。

14.4　肠道菌群和肠道免疫系统

肠道细菌数量为 100 万亿至 1 000 万亿，种类为 500~1 000 种，由此构成肠道菌群。为了应对这个庞大的抗原群，全身大约 70% 的免疫细胞聚集在肠道中。肠道免疫系统通过复杂的免疫反应，选择性地允许有益于人体的细菌存活并维持肠道菌群的多样性，以抑制外源性病原菌。肠道菌群多样性的减少会导致肠道免疫系统处于促炎状态，使人容易患上各种疾病[14]。

肠道菌群具有多种生理作用，包括促进能量产生、蠕动和消化吸收，并参与调节代谢、预防感染、免疫刺激和癌症发病等[15]。在这些作用中，预防感染和免疫刺激与疾病和早产的发生密切相关[16]。肠道菌群预防感染的机制包括：与外源病原菌竞争营养，抑制病原菌黏附到肠上皮，以及通过产生抗菌物质和短链脂肪酸（例如乙酸盐和丁酸）来抑制病原菌生长[16]。免疫刺激通过肠道菌群促进免疫球蛋白 A 的产生，激活巨噬细胞，引发自然免疫[16]。此外，特异性免疫反应根据细菌的类型而有所不同：肠内分段细菌诱导 Th17 细胞[17]，加剧炎症反应，而梭状芽孢杆菌诱导调节性 T 细胞（Tregs）减轻炎症[15]。

肠道菌群可通过上行性和肠上皮血源性途径诱发宫内感染[1]。如前所述，感染引起的早产病例中约有 90% 为上行感染，因此认为阴道微生物菌群异常是早产的主要原因。但是，宏基因组学分析显示，足月分娩的妇女和早产妇女的早孕期阴道菌群之间没有差异[17]。另有报道称肠道微生物菌群的变化与早产有关[18]，肠道微生物菌群多样性降低引起的促炎状态与早产的关系受到了人们的关注。

14.5 免疫耐受的破坏和早产

随着妊娠的建立，肠道菌群的稳定有助于外周免疫耐受[16]。免疫耐受包括中枢耐受和外周耐受。前者发生在胸腺，是指对自身抗原的免疫耐受，后者发生在外周组织，是指对非自身抗原的免疫耐受。肠道微生物菌群和胎儿都是非自身抗原，因此，它们的生存需要外周耐受。实质上，这涉及经调节性 T 细胞增殖抑制辅助性 T 细胞[15]。调节性 T 细胞属于免疫细胞，分为 CD_4^+ 和 CD_{25}^+T 细胞，具有调节免疫应答的作用，并表达 FoxP3 转录因子（自身发育和发挥功能所必需的因子）[16]。IL-2 和 TGF-β 介导未成熟调节性 T 细胞分化为调节性 T 细胞，通过分泌细胞毒性 T 淋巴细胞相关抗原 4（CTLA-4）和程序性死亡蛋白 1（PD-1）等调节性受体和抗炎细胞因子（IL-10 和 IL-4）来预防炎症[15]。抗原呈递细胞识别绒毛膜绒毛组织和肠道菌群（如梭状芽胞孢杆菌和拟杆菌），分泌大量 IL-2 和 TGF-β，诱导调节性 T 细胞，使胎儿和肠道菌群逃脱宿主免疫[19]。此外，肠道微生物菌群产生的乙酸和丁酸也能诱导调节性 T 细胞。绒毛组织邻近的蜕膜（即母胎界面）富含大量调节性 T 细胞，可使胎儿免受过度母体免疫反应，发挥保护作用。调节性 T 细胞减少会降低免疫耐受（表 14.1），活化各种免疫细胞，宫内环境从抗炎状态转为促炎状态，从而激活分娩机制，导致宫缩和妊娠终止[15]。

事实上，已有研究报道早产孕妇血清 IL-10 水平降低[20]，蜕膜中调节性 T 细胞的数量也降低[21]。此外，早产时胎盘分泌 IL-10 的能力低于正常妊娠同期水平[22]，这表明早产与免疫调节能力降低有关。

14.6 使用益生菌预防早产

据报道，孕妇习惯性使用益生菌与早产率成负相关[23]。在一项关于孕妇口服乳杆菌、双歧杆菌和链球菌的研究发现，这些妇女的 IL-4 和 IL-10 水平升高，炎症诱导的趋化因子水平较低，提示益生菌增强了抗炎状态[24]。这些结果表明，益生菌有助于防止早产。迄今为止，已报道了多项使用益生菌（如乳酸菌）的研究。结果表明，阴道病的发生得到改善，但是无法防止早产[4]。同样，最近的荟萃分析结果也没有表明益生菌可以防止早产[3]。

有研究对各种益生菌进行评估，在妊娠 34 周之前早产的风险比如下：乳酸杆菌（5 项研究，1 017 名受试者）为 1.03（95%*CI*，0.29~3.64）；双歧杆菌（3 项研究，377 名受试者）为 1.54（95%*CI*，0.27~8.73）；链球菌（两项研究，146 名受试者）为 1.60（95%*CI*，0.20~12.69）。但上述比率的值是有问题的，因为置信区间很宽，在所有研究中使用的细菌、患者背景、开始使用的时间和持续时间都存在很大差异。

最近一项关于有早产史和宫颈缩短高危孕妇的回顾性研究表明，在妊娠早期使用梭状芽孢杆菌可减少妊娠 32 周前早产的发生率[25]。已有报道梭状芽孢杆菌是肠道免疫系统中调节性 T 细胞的有效诱导剂[26]。另有报道，早产孕妇肠道菌群中的梭状芽孢杆菌、多形杆状菌和益生菌的水平降低了[17]，这非常有趣，表明肠道菌群在预防早产方面发挥了作用。

14.7　结论

关于肠道微生物菌群的研究历史很短，细菌学检测已转向基因组分析的新领域，涉及全面、详尽的检测。妊娠和肠道菌群有一个共同的生理特征，即它们的建立和维持依赖于外周免疫耐受。我们相信，随着检测方法的进步，二者的关联将得到进一步阐述。益生菌对早产的影响尚未完全研究透彻。为了阐明益生菌的治疗效果，需要进行随机对照试验，研究内容包括益生菌制剂的类型、给药开始时间、持续时间和其他因素等。

参考文献

1. Romero R, Dey SK, Fisher SJ. Preterm labor: one syndrome, many causes. Science. 2014;345:760–5.
2. Areia A, Vale-Pereira S, Alves V, Rodrigues-Santos P, Moura P, Mota-Pinto A. Membrane progesterone receptors in human regulatory T cells: a reality in pregnancy. BJOG. 2015;122:1544–50.
3. Jarde A, Lewis-Mikhael AM, Moayyedi P, Stearns JC, Collins SM, Beyene J, et al. Pregnancy outcomes in women taking probiotics or prebiotics: a systematic review and meta-analysis. BMC Pregnancy Childbirth. 2018;18:14.

4. Othman M, Neilson JP, Alfirevic Z. Probiotics for preventing preterm labour. Cochrane Database Syst Rev. 2007;1:CD005941.
5. Hill C, Guarner F, Reid G, Gibson GR, Merenstein DJ, Pot B, et al. Expert consensus document. The International Scientific Association for Probiotics and Prebiotics consensus statement on the scope and appropriate use of the term probiotic. Nat Rev Gastroenterol Hepatol. 2014;11:506–14.
6. Costello EK, Lauber CL, Hamady M, Fierer N, Gordon JI, Knight R. Bacterial community variation in human body habitats across space and time. Science. 2009;326:1694–7.
7. Hyman RW, Fukushima M, Jiang H, Fung E, Rand L, Johnson B, et al. Diversity of the vaginal microbiome correlates with preterm birth. Reprod Sci. 2014;21:32–40.
8. Wilks M, Wiggins R, Whiley A, Hennessy E, Warwick S, Porter H, et al. Identification and H2O2 production of vaginal lactobacilli from pregnant women at high risk of preterm birth and relation with outcome. J Clin Microbiol. 2004;42:713–7.
9. Brocklehurst P, Gordon A, Heatley E, Milan SJ. Antibiotics for treating bacterial vaginosis in pregnancy. Cochrane Database Syst Rev. 2013;1:CD000262.
10. Hill GB. Preterm birth: associations with genital and possibly oral microflora. Ann Periodontol. 1998;3:222–32.
11. Bearfield C, Davenport ES, Sivapathasandarem V, Allaker RP. Possible association between amniotic fluid micro-organism infection and microflora in the mouth. BJOG. 2002;109:527–33.
12. Hasegawa K, Furuichi Y, Shimotsu A, Nakamura M, Yoshinaga M, Kamitomo M, et al. Associations between systemic status, periodontal status, serum cytokine levels, and delivery outcomes in pregnant women with a diagnosis of threatened premature labor. J Periodontol. 2003;74:1764–70.
13. Michaelowica BS, Hodges JS, DiAngelis AJ, Lupo VR, Novak MJ, Ferguson JE, et al. Treatment of periodontal disease and the risk of preterm birth. N Engl J Med. 2006;355:1885–94.
14. Wardwell LH, Huttenhower C, Garrett WS. Current concepts of the intestinal microbiota and pathogenesis of infection. Curr Infect Dis Rep. 2011;13:28–34.
15. Abbas AK, Lichtman AH, Pillai S. Basic immunology. Functions and disorders of the immune system. 5th ed. Philadelphia: Elsevier; 2016.
16. Sakaguchi S, Vignali DA, Rudensky AY, Niec RE, Waldmann H. The plasticity and stability of regulatory T cells. Nat Rev Immunol. 2013;13:461–7.
17. Romero R, Hassan SS, Gajer P, Tarca AL, Fadrosh DW, Bieda J, et al. The vaginal microbiota of pregnant women who subsequently have spontaneous preterm labor and delivery and those with a normal delivery at term. Microbiome. 2014;2:18.
18. Shiozaki A, Yoneda S, Yoneda N, Yonezawa R, Matsubayashi T, Seo G, et al. Intestinal microbiota is different in women with preterm birth: results from terminal restriction fragment length polymorphism analysis. PLoS One. 2014;9:e111374.
19. Shevach EM. CD4+ CD25+ suppressor T cells: more questions than answers. Nat Rev Immunol. 2002;2:389–400.
20. Makhseed M, Raghupathy R, El-Shazly S, Azizieh F, Al-Harmi JA, Al-Azemi MM. Pro-inflammatory maternal cytokine profile in preterm delivery. Am J Reprod Immunol. 2003;49:308–18.
21. Quinn KH, Parast MM. Decidual regulatory T cells in placental pathology and pregnancy complications. Am J Reprod Immunol. 2013;69:533–8.
22. Hanna N, Bonifacio L, Weinberger B, Reddy P, Murphy S, Romero R, et al. Evidence for interleukin 10-mediated inhibition of cyclo-oxygenase-2 expression and prostaglandin production in preterm human placenta. Am J Reprod Immunol. 2006;55:19–27.
23. Myhre R, Brantsaeter AL, Myking S, Gjessing HK, Sengpiel V, Meltzer HM, et al. Intake of probiotic food and risk of spontaneous preterm delivery. Am J Clin Nutr. 2011;93:81–6.
24. Vitali B, Cruciani F, Baldassarre ME, Capursi T, Spisni E, Valerii MC, et al. Dietary supplementation with probiotics during late pregnancy: outcome on vaginal microbiota and cytokine secretion. BMC Microbiol. 2012;12:236.
25. Kirihara N, Kamitomo M, Tabira T, Hashimoto T, Taniguchi H, Maeda T. Effect of probiot-

ics on perinatal outcome in patients at high risk of preterm birth. J Obstet Gynaecol Res. 2018;44:241–7.
26. Atarashi K, Tanoue T, Shima T, Imaoka A, Kuwahara T, Momose Y, et al. Induction of colonic regulatory T cells by indigenous Clostridium species. Science. 2011;331:337–41.

第 15 章 孕激素

Keiya Fujimori, Hyo Kyozuka, Shun Yasuda

摘要

孕激素已被广泛地用于预防早产(preterm births, PTBs)。但是,对于严格按照“规律宫缩与宫颈成熟”定义诊断的早产者,孕酮补充疗法可能是无效的。

最近的研究表明,孕酮疗法预防早产的功效可能取决于给药途径、药物剂型和适应证。

首先,应详细询问孕妇有无自发性单胎早产史。有既往单胎早产史者,建议在妊娠 16~20 周开始,每周肌内注射 250mg17α- 己酸羟孕酮(17-alpha-hydroxyprogesterone caproate, 17α-OHPC)直到妊娠 36 周。

无早产史的孕妇,妊娠 18~24 周时均应行经阴道超声筛查宫颈长度(cervical length, CL)。如果宫颈长度 <25mm,建议每天使用阴道孕酮栓(200mg)直至妊娠 36 周。

多胎妊娠时,孕酮(肌内注射或阴道用药)的使用不能降低早产率或改善新生儿结局。但是,在宫颈缩短的双胎妊娠中,阴道孕酮栓可有效地降低早产率并改善新生儿结局。

根据日本健康保险制度,17α-OHPC 注射液可用来治疗先兆流产或早产,每周一次,最大剂量为 125mg;天然微粒化阴道孕酮栓剂可用于治疗不孕症,但其用于预防早产则超出健康保险范围。

关键词

早产　预防　孕酮　17α- 己酸羟孕酮

15.1 引言

据估计，全世界每年有 1 500 万早产儿出生，占所有活产婴儿的 11.1%，其比率范围从部分欧洲国家的 5% 到某些非洲国家的 18%[1]。在日本，早产儿占所有新生儿的 5.6%[2]。对发达国家、拉丁美洲和加勒比地区的 65 个国家的早产发生率变化趋势进行评估，各国 2010 年出生的活产儿均超过 10 000 例[1]。1990 年，这些国家的平均早产率估计为 7.5%，而 2010 年为 8.6%[1]。尽管人们已开展了大量的宫缩抑制疗法、抗生素疗法和其他预防策略，但尚无哪种预防早产的方法被证明是有效且可重复的[3]。包括日本在内的大多数国家，2010 年的早产率比 1990 年有所上升[1,2]。

针对早产最有效的治疗方法是依据其风险因素进行预测和预防。早产的高危因素包括早产病史、宫颈缩短、多胎妊娠、孕妇年龄（<19 岁和 >35 岁）、传染病、遗传因素、吸烟、子宫发育异常以及宫颈扩张刮宫或宫颈锥切病史[4]。在这些危险因素中，最重要的是早产病史和宫颈缩短（通常定义为经阴道超声检查宫颈长度 <25mm）[4]。

孕酮以前曾用作先兆流产或早产预防的标准药物。由于大多数产科医师倾向于使用宫缩抑制剂和控制感染治疗早产，因此孕酮用于防治早产正逐渐减少。由于孕酮疗法对门诊患者来说既便宜又方便，该疗法最近被重新评估和回顾。2003 年，两项随机双盲安慰剂对照试验证明，孕酮治疗可以防治有早产病史的女性再发早产[5,6]。此后，研究者进行了许多研究和荟萃分析，以重新评估孕酮预防早产疗效或寻找其新证据。美国妇产科医师学会（ACOG）和母胎医学会建议，具有自发性早产史（包括未足月胎膜早破以及妊娠中期阴道超声提示宫颈缩短）的孕妇应进行孕酮治疗，以预防早产的发生[7,8]。

在本章中，我们将根据给药途径，药物类型和适应证介绍使用孕激素补充疗法预防早产的相关证据。

15.2 孕激素补充

孕酮有两种类型，一种是天然产生的（天然微粒化孕酮），另一种是合成激素（17α-OHPC），通过肌内或阴道两种途径给药。17α-OHPC 是 17- 羟孕酮的合成衍生物，半衰期为 7.8 天[9]，因此通常需每周一次肌内注射以维持血清浓度。根据日本健康保险制度，可以使用 17α-OHPC 注射剂治疗先兆流产或早产，每周一次，治疗最大剂量为125mg。微粒化的孕激素（一种天然孕激素）有口服胶囊、阴道凝胶或阴道栓剂型，患者可自行用药。口服微粒化孕酮，会在肝脏中迅速代谢并失效。而通过阴道给药，可避免肝脏代谢，直接作用于子宫并维持较高的血清水平[9~11]。

目前，对孕酮预防早产的作用机制了解甚少。已有数篇文献报道孕酮对早产的影响，包括降低缩宫素受体[12~14]、抗炎作用[15]和降低宫颈成熟[16]。由于孕酮在减少宫缩方面的疗效证据较少[17]，对于严格按照“规律宫缩与宫颈成熟”定义诊断为早产者，孕酮补充疗法可能无效。

关于孕产妇和胎儿的安全性方面，尚未证明孕酮会引起胎儿异常。FDA将天然微粒化孕酮归为妊娠B类药物[18]。美国国家儿童健康与人类发育研究所（The National Institute of Child Health and Human Development，NICHD）的研究表明，与安慰剂组相比，孕酮组的流产和死产率没有显著增加[5]。一项观察性随访研究报告，孕酮组和安慰剂组之间的婴儿远期结局无明显差异[19,20]。2011年，FDA批准了17α-OHPC可用于治疗有早产史的孕妇，以减少早产的发生[21]。

15.3 预测风险因素的筛选算法（图15.1）

早产的危险因素包括自发性早产病史、宫颈缩短、多胎妊娠、孕妇年龄、传染病、遗传因素、吸烟、子宫异常以及宫颈扩张和刮宫或宫颈锥切病史[4]。在危险因素中，最重要的是自发性早产史和宫颈缩短。

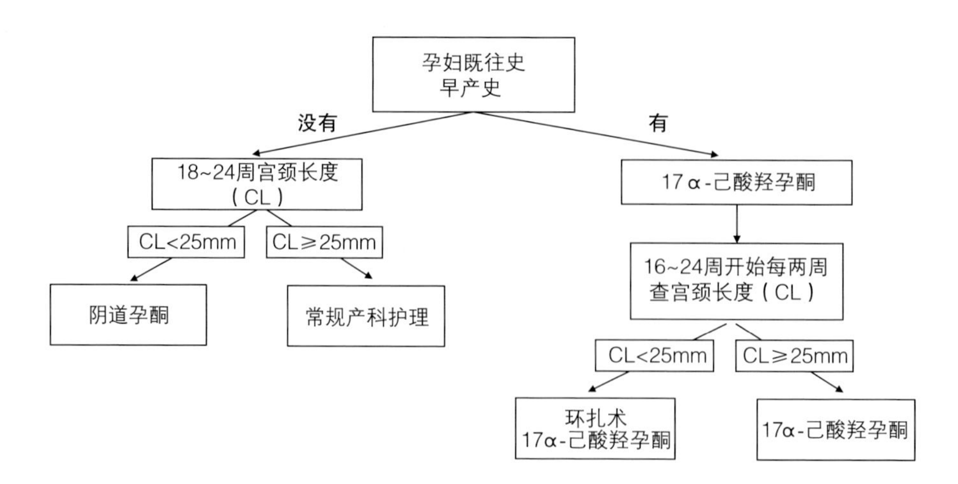

图15.1 单胎妊娠使用黄体酮防止早产的流程

评估早产的危险因素，应采集准确的病史。详细病史包括既往早产是自发的还是医疗性引产。自发性早产定义为未足月临产、胎膜早破或宫颈功能不全导致的妊娠 37 周之前分娩。对既往有自发性早产或妊娠中期流产史的孕妇评估应包括详细的病史，全面回顾分析所有生育史和危险因素，并确定有无采取预防性干预措施的指征，如补充孕激素，宫颈环扎或两者兼而有之。据报道，具有自发性早产史的孕妇再发早产风险增加 1.5~2 倍[7]，且既往早产孕周越小或早产次数越多，则复发率越高。既往足月产者，上述情况风险降低[22,23]。

预测早产风险的另一种重要方法是在妊娠中期经阴道超声测量宫颈长度[4,7,24,25]。该方法已被证明是可靠的，具有高度可重复性。对于所有无症状的单胎妊娠，应在 18~24 周进行经阴道超声宫颈长度检查。当宫颈长度 <25mm 时，早产的风险很高，并且随着宫颈长度缩短，风险进一步增加。因此，在研究孕酮补充疗法预防早产效果的随机试验中，宫颈长度缩短是该疗法的另一主要适应证。

对有自发性早产史和宫颈缩短的患者，孕酮补充疗法是少数已证实的能有效地预防早产的方法之一。

15.3.1 17α-OHPC 在有早产史人群中的使用

在 2003 年的 NICHD 报告中，Meis 等进行了一项随机双盲多中心试验，以评估 17α-OHPC 对有早产病史的患者预防早产有效性[5]。妊娠 16~20 周入组，每周肌内注射 250mg 17α-OHPC 或每周注射安慰剂，直至分娩或妊娠 36 周。结果：17α-OHPC 治疗显著降低了小于 37 周时的分娩风险（*RR* 0.66，95%*CI* 0.54~0.81），<35 周（*RR* 0.67，95%*CI* 0.48~0.93），小于 32 周（*RR* 0.58，95%*CI* 0.37~0.91）。接受孕酮治疗者分娩的婴儿坏死性小肠结肠炎与脑室内出血发生率、需要补氧率显著降低。结论：每周注射孕酮可显著降低此类人群的早产再发风险，降低其婴儿多种并发症的发生率。此项研究之后，由 Saghafi 等报道的另一项随机试验也显示，17α-OHPC 治疗显著降低了小于 37 周早产的发生率[26]。

如表 15.1 所示，对四项随机对照试验的荟萃分析还显示，每周肌内注射 17α-OHPC 可以降低既往早产史的女性小于 37 周早产的发生率（*RR* 0.62，95%*CI* 0.52~0.75）及其围产儿死亡率（*RR* 0.41，95%*CI* 0.23~0.73）[27]。

表 15.1 既往有早产史的单胎妇女孕酮与安慰剂 / 未治疗的荟萃分析

结果	研究数量	参加人数	风险比（M-H 法，固定，95%*CI*）
早产 <37 周	10	1 750	0.55[0.42, 0.74]
肌内注射	4	652	0.62[0.52, 0.75]
阴道	5	1 065	0.52[0.29, 0.92]
口服	1	33	0.46[0.19, 1.11]
早产 <34 周	5	602	0.31[0.14, 0.69]
肌内注射	0	0	0.0[0.0, 0.0]
阴道	4	454	0.21[0.10, 0.44]
口服	1	148	0.59[0.39, 0.90]
围产期死亡率	6	1 453	0.50[0.33, 0.75]
肌内注射	3	553	0.41[0.23, 0.73]
阴道	2	752	0.67[0.34, 1.29]
口服	1	148	0.43[0.12, 1.59]

CI：置信区间。

总之，对于单胎妊娠且有多次早产史的孕妇，建议从妊娠 16~20 周开始每周肌内注射 17α-OHPC 250mg 至妊娠 36 周。

15.3.2 阴道孕激素在有早产史人群中的使用

2003 年，与 Meis 报道同时期，da Fonseca 等研究报告了一项单胎妊娠随机双盲试验，其中大多数孕妇（>90%）既往有早产史[6]。结果发现，从妊娠 24~34 周每晚使用阴道天然微粒化孕酮栓剂（100mg）与早产（<37 周）发生率降低显著相关（*RR* 0.48，95%*CI* 0.25~0.96）[6]。2007 年，O' Brien 等的另一项随机研究报道，659 名有早产史（20~35 周）的单胎妊娠妇女，从妊娠 18~23 周开始，每天使用 90mg 天然微粒化孕酮阴道凝胶[28]，不能降低早产（<37，<36，<33 和 <29 周）的发生率，也不能改善新生儿结局。但是在对宫颈长度 <28mm 的女性进行的二次分析中，孕酮阴道凝胶治疗可显著降低 <32 周早产率。由于此研究入选人群已排除若干宫颈缩短者（导致偏倚），因此，与阴道孕酮相比，17α-OHPC 的有效性证据更强。

如表 15.1 所示，对 5 项 RCT 进行荟萃分析显示，对于既往早产史的女性，阴道孕酮可以降低 <37 周早产的发生率（*RR* 0.52，95%*CI* 0.29~0.92）和 <34 周早产的发生率（*RR* 0.21，95%*CI*，0.10~0.44），但不能降低围产儿死亡率（*RR* 0.67，95%*CI* 0.34~1.29）[27]。阴道孕酮似乎与 17α-OHPC 疗效相当，甚至更高。

15.3.3　17α-OHPC 治疗宫颈缩短

关于 17α-OHPC，一项多中心随机对照研究对于单胎妊娠、既往无早产史但宫颈长度缩短（<30mm）的孕妇，比较 17α-OHPC 与安慰剂对早产的影响。结果：小于 37 周早产率无差异（*RR* 1.03，95%*CI* 0.79~1.35）[29]。

在另一项后续的研究中，有高风险因素（既往早产病史、宫颈手术、子宫畸形或产前己烯雌酚暴露）和宫颈长度 <25mm 的患者随机接受每周肌内注射 17α-OHPC500mg 或不进行任何治疗。两组之间没有显著差异[30]。

综上所述，对于宫颈长度缩短且既往无早产史的单胎妊娠，不建议使用 17α-OHPC 预防早产。

15.3.4　阴道孕酮和宫颈缩短

目前已有一些随机对照试验，评估阴道孕酮治疗无症状宫颈缩短的效果。2007 年，英国胎儿医学基金会研究阴道孕酮对宫颈缩短孕妇的影响[31]。该试验招募了 250 名女性，多数（90%）为单胎妊娠且宫颈长度很短（20~24 周时 <15mm）。与使用安慰剂相比，经阴道孕酮栓剂（24~34 周开始，每晚 200mg）治疗的妇女发生早产的风险较低。与对照组相比，孕酮组在妊娠 34 周之前自发早产率较低（*RR* 0.56，95%*CI* 0.36~0.86），且对新生儿综合不良结局没有显著影响（*RR* 0.57，95%*CI* 0.23~1.31）[31]。随后的一项随机试验发现，妊娠 19~24 周宫颈长度为 10~20mm 的无症状单胎孕妇，每天使用 90mg 阴道孕酮凝胶，可降低妊娠 <33 周的自发性早产发生率（*RR* 0.55，95%*CI* 0.33~0.92），并降低了新生儿发病率和死亡率（*RR* 0.57，95%*CI* 0.33~0.99）[32]。该研究证实，对无早产史的女性，孕酮在预防妊娠 33 周之前的早产具有显著益处。然而，最近一项关于阴道孕酮治疗的多中心随机双盲试验（OPPTIMUM 研究）结论与此不一致[33]。在该试验中，有 1 228 名高危妇女（<34 周早产史，宫颈长度≤25mm，或胎儿纤连蛋白试验阳性合并其他早产危险因素）从妊娠 22~24 周开始直至 34 周，每天接受 200mg 天然微粒化阴道孕酮栓剂或安慰剂。迄今为止，该报道是此类研究中规模最大的。但是，经总体分析和亚组分析，均未显示孕酮治疗对早产率或新生儿和婴儿结局有任何影响。此结果与那些认为阴道孕酮能帮助宫

颈缩短单胎早产孕妇预防早产、改善围产儿不良结局的看法存在矛盾。因此，Romero 等对包括 OPPTIMUM 研究在内的五项高质量随机对照试验进行荟萃分析，以阐述中期宫颈缩短的无症状单胎孕妇使用阴道孕酮是否可预防早产并改善围产期结局[20]。研究显示，对于阴道超声提示宫颈缩短（<25mm）的无症状女性，阴道孕酮有助于降低妊娠 <33 周早产率（*RR* 0.62，95%*CI* 0.47~0.81）（图 15.2），并改善新生儿结局（*RR* 0.47~0.82）。此外，阴道孕酮显著降低了妊娠 <36，<35，<34，<32，<30 和 <28 周早产的风险[20]。

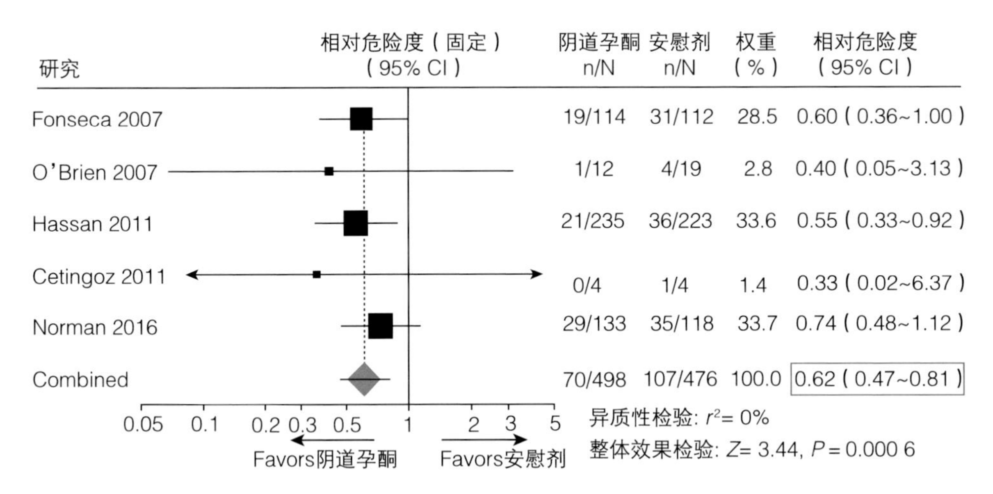

图 15.2 阴道孕酮对治疗妊娠 <33 周的单胎宫颈缩短的早产影响的荟萃分析。*CI*：置信区间

总之，在没有早产史但宫颈长度缩短的单胎妊娠妇女中，阴道孕酮与早产率降低和新生儿结局改善有关。如果在妊娠 <24 周前发现宫颈长度 <25mm，应使用阴道孕酮预防早产。目前，没有足够证据表明何种类型或何种剂量的阴道孕酮方案更佳。

表 15.2 孕激素预防多胎妊娠妇女自发性早产的荟萃分析

结果	研究数量	参加人数	风险比（M-H 法，固定，95%*CI*）
肌内注射（孕激素与未治疗或安慰剂）			
早产 <37 周	5	2 010	1.05［0.98，1.13］
早产 <34 周	2	399	1.54［1.06，2.26］
早产 <28 周	5	1 920	1.08［0.75，1.55］
围产期死亡	6	3 089	1.45［0.60，3.51］

续表

结果	研究数量	参加人数	风险比(M-H 法,固定,95%*CI*)
阴道孕酮与未治疗或安慰剂			
早产 <37 周	6	1 597	0.97[0.89,1.06]
早产 <34 周	6	1 727	0.83[0.63,1.09]
早产 <28 周	4	1 569	1.22[0.68,2.21]
围产期死亡	3	2 287	1.23[0.74,2.06]
肌内注射孕激素与未治疗:多胎妊娠(双胎)伴宫颈缩短			
早产 <37 周	1	161	1.06[0.90,1.25]
早产 <34 周	1	161	1.67[1.04,2.68]
围产期死亡	1	330	9.11[1.17,71.10]
阴道孕酮与未治疗:多胎(双胎)伴子宫颈缩短			
早产 <34 周	1	224	0.67[0.49,0.91]
早产 <28 周	1	224	0.37[0.07,1.88]
呼吸窘迫综合征	1	439	0.68[0.55,0.84]

15.4　孕酮与多胎妊娠

多胎妊娠是早产的重要危险因素,有 50% 以上的双胎孕妇会在妊娠 37 周之前分娩。

如表 15.2 所示,最近的一项荟萃分析显示,整体而言,无症状的多胎孕妇,肌内注射 17α-OHPC 和阴道孕酮补充疗法均不能有效地降低早产率与改善围产期结局[34]。然而,对于宫颈长度≤25mm 的双胎孕妇,天然微粒化阴道孕酮栓剂,而非 17α-OHPC 肌内注射[35],可有效地减少妊娠 <34 周早产和不良的围产期结局[36]。但目前其推荐依据仍不充分,仍需进一步研究,评估阴道孕酮对伴宫颈缩短多胎妊娠的疗效。

使用孕酮(肌内注射或阴道上药)看来不会整体性降低多胎妊娠早产率,或也不会改善新生儿结局。但是,对于宫颈缩短的双胎妊娠,阴道孕酮补充疗法或可有效降低早产率并改善新生儿结局。

15.5 日本前瞻性研究(TROPICAL STUDY:用宫颈长度评价孕酮阴道给药预防早产临床试验)

在日本,每周以最大剂量 125mg 注射 17α-OHPC 的治疗属于健康保险范围。不过,按规定,天然微粒化阴道孕酮栓剂只能用于不孕症,而用于预防和治疗早产并不属于健康保险范围。

自 2014 年以来,日本开展了一项为期 3 年的多中心协作临床试验,设计方法为双盲、安慰剂对照和随机平行分组。每天使用天然微粒化孕酮栓剂[妇安酮(Cyclogest),200mg]治疗宫颈缩短的女性,以减少早产发病率。纳入标准:妊娠 16~24 周时宫颈长度 <30mm 的单胎妊娠妇女。每两周进行一次宫颈长度连续测量。该试验将为日本制定预防早产策略提供新证据。

参考文献

1. Blencowe H, Cousens S, Oestergaard MZ, Chou D, Moller AB, Narwal R, et al. National, regional, and worldwide estimates of preterm birth rates in the year 2010 with time trends since 1990 for selected countries: a systematic analysis and implications. Lancet. 2012;379(9832):2162–72. https://doi.org/10.1016/S0140-6736(12)60820-4.
2. Maternal and child health statistics of Japan. Tokyo: Mothers' & Children's Health & Welfare Association; 2017.
3. Creasy RK. Preterm birth prevention: where are we? Am J Obstet Gynecol. 1993;168:1223–30.
4. Suhag A. Preterm birth prevention in asymptomatic women. In: Berghella V, editor. Obstetric evidence based guidelines. 3rd ed. New York: CRC Press; 2017. p. 193–212.
5. Meis PJ, Klebanoff M, Thom E, Dombrowski MP, Sibai B, Moawad AH, et al. Prevention of recurrent preterm delivery by 17 alpha-hydroxyprogesterone caproate. N Engl J Med. 2003;348:2379–85.
6. da Fonseca EB, Bittar RE, Carvalho MH, Zugaib M. Prophylactic administration of progesterone by vaginal suppository to reduce the incidence of spontaneous preterm birth in women at increased risk: a randomized placebo-controlled double-blind study. Am J Obstet Gynecol. 2003;188:419–24.
7. The American College of Obstetricians and Gynecologists. Practice bulletin no. 130: prediction and prevention of preterm birth. Obstet Gynecol. 2012;120:964–73.
8. Society for Maternal-Fetal Medicine Publications Committee, with assistance of Vincenzo Berghella. Progesterone and preterm birth prevention: translating clinical trials data into clinical practice. Am J Obstet Gynecol. 2012;206:376–86. https://doi.org/10.1016/j.ajog.2012.03.010.
9. How HY, Sibai BM. Progesterone for the prevention of preterm birth: indications, when to initiate, efficacy and safety. Ther Clin Risk Manag. 2009;5:55–64.
10. Cicinelli E, Schonauer LM, Galantino P, Matteo MG, Cassetta R, Pinto V. Mechanisms of uterine specificity of vaginal progesterone. Hum Reprod. 2000;15(Suppl 1):159–65.
11. Levy T, Yairi Y, Bar-Hava I, Shalev J, Orvieto R, Ben-Rafael Z. Pharmacokinetics of the progesterone-containing vaginal tablet and its use in assisted reproduction. Steroids. 2000;65:645–9.

12. Sfakianaki AK, Norwitz ER. Mechanisms of progesterone action in inhibiting prematurity. J Matern Fetal Neonatal Med. 2006;19:763–72.
13. Shynlova O, Tsui P, Jaffer S, Lye SJ. Integration of endocrine and mechanical signals in the regulation of myometrial functions during pregnancy and labour. Eur J Obstet Gynecol Reprod Biol. 2009;144(Suppl 1):S2–10.
14. Facchinetti F, Vaccaro V. Pharmacological use of progesterone and 17-alpha-hydroxyprogesterone caproate in the prevention of preterm delivery. Minerva Ginecol. 2009;61:401–9.
15. Anbe H, Okawa T, Sugawara N, Takahashi H, Sato A, Vedernikov YP, Saade GR, Garfield RE. Influence of progesterone on myometrial contractility in pregnant mice treated with lipo-polysaccharide. J Obstet Gynaecol Res. 2007;33:765–71.
16. Facchinetti F, Dante G, Venturini P, Paganelli S, Volpe A. 17alpha-hydroxy-progesterone effects on cervical proinflammatory agents in women at risk for preterm delivery. Am J Perinatol. 2008;25:503–6.
17. Anderson L, Martin W, Higgins C, Nelson SM, Norman JE. The effect of progesterone on myo-metrial contractility, potassium channels, and tocolytic efficacy. Reprod Sci. 2009;16:1052–61.
18. Golub MS, Kaufman FL, Campbell MA, Li LH, Donald JM. "Natural" progesterone: informa-tion on fetal effects. Birth Defects Res B Dev Reprod Toxicol. 2006;77:455–70.
19. Northen AT, Norman GS, Anderson K, Moseley L, Divito M, Cotroneo M, et al. Follow-up of children exposed in utero to 17 alpha-hydroxyprogesterone caproate compared with placebo. Obstet Gynecol. 2007;110:865–72.
20. Romero R, Conde-Agudelo A, Da Fonseca E, O'Brien JM, Cetingoz E, Creasy GW, Hassan SS, Nicolaides KH. Vaginal progesterone for preventing preterm birth and adverse perinatal outcomes in singleton gestations with a short cervix: a meta-analysis of individual patient data. Am J Obstet Gynecol. 2018;218:161–80. https://doi.org/10.1016/j.ajog.2017.11.576.
21. Armstrong J. Unintended consequences—the cost of preventing preterm births after FDA approval of a branded version of 17OHP. N Engl J Med. 2011;364:1689–91.
22. Iams JD, Berghella V. Care for women with prior preterm birth. Am J Obstet Gynecol. 2010;203:89–100.
23. McManemy J, Cooke E, Amon E, Leet T. Recurrence risk for preterm delivery. Am J Obstet Gynecol. 2007;196:576.e1–6.
24. Iams JD, Goldenberg RL, Meis PJ, Mercer BM, Moawad A, Das A, et al. The length of the cervix and the risk of spontaneous premature delivery. N Engl J Med. 1996;334:567–72.
25. Grimes-Dennis J, Berghella V. Cervical length and prediction of preterm delivery. Curr Opin Obstet Gynecol. 2007;19:191–5.
26. Saghafi N, Khadem N, Mohajeri T, Shakeri MT. Efficacy of 17α-hydroxyprogesterone capro-ate in prevention of preterm delivery. J Obstet Gynaecol Res. 2011;37:1342–5.
27. Dodd JM, Jones L, Flenady V, Cincotta R, Crowther CA. Prenatal administration of progester-one for preventing preterm birth in women considered to be at risk of preterm birth. Cochrane Database Syst Rev. 2013;7:CD004947. https://doi.org/10.1002/14651858.CD004947.pub3.
28. O'Brien JM, Adair CD, Lewis DF, Hall DR, Defranco EA, Fusey S, et al. Progesterone vaginal gel for the reduction of recurrent preterm birth: primary results from a randomized, double-blind, placebo-controlled trial. Ultrasound Obstet Gynecol. 2007;30:687–96.
29. Grobman WA, Thom EA, Spong CY, Iams JD, Saade GR, Mercer BM, Tita AT, Rouse DJ, Sorokin Y, Wapner RJ, Leveno KJ, Blackwell S, Esplin MS, Tolosa JE, Thorp JM Jr, Caritis SN, Van Dorsten JP. Eunice Kennedy Shriver National Institute of Child Health and Human Development maternal-fetal medicine units (MFMU) network. 17 alpha-hydroxyprogesterone caproate to prevent prematurity in nulliparas with cervical length less than 30 mm. Am J Obstet Gynecol. 2012;207:390.e1–8. https://doi.org/10.1016/j.ajog.2012.09.013.
30. Winer N, Bretelle F, Senat MV, Bohec C, Deruelle P, Perrotin F, et al. 17 alpha-hydroxyprogesterone caproate does not prolong pregnancy or reduce the rate of preterm birth in women at high risk for preterm delivery and a short cervix: a randomized controlled trial.

Am J Obstet Gynecol. 2015;212:485. e1–10.

31. Fonseca EB, Celik E, Parra M, Singh M, Nicolaides KH, Fetal Medicine Foundation Second Trimester Screening Group. Progesterone and the risk of preterm birth among women with a short cervix. N Engl J Med. 2007;357:462–9.
32. Hassan SS, Romero R, Vidyadhari D, Fusey S, Baxter JK, Khandelwal M, et al. Vaginal progesterone reduces the rate of preterm birth in women with a sonographic short cervix: a multicenter, randomized, double-blind, placebo-controlled trial. Ultrasound Obstet Gynecol. 2011;38:18–31.
33. Norman JE, Marlow N, Messow CM, Shennan A, Bennett PR, Thornton S, et al. Vaginal progesterone prophylaxis for preterm birth (the OPPTIMUM study): a multicentre, randomised, double-blind trial. Lancet. 2016;387:2106–16.
34. Dodd JM, Grivell RM, OBrien CM, Dowswell T, Deussen AR. Prenatal administration of progestogens for preventing spontaneous preterm birth in women with a multiple pregnancy. Cochrane Database Syst Rev. 2017;10:CD012024. https://doi.org/10.1002/14651858.CD012024.pub2.
35. Senat MV, Porcher R, Winer N, Vayssière C, Deruelle P, Capelle M, et al. Prevention of preterm delivery by 17 alpha-hydroxyprogesterone caproate in asymptomatic twin pregnancies with a short cervix: a randomized controlled trial. Am J Obstet Gynecol. 2013;208:194.e1–8.
36. El-refaie W, Abdelhafez MS, Badawy A. Vaginal progesterone for prevention of preterm labor in asymptomatic twin pregnancies with sonographic short cervix: a randomized clinical trial of efficacy and safety. Arch Gynecol Obstet. 2016;293:61–7.

第 16 章　宫颈环扎术 1: 概论

Kaori Michikata, Hiroshi Sameshima

摘要

宫颈环扎术是一种预防早产的方法,其有效性和安全性仍存在争议。部分学者建议单胎妊娠、自发早产史和宫颈缩短的女性进行环扎。

关键词

宫颈环扎　早产　宫颈长度　阴道超声检查　围产期结局

16.1　引言

宫颈环扎术是一种预防早产的方法。关于环扎的适应证、有效性和安全性存在争议。在 2017 年一项对单胎妊娠宫颈环扎术的系统评价显示[1],环扎后早产风险有所降低。但无论是否行环扎术,新生儿严重疾病的发病率和预期新生儿存活率均相似。基于临床指征的试验数量太有限,无法得出有意义的结论,但一些研究指出了环扎术在特定情况下对早产的影响。

16.2　适应证

在三种情况下可以使用环扎术预防早产。首先,以病史为指征的环扎术(称为预防性环扎术),手术对象为有宫颈功能不全史的女性。例如,在没有分娩启动或胎盘早剥的情况下,一次或多次与无痛性宫颈扩张相关的孕中期妊娠丢失。其次,以超声为指征的环扎术,手术对象为经阴道超声检查发现宫颈短的孕妇。第三,以体格检查为指征的环扎(称为紧急或营救性环扎),手术对象为阴道检查中发现宫颈明显缩短或扩张的妇女。

16.2.1 以病史为指征的环扎术

宫颈功能不全是指在妊娠中期没有宫缩或临产等症状和体征的情况下发生宫颈扩张。目前没有明确的诊断标准。患者的筛选基于孕中期无痛性宫颈扩张的病史。三项随机对照试验已报告了既往病史性环扎术的疗效。其中两项试验分别对 194 名和 506 名有晚期流产或早产史的妇女进行了环扎术和无环扎术的比较,发现环扎术组围产儿结局没有改善[2,3]。第三项试验是意向性治疗研究,研究对象是 1 292 名有早产风险的妇女,其中大多数人都有早产或宫颈手术史[4]。他们发现,在环扎组中,妊娠 33 周前的分娩较少(83[13%],对照组 110[17%],P=0.03),但医疗干预增加,产褥期发热的风险增加了一倍。

16.2.2 以超声为指征的环扎术

经阴道超声用于检查有早产危险因素的女性。近期的多项研究总结(仅限于单胎妊娠)显示,有自发性早产史的妇女,以超声为指征进行的环扎术可改善孕妇和围产儿的发病率。一项随机试验招募既往有妊娠 34 周前自发早产史和妊娠 23 周前宫颈长度 <25mm 的孕妇。研究发现,环扎术可降低宫颈长度 <15mm 的孕妇在 35 周前的分娩率、有生机儿出生(24 周之前)和围产期死亡率[5]。

一项荟萃分析显示,有自发性早产史且 24 周之前宫颈长度 <25mm 的妇女,环扎术可减少 35 周前早产,降低围产期死亡率和发病率[6]。

另一方面,既往无自发性早产史且在 16~24 周检测宫颈长度 <25mm 的妇女进行环扎术并不能显著降低早产[7]。

16.2.3 以体格检查为指征的结扎

对十项研究(一项随机对照研究,两项前瞻性队列研究和七项回顾性队列研究)进行的荟萃分析显示,与期待治疗相比,妊娠 14~27 周内宫颈扩张≥0.5cm 的妇女,预防性环扎术提高了新生儿存活率,延长了妊娠孕周[8]。这项研究中的大多数患者来自非随机试验,并且由于临床医师可能选择了对他们认为短期分娩风险较高的患者进行期待治疗,因此产生偏倚的可能性很大。对 116 位在 16~24 周内进行紧急环扎妇女的研究表明,初产、存在羊膜囊突出宫颈外口及在 22 周之前进行环扎术者,其妊娠延长至 28 周或更长的概率明显降低[9]。

16.2.4 其他适应证

在对五项多胎妊娠宫颈环扎术的随机对照试验系统评价中,没有证据表明环扎术可预防早产,并减少围产期死亡或新生儿发病率[10]。没有证据表明有既往宫颈锥切活检,环切术或缪勒氏异常的患者进行环扎术是有益的[11]。

16.3 手术方式

常用的环扎术式有两种。McDonal[12]的术式较简单,Shirodkar 的手术操作较为复杂[13]。一项对超声提示宫颈缩短妇女的研究发现,这两种方法的疗效在预防 33 周前早产方面没有显著差异[14]。一些执业医师在初次环扎手术时会多缝一针(双重结扎)。另一项回顾性队列研究对以病史或超声检查为指征进行环扎的女性研究发现,缝两针(双重环扎)相对于单线并不能改善妊娠结局[15]。

预防性环扎通常在 12~14 周进行。超声提示宫颈缩短的高危女性,宫颈环扎通常在 24 周之前进行。当在 23 周后检测到宫颈缩短或扩张时,是否行紧急环扎术存在争议。尽管不建议在预期新生儿存活的孕周进行紧急环扎,但是该决定取决于每个医疗机构救治新生儿水平。

围手术期使用抗生素和宫缩抑制剂不能改善环扎术的疗效[11]。但在术前筛查中发现淋病、衣原体感染和其他明显的宫颈感染时,应给予适当抗生素治疗[16]。

对于没有并发症的患者,建议在 36~37 周时拆除环扎线。

16.4 并发症

环扎的并发症包括胎膜破裂、早产、出血、感染和宫颈裂伤等。这些并发症在以病史或超声为指征的环扎中并不常见。一项纳入 153 例超声指征环扎术的多中心研究发现,与对照组比较,环扎组发生了两例并发症:一例术中发生胎膜破裂,另一例发生术后出血[5]。

一项研究以体格检查为指征进行环扎术的荟萃分析发现,接受宫颈环扎术的妇女术中胎膜破裂的发生率为 4.1%，宫颈裂伤为 7.9%，但这些数据在期待治疗组中未报道[8]。

对于发生胎膜早破（preterm premature rupture of membranes，PROM）的宫颈环扎术后的患者，决定移除或保留环扎线是有争议的。已有一些回顾性研究发现，胎膜早破时，保留环扎线增加了新生儿败血症、呼吸窘迫综合征、败血症导致新生儿死亡率和产妇绒毛膜羊膜炎的风险[17]。一项前瞻性随机多中心试验表明，去除或保留环扎线对于孕周延长、感染或新生儿结局没有统计学上的显著差异。胎膜早破时保留环扎线并没有优势，并且会增加感染的可能性[18]。

参考文献

1. Alfirevic Z, Stampalija T, Medley N. Cervical stitch (cerclage) for preventing preterm birth in singleton pregnancy. Cochrane Database Syst Rev. 2017;6:CD008991. https://doi.org/10.1002/14651858.CD008991.pub3.
2. Rush RW, Isaacs S, McPherson K, Jones L, Chalmers I, Grant A. A randomized controlled trial of cervical cerclage in women at high risk of spontaneous preterm delivery. Br J Obstet Gynaecol. 1984;91(8):724–30.
3. Lazar P, Gueguen S, Dreyfus J, Renaud R, Pontonnier G, Papiernik E. Multicentred controlled trial of cervical cerclage in women at moderate risk of preterm delivery. Br J Obstet Gynaecol. 1984;91(8):731–5.
4. MRC/RCOG Working Party on Cervical Cerclage. Final report of the Medical Research Council/Royal College of Obstetricians and Gynaecologists multicentre randomised trial of cervical cerclage. Br J Obstet Gynaecol. 1993;100(6):516–23.
5. Owen J, Hankins G, Iams JD, Berghella V, Sheffield JS, Perez-Delboy A, et al. Multicenter randomized trial of cerclage for preterm birth prevention in high-risk women with shortened midtrimester cervical length. Am J Obstet Gynecol. 2009;201(4):375.e1–8. https://doi.org/10.1016/j.ajog.2009.08.015.
6. Berghella V, Rafael TJ, Szychowski JM, Rust OA, Owen J. Cerclage for short cervix on ultrasonography in women with singleton gestations and previous preterm birth: a meta-analysis. Obstet Gynecol. 2011;117(3):663–71.
7. Berghella V, Keeler SM, To MS, Althuisius SM, Rust OA. Effectiveness of cerclage according to severity of cervical length shortening: a meta-analysis. Ultrasound Obstet Gynecol. 2010;35:468–73.
8. Ehsanipoor RM, Seligman NS, Saccone G, Szymanski LM, Wissinger C, Werner EF, et al. Physical examination-indicated cerclage: a systematic review and meta-analysis. Obstet Gynecol. 2015;126:125–35.
9. Terkildsen MF, Parilla BV, Kumar P, Grobman WA. Factors associated with success of emergent second-trimester cerclage. Obstet Gynecol. 2003;101(3):565–9.
10. Rafael TJ, Berghella V, Alfirevic Z. Cervical stitch (cerclage) for preventing preterm birth in multiple pregnancy. Cochrane Database Syst Rev. 2014;9:CD009166. https://doi.org/10.1002/14651858.CD009166.pub2.
11. American College of Obstetricians and Gynecologists. ACOG Practice Bulletin No. 142: cerclage for the management of cervical insufficiency. Obstet Gynecol. 2014;123(2 Pt 1):372–9. https://doi.org/10.1097/01.AOG.0000443276.68274.cc.
12. McDonald IA. Suture of the cervix for inevitable miscarriage. J Obstet Gynaecol Br Emp.

1957;64(3):346–50.
13. Shirodkar VN. A new method of operative treatment for habitual abortions in the second trimester of pregnancy. Antiseptic. 1955;52:299.
14. Odibo AO, Berghella V, To MS, Rust OA, Althuisius SM, Nicolaides KH. Shirodkar versus McDonald cerclage for the prevention of preterm birth in women with short cervical length. Am J Perinatol. 2007 Jan;24(1):55–60.
15. Giraldo-Isaza MA, Fried GP, Hegarty SE, Suescum-Diaz MA, Cohen AW, Berghella V. Comparison of 2 stitches vs 1 stitch for transvaginal cervical cerclage for preterm birth prevention. Am J Obstet Gynecol. 2013;208(3):209.el–9. https://doi.org/10.1016/j.ajog.2012.11.039.
16. Cunningham FG, Leveno KJ, Bloom SL, Spong CY, Dashe JS, Hoffman BL, et al. Abortion. In: Williams obstetrics. 25th ed. New York: McGraw-Hill Education; 2018. p. 346–70.
17. Laskin MD, Yinon Y, Whittle WL. Preterm premature rupture of membranes in the presence of cerclage: is the risk for intra-uterine infection and adverse neonatal outcome increased? J Matern Fetal Neonatal Med. 2012;25:424–8.
18. Galyean A, Garite TJ, Maurel K, Abri D, Adair CD, Browne P, et al. Removal versus retention of cerclage in preterm premature rupture of membranes: a randomized controlled trial. Am J Obstet Gynecol. 2014;211(4):399.e1–7. https://doi.org/10.1016/j.ajog.2014.04.009.

第 17 章　宫颈环扎术 2: 经腹与经阴道术式的比较

Keiko Akeno

摘要

为预防宫颈功能不全患者发生早产,可行经阴道或经腹部宫颈环扎术,阴道术式更常见。与阴式手术相比,经腹宫颈环扎术创伤更大,适用于经阴道环扎困难的患者。经阴道环扎术推荐在孕 12~14 周实施,而经腹部的宫颈环扎术只能在 12 周之前开展。这两种术式均存在出血和胎膜早破的风险,但经腹环扎的风险更大,例如反复进腹手术导致的粘连问题。两种环扎方式术后都要加强护理,警惕先兆流产或早产的征象。经阴道环扎术通常在 36~37 周拆线,但经腹环扎的缝线需进腹手术拆除,因此采用剖宫产终止妊娠。值得注意的是,在阴道菌群失调的患者中,经阴道环扎可加重局部感染,增加早产率。经腹环扎术可以在无菌条件下进行,因而对于这类局部感染的患者更为适合。

关键词

宫颈环扎术　经阴道宫颈环扎　经腹部宫颈环扎

17.1 引言

宫颈环扎术是宫颈功能不全的患者用于预防早产的一种外科治疗方法。术式上,经阴道的环扎术是一种经典的手术方法,但也可用经腹的方式进行宫颈环扎术。经阴道宫颈环扎有 Shirodkar 和 McDonald 两种术式,都是二十世纪五十年代发展起来的[1,2]。经腹宫颈环扎术起源于 1965 年,用于难治性宫颈功能不全的治疗[3]。本节将对这两种术式进行比较。

17.2 适应证与禁忌证

经阴道宫颈环扎术的适应证:①既往孕中期不明原因的流产或早产史(病史指征)[4];②既往早产史,妊娠 16~23 周阴道 B 超发现宫颈管缩短(<25mm)(超声指征)[5];③妊娠 16~23 周阴道窥视或盆腔检查发现宫颈管扩张(查体指征)[6]。尽管已有一些报道表明 Shirodkar 或 McDonald 宫颈环扎法更为有效,但尚无强有力的证据支持这一说法[7,8]。目前认为两种术式效果相当。

经腹宫颈环扎术需进腹拆除环扎线,因此分娩方式采用剖宫产。换言之,需要两次进腹手术,一次宫颈环扎术,一次剖宫产,故相对于经阴道环扎术,经腹宫颈环扎术对患者的创伤更大。经腹环扎术适用于既往行经阴道宫颈环扎术失败而流产或早产的患者,以及因宫颈缩短、瘢痕或裂伤导致经阴道环扎术难以实施者[3,9]。广泛性宫颈锥切或腹式宫颈切除手术史的患者,宫颈被大范围切除而无处放置环扎线,故难以实施经阴道宫颈环扎术。在宫崎大学附属医院,经腹的宫颈环扎术被用于宫颈基本消失、宫颈撕裂或者宫颈明显变形而难以实施经阴道宫颈环扎的患者[10]。

经腹宫颈环扎术步骤如下:患者取仰卧位,取腹中线纵切口或下腹横切口进腹,在膀胱子宫陷凹处切开腹膜反折,下推膀胱,暴露子宫下段。触及子宫动脉搏动,轻轻向外推开子宫动脉及血管丛获得无血管区域,在宫颈内口水平使用两端带针的 Shirodkar 环扎线于宫颈间质部由前向后进针,双侧对称操作。环扎线在子宫后方打结,缝合腹膜后关腹。宫颈环扎术也可以在腹腔镜下进行,效果与开腹手术相当[11]。

经腹和经阴道环扎术的禁忌证是相似的。下列情况实施宫颈环扎术不能减少早产或改善胎儿结局,故为宫颈环扎禁忌证:活动性生殖道出血、宫内感染、胎膜早破(羊水渗漏)、胎儿宫内死亡或致死性胎儿异常。

17.3 手术的时机

各种类型的经阴道环扎术中,对病史指征的预防性宫颈环扎术,推荐在孕 12-14 周实施[4]。随着孕周的增加和宫颈的扩张,并发症发生概率也会增加。实施环扎术前应行超声检查确定胎儿大小是否符合孕周,以及是否存在胎儿畸形。

经腹宫颈环扎术建议孕前或妊娠早期实施,尤其是孕 12 周之前[12,13]。由于子宫的大小随着孕周增加而增大,在妊娠 3 个月以后,经腹环扎术难度增加，出血等并发症增多。尽管尚无比较孕前和孕期经腹环扎术的随机研究，一篇纳入14项发表于1990—2013年的关于经腹宫颈环扎术研究(共678例患者)的综述发现，孕前或孕期施术的新生儿活产率是相似的[11]。

17.4　并发症

因病史指征而实施经阴道宫颈环扎的患者中，并发症发生率很低，小于6%[4]。主要的并发症为胎膜早破、宫内感染和环扎线移位。据报道，此类患者胎膜早破的发生率约2%[14]。因查体指征实施宫颈环扎术的患者中，宫颈明显扩张或羊膜囊膨出者有65%在围手术期或术后发生胎膜早破[14]。宫内感染的比例在2%~25%[14]，也有母亲发生严重败血症的报道[15]。环扎线移位发生率为3%~13%[16]。另外，经阴道环扎可能会导致宫颈撕裂或出血。上述并发症的发生概率随着妊娠周数和宫颈扩张程度的增加而增加。

经腹环扎术比经阴道环扎术更具侵入性，需要特别注意血管损伤引起的出血，甚至发生危及母亲生命的严重出血。孕前盆腔血管较细，此时实施手术可以将术中出血风险降到最低[17]。此外，误结扎子宫动脉可能导致胎儿死亡、胎儿生长受限、宫内感染、胎膜早破或子宫破裂[18,19]。如前文所述，经腹环扎术需要进行两次开腹手术，一次宫颈环扎，一次剖宫产。因此存在一定的并发症风险，如重复进腹手术导致的盆腔粘连。

17.5　术后护理和随访

经阴道和经腹环扎的术后管理是类似的。患者在手术麻醉复苏后逐渐恢复日常生活活动，确认没有感染或阴道出血症状以及胎心率、羊水量无异常后可以出院。然而，因体格检查指征而行宫颈环扎的患者发生胎膜早破等并发症的风险较高，故视情况而定可能需要长期住院。

对乙酰氨基酚可用于经阴道环扎的宫颈阴道痛和经腹环扎的手术伤口痛。

患者出院后随访，应注意腹痛、阴道流血等先兆流产或先兆早产的症状。如果患者自觉有羊水流出，需进一步检查明确胎膜是否破裂。门诊随访通过阴道超声检查宫颈长度了解是否发生宫颈缩短，询问有无生殖道出血或者子宫收缩。虽然宫颈环扎的患者子宫收缩频率会增加[4]，但这并不会增加早产的风险。如前所述，经腹宫颈环扎的并发症包括胎儿生长受限，因此，需注意随访胎儿生长情况。

17.6　环扎线的拆除以及分娩

经阴道宫颈环扎术的缝线应在孕 36~37 周拆除。如果在该孕周前出现分娩阵痛、早产不可避免,需提前拆除环扎线以避免宫颈撕裂和子宫破裂。环扎线可以在门诊无麻醉下拆除,但有时 Shirodrak 环扎法的缝线必须在手术室麻醉状态下拆除。拆线后患者可以回家等待分娩发动。据报道,仅有 10% 的患者在拆线后 48h 内自然分娩[20]。如果因为某些原因需要剖宫产分娩,例如有剖宫产史,不需要在 36~37 周拆线,而是可以在剖宫产术后麻醉状态下同时进行。

关于未足月胎膜早破后是否需要拆除环扎线,存在不同的观点[21~25]。有观点认为去除环扎线可能导致早产,也有人认为保留环扎线会增加感染的风险。一项关于未足月胎膜早破是否应该去除环扎线的随机对照研究显示两组的妊娠结局没有差异,但该研究规模比较小(延长孕周≥1 周:去除环扎线组 56.5% vs 保留环扎线组 45.8%,P=0.59;绒毛膜羊膜炎:去除环扎线组 25% vs 保留环扎线组 41.7%,P=0.25)[26]。

如上文所述,经腹环扎术需要进腹拆除环扎线,因此会选择剖宫产的分娩方式,在剖宫娩出胎儿后去除环扎线。尽管有时会保留环扎线用于下次妊娠,但目前尚无研究此类情况妊娠的概率和结局的相关数据。保留环扎线还可能导致感染及阴道侵蚀[27]。对于那些希望再次生育、再次开腹手术风险高以及环扎线拆除困难的患者保留环扎线,需要对其充分解释感染等并发症发生的风险。

17.7　经阴道和经腹环扎术的比较

目前,缺乏关于经阴道和经腹环扎结局比较的研究。宫崎大学附属医院及其附属机构一项研究纳入了 2004 年 1 月至 2015 年 2 月收治的 170 例单胎妊娠行宫颈环扎术的患者(其中 Shirodkar 经阴道环扎术 162 例,经腹腔环扎术 8 例)。比较两组的分娩孕周发现,Shirodka 环扎组 162 例患者中有 10 例(6.2%)在妊娠≤24 周时发生流产或早产,而经腹部环扎组的 8 例患者有 1 例(12.5%)在≤22 周时流产。卡方检验显示,两组间≤24 周的流产或早产率没有显著差异。进一步检查 Shirodkar 环扎术组在妊娠≤24 周流产或早产的 10

例患者,发现其中 7 例存在阴道菌群紊乱。具体来说,她们阴道中作为正常菌群一部分的乳酸杆菌减少了,导致其他细菌占优势。此外,10 例患者中有 2 例存在陈旧性宫颈裂伤,导致经阴道的 Shirodkar 环扎术实施困难。Sakai 等认为,如果已存在阴道或宫颈局部感染或炎症,宫颈环扎可能导致感染加重并增加早产率[28]。而经腹宫颈环扎手术是在无菌条件下进行,可能更适用于存在阴道或宫颈感染的患者。

两种环扎方式的比较总结如表 17.1 所示。

表 17.1 经阴道和经腹宫颈环扎术的比较

	经阴道环扎术	经腹环扎术
适应证	- 原因不明的孕中期流产或早产史(病史提示) - 早产史及妊娠 16~23 周阴道超声发现宫颈缩短(<25mm)(超声提示) - 妊娠 16~23 周经阴道窥诊或盆腔检查发现宫颈扩张(体格检查提示)	- 既往行经阴道宫颈环扎术失败而流产或早产 - 因宫颈缩短、瘢痕或裂伤导致经阴道环扎术难以实施
禁忌证	活动性生殖道出血,宫内感染,绒毛膜羊膜炎,胎儿宫内死亡,胎儿致死性畸形	
手术时机	孕 12~14 周(病史指征)	孕前或孕早期(12 周前)
并发症	胎膜早破,宫内感染,环扎线移位,出血,宫颈撕裂	大出血,胎儿宫内死亡,胎儿生长受限,感染,胎膜早破,子宫破裂,粘连
术后管理	如确认没有感染或生殖道出血症状以及胎心率、羊水量无异常后可以出院 疼痛管理 随访期间注意观察腹痛、阴道流血等先兆流产或早产的症状	
拆除缝线,分娩方式	阴道分娩:孕 36~37 周拆线 剖宫产:在剖宫产后行环扎线拆除。	剖宫产后拆除环扎线。

参考文献

1. Shirodkar VN. A new method of operative treatment for habitual abortion in the second trimester of pregnancy. Antiseptic. 1955;52:299.
2. Mcdonald IA. Angular pregnancy: a case report with a brief review of the literature. J Obstet Gynaecol Br Emp. 1957;64:712–4.
3. Benson RC, et al. Transabdominal cervico uterine cerclage during pregnancy for the treatment of cervical incompetency. Obstet Gynecol. 1965;25:145–55.
4. Final report of the Medical Research Council/Royal College of Obstetricians and

Gynaecologists multicentre randomised trial of cervical cerclage. MRC/RCOG Working Party on Cervical Cerclage. Br J Obstet Gynaecol. 1993;100:516.
5. Owen J, et al. Multicenter randomized trial of cerclage for preterm birth prevention in high-risk women with shortened midtrimester cervical length. Am J Obstet Gynecol. 2009;201:375.e1.
6. Ehsanipoor RM, et al. Physical examination-indicated cerclage: a systematic review and meta-analysis. Obstet Gynecol. 2015;126:125.
7. Odibo AO, et al. Shirodkar versus McDonald cerclage for the prevention of preterm birth in women with short cervical length. Am J Perinatol. 2007;24:55–60.
8. Hume H, et al. Ultrasound-indicated cerclage: Shirodkar vs. McDonald. J Matern Fetal Neonatal Med. 2012;25:2690–2.
9. Novy MJ. Transabdominal cervicoisthmic cerclage: a reappraisal 25 years after its introduction. Am J Obstet Gynecol. 1991;164:1635–41.
10. Akeno K, Sameshima H. Transabdominal cerclage. Clin Gynecol Obstet. 2016;70:49–53.
11. Tulandi T, et al. Pre and post-conceptional abdominal cerclage by laparoscopy or laparotomy. J Minim Invasive Gynecol. 2014;21:987.
12. Gilstrap L, et al. Operative obstetrics. Columbus: McGraw-Hill Education; 2002.
13. Burger NB, et al. Preconceptional laparoscopic abdominal cerclage: a multicenter cohort study. Am J Obstet Gynecol. 2012;207:273.e1–12.
14. Harger JH. Cerclage and cervical insufficiency: an evidence-based analysis. Obstet Gynecol. 2002;100:1313.
15. Bauer ME, et al. Maternal sepsis mortality and morbidity during hospitalization for delivery: temporal trends and independent associations for severe sepsis. Anesth Analg. 2013;117:944–50.
16. Barth WH Jr. Cervical incompetence and cerclage: unresolved controversies. Clin Obstet Gynecol. 1994;37:831.
17. Norwitz ER, et al. Transabdominal cervicoisthmic cerclage: placing the stitch before conception. J Gynecol Tech. 1997;3:53.
18. Debbs RH, et al. Transabdominal cerclage after comprehensive evaluation of women with previous unsuccessful transvaginal cerclage. Am J Obstet Gynecol. 2007;197:317.e1.
19. Foster TL, et al. Operative complications and fetal morbidity encountered in 300 prophylactic transabdominal cervical cerclage procedures by one obstetric surgeon. J Obstet Gynaecol. 2011;31:713.
20. Bisulli M, et al. Interval to spontaneous delivery after elective removal of cerclage. Am J Obstet Gynecol. 2009;201:163.e1.
21. Kuhn RPJ, et al. Cervical ligation: a review of 242 pregnancies. Aust N Z J Obstet Gynecol. 1977;17(2):79.
22. Grant AM. Cervical cerclage. In: Enkin MW, Keirse MJNC, Renfrew MJ, Neilson JP, editors. Pregnancy and childbirth module. Cochrane Database of Systematic Reviews; 1994.
23. Blickstein I, et al. The outcome of pregnancies complicated by preterm rupture of the membranes with and without cerclage. Int J Gynaecol Obstet. 1989;28:237.
24. McElrath TF, et al. Management of cervical cerclage and preterm premature rupture of the membranes: should the stitch be removed? Am J Obstet Gynecol. 2000;183:840.
25. Jenkins TM, et al. Timing of cerclage removal after preterm premature rupture of membranes: maternal and neonatal outcomes. Am J Obstet Gynecol. 2000;183:847.
26. Galyean A, et al. Removal versus retention of cerclage in preterm premature rupture of membranes: a randomized controlled trial. Am J Obstet Gynecol. 2014;211:399.e1.
27. Hawkins E, et al. Vaginal erosion of an abdominal cerclage 7 years after laparoscopic placement. Obstet Gynecol. 2014;123:420–3.
28. Sakai M, et al. Evaluation of effectiveness of prophylactic cerclage of a short cervix according to interleukin-8 in cervical mucus. Am J Obstet Gynecol. 2006;194:14–9.

第 18 章　细菌性阴道病

Midori Fujisaki

摘要

细菌性阴道病(bacterial vaginosis,BV)是自发性早产的危险因素。目前认为 90% 的自发性早产患者存在阴道上行性感染,10% 存在血源性感染。有学者认为使阴道菌群正常化是减少自发性早产的最佳方法,但其效果尚未被证实。本文基于最近的报道探讨预防早产和 BV 的关系。

关键词

细菌性阴道病　早产　阴道菌群

18.1　细菌性阴道病的发病机制

正常健康女性的阴道微生物群主要由乳酸杆菌属组成。乳酸杆菌分解阴道上皮细胞中的糖原,产生乳酸,从而维持阴道的酸性环境(pH<4.5)。它可以抑制其他包括厌氧菌在内的微生物的异常生长。阴道菌群失调会导致 BV 发生,这是育龄期妇女白带异常最常见的原因之一。发生 BV 时,乳酸杆菌属的数量减少,厌氧菌数量增加,包括阴道加德纳菌、普雷沃氏菌、拟杆菌、动弯杆菌、人型支原体及新发现的与 BV 相关的三种细菌(即 BVAB1,BVAB2 和 BVAB3)[1]。阴道加德纳菌是 BV 发病机制中的关键细菌[2]。它在阴道上皮细胞表面形成一层生物膜,各种细菌(如厌氧菌)黏附其上并异常生长。但是在女性正常阴道菌群中也经常检测到阴道加德纳菌,其发病机制尚不明确。

18.2　诊断

在普通微生物学，基于培养的分析方法已经应用了数十年，提供了关于微生物和传染病的重要知识。但是，许多微生物因生长条件不明确而无法培养。近年来，16s rRNA 基因序列检测技术的发展，使人们得以鉴定包括人类阴道在内的各种身体部位复杂的微生物生态系统[3]。根据菌群构成的差异，阴道菌群分为五种类型，称为群落状态类型（community state types CSTs）。其中四型 CSTs（CST Ⅰ，CST Ⅱ，CST Ⅲ和 CST Ⅴ）的优势菌群为以下四种阴道内常见的乳酸杆菌属之一：*L.crispatus*，*L.iners*，*L.jensenii* 和 *L.gasseri*。相比之下，CST Ⅳ的主要菌群为普氏菌属、纤毛菌属、巨噬细胞菌属、奇异菌属，它们通常与细菌性阴道病相关[3~5]。

BV 好发于育龄妇女，其发生率在人种和族群之间存在显著差异。在美国，将近 1/3 的女性（29%）患有 BV。其中，非洲裔美国女性的患病率为 50%，墨西哥裔为 32%，欧洲裔为 23%[6]。Takahashi 等在对妊娠 20 周之前的 2 158 例低危日本孕妇进行的回顾性研究表明，根据 Nugent 评分，有 20% 的孕妇受到了 BV 的影响[20]（表 18.1）。

表 18.1　低危孕妇治疗 BV 对早产的影响

	研究组	历史对照组	统计
例数	2 158	877	
初产妇	49.9%	57.0%	无统计学意义
早产史	5.1%	4.8%	无统计学意义
BV 筛查	普遍性	特定性（1.5%）	*P*<0.01
治疗 BV 的平均孕周 ± SD（周）	（16.4 ± 4.8）周	（20.1 ± 4.4）周	*P*<0.05
总早产	5.7%	8.6%	*P*<0.05
自发性早产	3.1%	5.1%	*P*<0.01
小于 34 周的早产	0.4%	1.5%	*P*<0.01
		平均 ± SD（周）	

卡方检验。
未配对 *t* 检验。

BV 的常见临床表现为阴道分泌物恶臭或阴道刺激症状，但 50%~75% 的 BV 患者可能无症状[8,9]。BV 的诊断通常采用 Amsel 标准[8]（表 18.2）。下列四项中有三项阳性即可诊断[10]：①阴道壁上黏附着稀薄而均匀的白色分泌物；②阴道分泌物标本中加入10%KOH产生一种烂鱼样腥臭气味（**胺臭味试验**）；③阴道pH>4.5；④显微镜检查发现线索细胞（图18.1）。线索细胞是被细菌黏附覆盖的阴道上皮细胞，细胞边缘模糊或呈斑点状。阴道分泌物中存在超过20%的线索细胞为阳性结果。滴虫病患者可能也会有前三项表现。阴道分泌物革兰氏染色检查细菌是诊断BV的金标准，但通常用于科研而不是临床实践。该方法采用Nugent评分[11]进行评估。阴道的三组优势菌分别为乳杆菌形态（革兰氏阳性大杆菌；除去最高分后加权）、阴道加德纳菌或拟杆菌形态（革兰氏染色变异或阴性球杆菌；分数为0~4分）和动弯杆菌形态（革兰氏染色变异弯曲弧形杆菌；分数为0~2分）。Nugent评分的总分为三组形态细菌分值之和，总分0~10分。结果分为正常态(0~3分)、过渡态或中间菌群态（4~6分）和细菌性阴道病（7~10分）（表18.3）。高评分者（7~10分）与CST Ⅳ密切相关[3]。

表 18.2 Amsel 诊断标准

1. 匀质、稀薄、白色阴道分泌物
2. 加入10%KOH时出现胺臭味
3. 阴道pH>4.5
4. 线索细胞阳性

必须具备其中至少3条

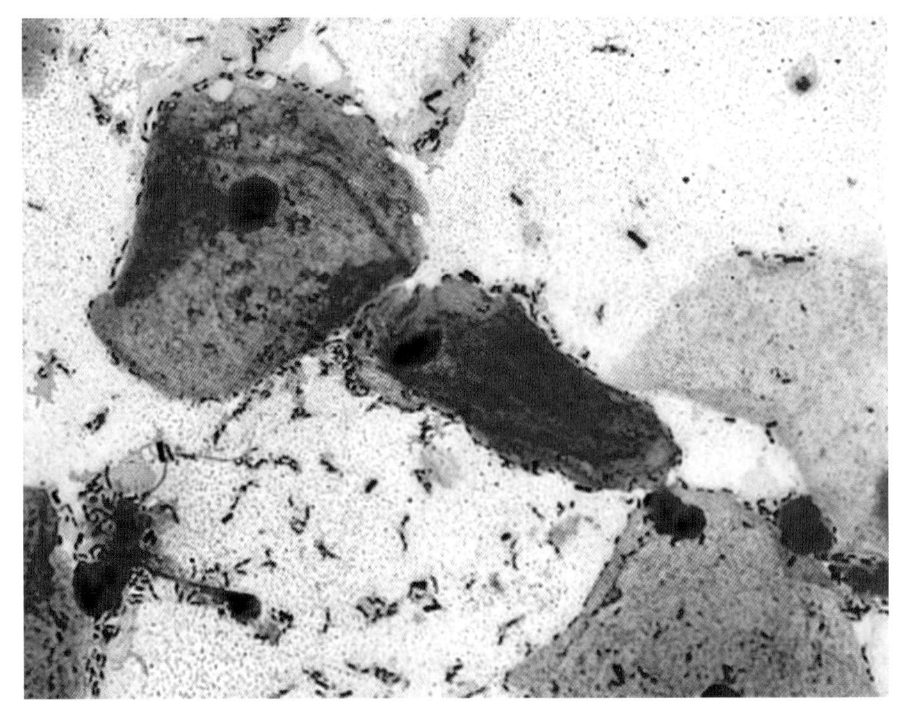

图 18.1 阴道分泌物涂片革兰氏染色显示细菌覆盖的上皮细胞

表 18.3　Nugent 评分

评分	乳酸杆菌形态型	加德纳菌和拟杆菌形态型	动弯杆菌形态型
0	>30	0	0
1	5~30	<1	<1,1~4
2	1~4	1~4	5~30,>30
3	<1	5~30	
4	0	>30	

总分（每种类型的总和）为 7~10 分表示细菌性阴道病，4~6 分表示不确定，0~3 分表示正常

18.3　BV 的不良后果

众所周知，BV 是自然流产、早产、未足月胎膜早破、绒毛膜羊膜炎和羊水感染的原因之一[12~14]，常经下生殖道上行感染子宫引发上述病变。在研究 BV 和早产的荟萃分析中，BV 导致单胎孕妇的早产风险增加 >2 倍（*OR*，2.19；95%*CI*，1.54~3.12）。特别在妊娠 <16 周（*OR*，7.55；95%*CI*，1.80~31.65）或 <20 周时（*OR*，4.20；95%*CI*，2.11~8.39）BV 会进一步增加风险[14]。在非妊娠状态下，BV 是 HIV、2 型单纯疱疹病毒（HSV-2）、淋病、衣原体和滴虫感染的危险因素[15~17]。

18.4　治疗

无论是否妊娠，建议有症状的 BV 妇女都接受治疗[10]。推荐的治疗方案（表 18.4）为：甲硝唑 500mg，口服，每天 2 次，连续 7 天；0.75% 甲硝唑凝胶 5g，阴道上药，每天 1 次，持续 5 天；2% 的克林霉素乳膏 5g，睡前阴道上药连续 7 天。在治疗症状性 BV 的疗效或预防妊娠不良结局方面，尚无证据显示口服疗法优于局部疗法，因此美国疾病预防控制中心（centers for disease control and prevention，CDC）建议可以采用与未妊娠妇女相同的口服或阴道用药方案治疗有症状的孕妇。尽管甲硝唑可以透过胎盘屏障，但在荟萃分析中，未发现妊娠早期应用甲硝唑与出生缺陷之间存在关联[18]。

尽管 BV 与不良妊娠结局相关，但对妊娠期间无症状妇女是否进行 BV 的筛查和治疗仍存在争议。2007 年的一项 Cochrane 荟萃分析显示[19]，在妊

娠 20 周前治疗 BV 可降低 37 周前早产的风险（*OR*,0.72;95%*CI* 0.55~0.95;5 个试验,2 387 名妇女),而在 20 周之后,治疗 BV 并没有降低 37 周前发生早产的风险。荟萃分析发现,对早产高危妇女检测和治疗 BV 可降低早产风险（*OR*,0.29;95%*CI* 0.11~0.76)。Takahashi 等的研究表明,低危孕妇在 20 周之前进行 BV 筛查和治疗可降低 34 周前早产的风险（P<0.01)[7]。但是,2013 年 Cochrane 荟萃分析显示,针对妊娠期 BV 运用抗生素治疗在根除感染方面非常有效,但并未显著降低 37 周前早产的风险（*OR*,0.88;95%*CI*,0.71~1.09)[20]。妊娠 20 周之前的治疗也不能降低早产风险（*OR*,0.85;95%*CI*,0.62~1.17)。有早产史的孕妇治疗 BV 不能降低早产再发的概率(*OR*,0.78;95%*CI*,0.42~1.48)。2015 年的 Cochrane 荟萃分析发现[21],妊娠中晚期预防性使用抗生素,可降低有早产史且本次妊娠 BV 阳性的孕妇早产的风险(*RR*,0.64;95%*CI*,0.47~0.88),但不能降低有早产史本次妊娠 BV 阴性者的早产风险(*RR*,1.08;95%*CI*,0.66~1.77)。基于这些数据,ACOG、美国疾病预防控制中心（CDC）和美国预防服务工作组（USPSTF）表示,无论是否存在早产高危因素,不建议对无症状孕妇进行常规 BV 筛查以预防早产。日本指南[22]建议在 20 周前进行 BV 筛查以预防早产。如果 BV 检测阳性,建议对早产高危孕妇进行治疗。

表 18.4 BV 的治疗方案

甲硝唑 500mg,口服,每天 2 次,连续 7 天
0.75% 甲硝唑凝胶 5g,阴道上药,每天 1 次,持续 5 天
2% 的克林霉素乳膏 5g,睡前阴道上药,连续 7 天

参考文献

1. Fredricks DN, Fiedler TL, Marrazzo JM. Molecular identification of bacteria associated with bacterial vaginosis. N Engl J Med. 2005;353:1899–911.
2. Swidsinski A, Schlien P, Pernthaler A, et al. Bacterial biofilm within diseased pancreatic and biliary tracts. Gut. 2005;54(3):388–95.
3. Romero R, Hassan SS, Gajer P, Tarca AL, Fadrosh DW, Nikita L, Galuppi M, Lamont RF, Chaemsaithong P, Miranda J, Chaiworapongsa T, Ravel J. The composition and stability of the vaginal microbiota of normal pregnant women is different from that of non-pregnant women. Microbiome. 2014;2(1):4.
4. Ravel J, Gajer P, Abdo Z, Schneider GM, Koenig SS, McCulle SL, Karlebach S, Gorle R, Russell J, Tacket CO, Brotman RM, Davis CC, Ault K, Peralta L, Forney LJ. Vaginal microbiome of reproductive-age women. Proc Natl Acad Sci U S A. 2011;108:4680–7.
5. Gajer P, Brotman RM, Bai G, Sakamoto J, Schütte UM, Zhong X, Koenig SS, Fu L, Ma ZS, Zhou X, Abdo Z, Forney LJ, Ravel J. Temporal dynamics of the human vaginal microbiota. Sci Transl Med. 2012;4(132):132ra52.

6. Allsworth JE, Peipert JF. Prevalence of bacterial vaginosis: 2001-2004 National Health and Nutrition Examination Survey data. Obstet Gynecol. 2007;109(1):114–20.
7. Noriko T, Takafumi H, Shinsuke N. Decreases in preterm labor rates < 34 weeks of gestation in association with screening and treatment for bacterial vaginosis in low risk pregnancy (in Japanese). Acta Obstet Gynaecol Jpn. 2015;67(2):963(S-729).
8. Amsel R, Totten PA, Spiegel CA, Chen KC, Eschenbach D, Holmes KK. Nonspecific vaginitis. Diagnostic criteria and microbial and epidemiologic associations. Am J Med. 1983;74(1):14.
9. Yen S, Shafer MA, Moncada J, Campbell CJ, Flinn SD, Boyer CB. Bacterial vaginosis in sexually experienced and non-sexually experienced young women entering the military. Obstet Gynecol. 2003;102(5 Pt 1):927.
10. Workowski KA, Bolan GA. Centers for Disease Control and Prevention. Sexually transmitted diseases treatment guidelines, 2015. MMWR Recomm Rep. 2015;64:RR–03):1.
11. Nugent RP, Krohn MA, Hillier SL. Reliability of diagnosing bacterial vaginosis is improved by a standardized method of gram stain interpretation. J Clin Microbiol. 1991;29(2):297–301.
12. Kurki T, Sivonen A, Renkonen OV, Savia E, Ylikorkala O. Bacterial vaginosis in early pregnancy and pregnancy outcome. Obstet Gynecol. 1992;80(2):173–7.
13. Hillier SL, Nugent RP, Eschenbach DA, Krohn MA, Gibbs RS, Martin DH, Cotch MF, Edelman R, Pastorek JG 2nd, Rao AV, et al. Association between bacterial vaginosis and preterm delivery of a low-birth-weight infant. The Vaginal Infections and Prematurity Study Group. N Engl J Med. 1995;333(26):1737–42.
14. Leitich H, Bodner-Adler B, Brunbauer M, Kaider A, Egarter C, Husslein P. Bacterial vaginosis as a risk factor for preterm delivery: a meta-analysis. Am J Obstet Gynecol. 2003;189(1):139–47.
15. Cherpes TL, Meyn LA, Krohn MA, Lurie JG, Hillier SL. Association between acquisition of herpes simplex virus type 2 in women and bacterial vaginosis. Clin Infect Dis. 2003;37(3):319.
16. Wiesenfeld HC, Hillier SL, Krohn MA, Landers DV, Sweet RL. Bacterial vaginosis is a strong predictor of Neisseria gonorrhoeae and Chlamydia trachomatis infection. Clin Infect Dis. 2003;36(5):663.
17. Balkus JE, Richardson BA, Rabe LK, Taha TE, Mgodi N, Kasaro MP, Ramjee G, Hoffman IF, Abdool Karim SS. Bacterial vaginosis and the risk of trichomonas vaginalis acquisition among HIV-1-negative women. Sex Transm Dis. 2014;41(2):123.
18. Koss CA, Baras DC, Lane SD, Aubry R, Marcus M, Markowitz LE, Koumans EH. Investigation of metronidazole use during pregnancy and adverse birth outcomes. Antimicrob Agents Chemother. 2012;56(9):4800–5.
19. McDonald HM, Brocklehurst P, Gordon A. Antibiotics for treating bacterial vaginosis in pregnancy. Cochrane Database Syst Rev. 2007;1:CD000262.
20. Brocklehurst P, Gordon A, Heatley E, Milan SJ. Antibiotics for treating bacterial vaginosis in pregnancy. Cochrane Database Syst Rev. 2013;1:CD000262.
21. Thinkhamrop J, Hofmeyr GJ, Adetoro O, Lumbiganon P, Ota E. Antibiotic prophylaxis during the second and third trimester to reduce adverse pregnancy outcomes and morbidity. Cochrane Database Syst Rev. 2015;6:CD002250.
22. Japan Society of Obstetrics and Gynecology. Guidelines for obstetrical practice in Japan 2017. p. 335–337.

第 19 章　产前糖皮质激素

Takatsugu Maeda

摘要

在过去的五十年中，对于即将早产患者的产前糖皮质激素治疗是非常有价值的。近年来，其作用被详细研究和验证。随着早年接受产前皮质类固醇激素治疗的年长患者数量不断增加，人们日益关注其长期不良反应。

生理性糖皮质激素（glucocorticoid，GC）具有独特而重要的生理作用，加速胎儿各种器官的发育和成熟，为其宫外存活做准备。但早产婴儿出生前没有暴露于足量 GC，胎儿器官成熟受阻。这是产前皮质类固醇治疗的主要机制。

当前的临床指南已得出结论，即将发生早产的孕妇都应接受一个疗程的皮质类固醇激素的常规治疗。然而，这种治疗性的暴露远超过生理性水平，时间大大地提前，因此人们也很担忧它的不良反应。

本文描述了产前糖皮质激素治疗对婴儿的生理影响，包括近期和远期影响，及其不良反应。

关键词

产前糖皮质激素　不良反应　生理

19.1 引言

自二十世纪七十年代初 Liggins 和 Howie[1]发表了一项关于孕产妇产前皮质类固醇治疗的随机对照试验以来，已证实对即将早产的患者进行产前皮质类固醇治疗可有效降低新生儿患病率和死亡率。在这项试验中，早产儿呼吸窘迫综合征（RDS）的发生率从 15.6% 降低到 10.0%，新生儿死亡率也从

11.6% 降低到 6.0%。因此，在过去的五十年中，人们认为这种治疗方法不仅对发生早产的患者有价值，对那些因为母亲并发症需要提前终止妊娠的早产患者也很有价值。

然而，产前未用合成皮质类固醇的早产或足月婴儿相比，即便只应用一个疗程，婴儿的出生体重也有所降低。因此，产前糖皮质激素治疗的远期不良影响受到广泛的关注。

妊娠期 <24 周、多胎妊娠晚期早产和妊娠糖尿病的产前皮质类固醇治疗的效果尚未得到充分评价。

我们总结了产前皮质类固醇治疗的生理效应、适应证、给药后新生儿的预后、不良反应和未来研究方向。

19.2 生理学

19.2.1 皮质类固醇的作用

皮质类固醇是在肾上腺皮质中产生的类固醇激素，包括糖皮质激素（GC）、皮质醇、皮质酮，盐皮质激素和醛固酮。GC 通过肝脏中的糖原异生作用提高血糖水平，抑制由创伤、感染和风湿病引起的组织炎症反应。此外，身心压力增加时，垂体分泌的促肾上腺皮质激素（ACTH）升高，导致 GC 的分泌增加并发挥应激作用。GC 在细胞内与糖皮质激素受体（GR）结合并控制各种基因的转录[2]（图 19.1）。

妊娠期间生理水平的 GC 在改善子宫内环境方面具有许多作用。胎儿血浆 GC 主要来自母体肾上腺[3]。子宫内膜、胎盘和胎儿均暴露于母体或胎儿肾上腺产生的生理性 GC 中。GC 不仅调节胎儿和胎盘的生长发育，还调节早期胚胎植入子宫的过程。

GC 在加速胎儿各种器官（包括肝、肺、肠、骨骼肌和脂肪组织）的发育和成熟中具有重要的生理作用，为母体外存活做准备[4,5]。在妊娠晚期，母体循环中 GC 的浓度持续增加[5,6]。小鼠胎儿循环中的内源性糖皮质激素水平在妊娠晚期也迅速增加，并通过在孕期表达的皮质醇受体促进胎儿器官的发育。糖皮质激素的生理性增加是足月胎儿出生前器官成熟所必需的[5,6]。

由于早产分娩的婴儿出生前没有接受足够的 GC 暴露，因此胎儿器官的成熟受阻了。这是产前使用皮质类固醇治疗的主要机制。

胎盘是母亲和胎儿之间的中介。胎盘酶可降解母体循环中的内源性 GC，因此进入胎儿循环的母体皮质醇受胎盘酶活性调节[6]。该调节机制严格控制

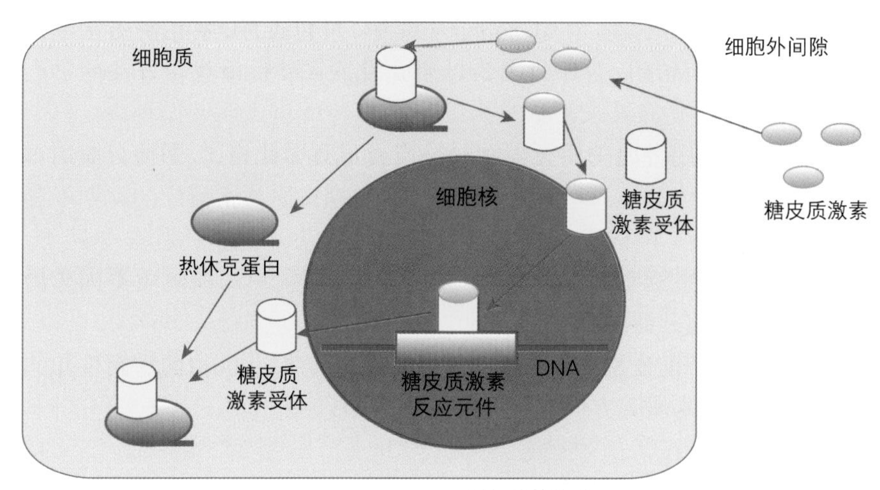

图 19-1 糖皮质激素受体(GR)对糖皮质激素(GC)应答基因表达的调节。GC 的作用是由 GR 介导的。GR 与热休克蛋白(HSP)分离,迁移到细胞核,与靶基因启动子区域的 GC 反应元件(GRE)结合。该应答调节了 GC 应答基因的转录活性。然后这些受体被转运到细胞质,再次与 HSP 形成复合物

母体内源性糖皮质激素对胎儿的暴露。具体而言,2 型 11β- 羟基类固醇脱氢酶(11β-HSD2)负责将皮质醇转化为非活性代谢产物皮质酮[6](图 19.2)。该

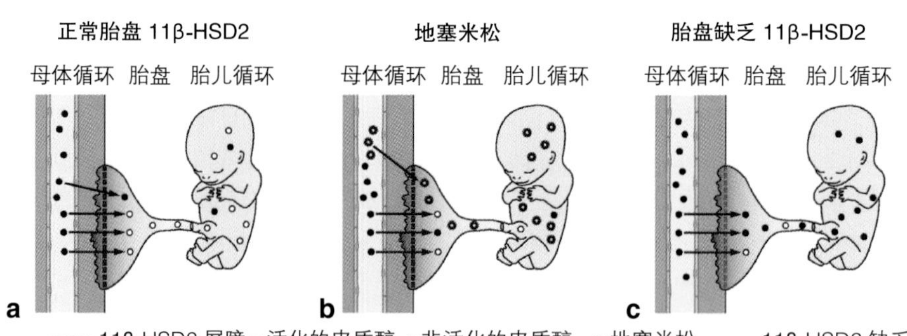

图 19.2 GC 代谢和胎盘 11β-HSD2 的关系。胎盘 11β-HSD2 抵抗母血中过高水平的活性 GC

(a) 通常情况下,11β-HSD2 将皮质醇氧化成失活的皮质酮。胎儿在临近足月分娩前缺乏 11β-HSD2,无法转化皮质酮。故胎儿的活性皮质醇主要来源于自身的肾上腺。

(b) 母体应用地塞米松治疗。地塞米松难以被 11β-HSD2 转化,故可以完整通过胎盘,增加糖皮质激素对胎儿和胎盘的作用,抑制胎儿增长并改变特定组织的发育轨迹。

(c) 同理,胎盘 11β-HSD2 的抑制或相对缺乏使母体的活性 GC 进入胎儿和胎盘受体的机会增加。遗传突变、食用甘草、母体营养不良、感染或应激可降低胎盘 11β-HSD2 的表达。

此图引用自 Chapman K,Holmes M,Seckl J. 11β-hydroxysteroid dehydrogenases: intracellular gatekeepers of tissue glucocorticoid action. Physiol Rev. 2013;93:1139-206.

酶维持了正常的胎儿 - 母亲 GC 浓度梯度[7]。可以推测,胎儿暴露于母亲的 GC 量至少部分取决于胎盘中此酶的活性。在妊娠 38~40 周,11β-HSD2 的胎盘表达水平下降,允许妊娠晚期更多的母体皮质醇进入胎儿循环[8]。这个改变发生的时机很重要,将为胎儿器官最终发育成熟做准备,以适应分娩后母体外生存。

在大鼠实验中,母体营养不良会导致胎儿出生体重和胎盘重量减少,同时母体血浆 GC 含量增加,而胎盘 11β-HSD2 表达降低,胎儿过度暴露于母体 GC[9]。例如,母体心理应激时,人类胎儿过度暴露于内源性母体 GC,如母体心理应激时,可导致成年后体重指数、体脂比、胰岛素抵抗和动脉粥样硬化相应增加。研究代谢综合征的实验模型发现,妊娠动物低蛋白饮食与关键基因脱氧核糖核酸(DNA)甲基化相关[10],由此导致胎儿肝、肺、肾和脑中 GR 过度表达和 11β-HSD2 的表达降低[11]。动物模型研究、人体实验、流行病学调查均表明,糖皮质激素在成人心血管代谢疾病和新生儿心理疾病的发展中具有重要的作用。

孕妇最常用的合成 GC 是两种氟化皮质类固醇:倍他米松和地塞米松。产前激素治疗通常首选它们用于促进胎儿器官成熟。两者均以其活性形式穿过胎盘,具有几乎相同的生物学活性。小鼠的产前皮质类固醇治疗,可通过增加基底膜的厚度和完整性来诱导脉络膜毛细血管的稳定和成熟,并降低脑室旁和脑室内出血的发生率[12]。它们可抵抗 11β-HSD2 的代谢作用(图 19.2)。合成的 GC 绕过这种酶,直接暴露于胎儿。GC 的毒副作用可以直接通过母体应用合成 GC 和应激诱导产生的内源性 GC 过度分泌来表达,也可以通过其他应激方式(如食物限制)间接表达。

19.3 适应证

根据当前的临床指南,妊娠 37 周前早产高风险的孕妇具有产前皮质类固醇治疗的指征[13]。不应因为胎儿种族、性别或表面活性剂替代疗法可行性而改变产前皮质类固醇的治疗[14]。有早产风险的孕妇接受产前皮质类固醇治疗,与新生儿患病率和死亡率降低密切相关[4]。建议妊娠 24~34 周、在 7 天内有早产风险的孕妇使用单一疗程的皮质类固醇,妊娠≥23 周的孕妇可以考虑使用产前皮质醇激素[15]。一项 Cochran 荟萃分析证明,无论胎膜是否完整产前糖皮质治疗都是有益的,支持使用单疗程的产前皮质类固醇激素来加速胎肺成熟[16]。

19.3.1 即将早产

妊娠24~36周有早产风险的孕妇都应考虑产前皮质类固醇治疗。需使用宫缩抑制剂的患者应同时接受产前GC治疗[14]。推荐的治疗方案包括肌内注射12mg倍他米松2次，间隔24h，或肌内注射6mg地塞米松4次，间隔12h[13~16]。在某些国家，这种治疗方案尚未标准化，有些可能使用多个疗程[17]。但是，使用多个疗程的GC已被证实并不能显著改善临床预后[15,18]。产前GC也是产前预防脑室内出血(IVH)，RDS和坏死性小肠结肠炎(NEC)的标准治疗[19]。实际上，在妊娠34周前出生的早产儿中，单疗程的皮质类固醇激素治疗可以改善大多数早产儿的神经发育情况[20]。即便皮质类固醇给药后小于24h发生早产，也可以显著降低新生儿患病率和死亡率。因此，就算第二次给药的可能性很低，也建议使用皮质类固醇激素[13,21]。

最后须指出，即使合并败血症，也不是产前使用皮质类固醇的禁忌[22,23]。

19.3.2 胎膜早破

胎膜早破(PROM)孕妇给予产前皮质类固醇治疗可降低新生儿死亡率(RDS)以及呼吸窘迫综合征(IVH)、脑室内出血和坏死性小肠结肠炎(NEC)的发病率。最近研究表明，无论孕周如何，产前应用皮质类固醇激素均不会增加孕产妇或新生儿感染的风险[16,24~26]。建议妊娠24~33^{+6}周的胎膜早破孕妇接受单疗程GC治疗。此外，无论胎膜是否完整，妊娠>23周、7天内有可能提前分娩的孕妇都可以考虑接受产前GC治疗[13,16,22]。对于未足月胎膜早破患者是否进行重复或产前急救的GC疗程尚存争议，没有足够的证据推荐或反对这种做法。

19.3.3 多胎妊娠

临床试验已经证明单一疗程的产前GC治疗对多胎胎儿是有益的。最近，一项精心设计的回顾性队列研究显示，分娩前1~7天对双胎妊娠的孕妇进行产前GC治疗可显著降低早产新生儿死亡率、短期内呼吸系统疾病发病率和严重神经系统损伤发生，这与单胎妊娠中观察到的情况类似[27]。此外，多胎妊娠极低出生体重的新生儿接受产前GC治疗的效果可能也与单胎妊娠是相似的，但如果分娩时机不适当，疗效是不确定的[28]。一项基于Cochrane数据库的综述得出结论，产前使用GC对单胎妊娠是有益的，但对多胎妊娠的结局有无改善还需要进一步研究[16,29]。除非存在禁忌证，无论胎儿数目如何，7天内分娩风险的所有孕妇在妊娠 24~33^{+6} 周都应接受产前皮质类固醇治疗[14,29]。此外，无论胎儿数目如何，在妊娠 23 周开始进行治疗的 7 天内分娩风险的孕妇，可以考虑接受产前皮质类固醇治疗[15]。

19.3.4 晚期早产

关于妊娠 34~36 周的产前皮质类固醇治疗，一项随机对照试验报告称该治疗可减少新生儿呼吸系统疾病。基于这一结论，ACOG 在 2017 年更新了相关推荐意见[15]：妊娠 34~36^{+6} 周，7 天内有早产风险并且未曾接受过产前皮质类固醇治疗的孕妇可以考虑使用倍他米松[15]。

在母胎医学协作（MFMU）网络关于产前 GC 治疗的研究中，有一项双盲、安慰剂对照的随机对照试验，评估了倍他米松在早产高危孕妇晚期早产的应用[30]。高危孕妇定义为即将发生早产的，或发生未足月胎膜早破，或被妇产科医师评估需提前终止妊娠的孕妇。此项研究均未使用宫缩抑制剂，也没有因产科或其他医学指征推迟分娩。研究发现，倍他米松的使用显著减少了呼吸支持的需求（主要结果）。严重呼吸系统并发症的发生率从安慰剂组的 12.1% 大幅度降低到倍他米松组的 8.1%（*RR*，0.67；95%*CI*，0.53~0.84；*P*<0.001）。新生儿短暂性过度换气、RDS 合并支气管肺发育不良、RDS 短暂性过度换气、RDS 的发生率，及需要肺表面活性剂替代治疗的病例数也明显减少。接受倍他米松治疗的胎儿在出生后立即需要复苏的可能性较小。临床诊断患有绒毛膜羊膜炎（宫内感染）的晚期早产孕妇不建议进行产前 GC 治疗。

此外，对晚期早产或因母体因素导致晚期早产的孕妇，不应该为了完成 GC 治疗而使用宫缩抑制剂延迟分娩[31]。

合并孕前糖尿病的多胎妊娠孕妇，曾接受过一个疗程皮质类固醇治疗而在足月剖宫产的孕妇，尚无关于这些人群晚期早产前类固醇治疗的研究。晚期早产前的皮质激素治疗对这类人群是否有益尚不清楚。

19.3.5 近存活孕周

尽管大规模的观察性研究表明，在妊娠 22~23 周时给予产前皮质类固醇激素治疗是有效的，但证据依然不足[32]。Eunice Kennedy Shriver 国家儿童健康与人类发育研究所（NICHD）新生儿研究网最近发表的一项研究显示，经 GC 治疗组与对照组相比，早产新生儿的死亡率和神经发育障碍发生率降低了（妊娠 23 周：90.5%vs 83.4%；24 周：80.3% vs 68.4%；25 周：67.9%vs 52.7%）[16,22,33]。这项研究显示，在孕 23 0/7~25 0/7 周出生的婴儿，产前使用皮质类固醇激素可以降低 IVH、脑室周围白质软化症（PVL）和 NEC 的发生率。该证据表明，在生存极限内，产前皮质类固醇激素疗法对婴儿最有益[33]。相反，孕 22~22^{+6} 周出生的婴儿预后没有显著改善（90.2%vs 93.1%）。此外，胎龄小的新生儿 RDS 风险增加，这与是否足疗程使用产前皮质类固醇无关，这些婴儿可能没必要接受如此大剂量的 GC。妊娠 23 周前给予产前 GC 治疗没有明显益处[33]。

相反，日本新生儿研究网的报告称，产前应用皮质类固醇可显著降低妊娠 22~23 周出生早产儿死亡率（校正后的危害比[HR]，0.72；95%*CI*，0.53~0.97），降低 IVH（*OR*，0.49；95%*CI*，0.36~0.67）、严重 IVH（*OR*，0.64；95%*CI*，0.51~0.79）和死亡率（校正后的 *HR*，0.65；95%*CI*，0.50~0.86）[34]。

19.4　预后

关于即将早产孕妇的产前类固醇治疗，2017 年 Roberts 等对 30 项研究进行了系统回顾[16]。产前使用皮质类固醇（与安慰剂对照组或未治疗组相比）可减少与早产相关的最严重不良结局，包括围产儿死亡（平均 *RR*，0.72；95%*CI*，0.58~0.89），新生儿死亡（*RR*，0.69；95%*CI*，0.59~0.81），RDS（平均 *RR*，0.66；95%*CI*，0.56~0.77），中/重度 RDS（平均 *RR*，0.59；95%*CI*，0.38~0.91），IVH（平均 *RR*，0.55；95%*CI*，0.40~0.76），NEC（*RR*，0.50；95%*CI*，0.32~0.78），需要机械通气（*RR*，0.68；95%*CI*，0.56~0.84），及出生后 48h 内全身感染（*RR*，0.60；95%*CI*，0.41~0.88）。对以下方面没有明显益处：慢性肺疾病（平均 *RR*，0.86；95%*CI*，0.42~1.79），平均出生体重（g）（平均差[MD]，−18.47；95%*CI*，−40.83~3.90），儿童死亡（*RR*，0.68；95%*CI*，0.36~1.27），儿童神经发育迟缓（*RR*，0.64；95%*CI*，0.14~2.98），或成年死亡（*RR*，1.00；95%*CI*，0.56~1.81）。此外，产前皮质类固醇激素治疗不会增加绒毛膜羊膜炎（*RR*，0.83；95%*CI*，0.66~1.06）或子宫内膜炎（*RR*，1.20；95%*CI*，0.87~1.63）的风险。未观察到孕产妇死亡风险增加[16]。

19.5　不利影响

19.5.1　对孕产妇不利影响

产前皮质类固醇激素治疗对孕产妇的不利影响包括感染风险增加和对下丘脑 - 垂体 - 肾上腺系统的抑制作用[15]。但是，ACOG 认为，即使孕妇患有败血症，产前使用皮质类固醇激素也不是禁忌[13,15]。

19.5.2　对婴幼儿的不利影响

可以想象，胎儿在发育的关键阶段暴露于宫内合成皮质类固醇可能会改变许多器官、系统的功能，并延续至成年以后。尽管临床已证实产前皮质类固醇激素治疗可有效预防 IVH、RDS 和 NEC，但也可能引起不良影响[35]。2014 年的一篇综述表明，即使只应用一个疗程产前皮质类固醇激素治疗的婴儿，与没有使用过合成皮质类固醇的早产或足月婴儿相比：出生体重减少 18%，头围减小 9%，身高减少 6%，胎盘异常的发生率也增加了[36]。

尽管在多疗程的产前和产后皮质类固醇治疗后观察到了不良反应，广泛接受的观点是：单疗程皮质类固醇治疗没有明显的不良反应。虽然 NICHD 2000 年共识小组声称重复使用产前 GC 治疗可能是有益处的（特别是减少呼吸窘迫的严重程度方面），但是，动物实验和人体研究数据已强调指出，这也对胎儿的大脑髓鞘形成、肺生长以及下丘脑 - 垂体 - 肾上腺功能产生不利影响[36]。尽管结论不一致，六项研究结果显示经历重复的产前 GC 治疗新生儿出生体重和头围减少了，而三项研究则没有这一结论。

皮质类固醇可能对神经发育的预后产生不利影响的担忧，主要是基于动物实验数据和应用多疗程皮质类固醇的研究。MFMU 研究表明，四个或更多疗程的皮质类固醇激素治疗可能与新生儿脑瘫的发生有关[37]。实际上，多疗程产前皮质类固醇激素治疗的早产儿 5 岁时研究（MACS-5）指出，多疗程产前激素治疗可能会增加 5 岁时神经发育异常和神经精神病的风险[18]。

此外，与分娩前皮质类固醇激素给药时机的相关结局是特别有意义的。尤其对于长期宫内暴露而未发生早产分娩的婴儿，其不良影响需要重视。令人担忧的是，由于即将早产而使用 GC 治疗的孕妇中，大约有 70% 不会在 7 天之内（即最大受益时间）分娩[38]。虽然 GC 作用最大化的时机是使用后 24h 至 7 天内，但尚不清楚宫内更长时间暴露是否会加重或减轻神经发育不良的影响[36]。另外，对胎儿生长发育不同阶段皮质类固醇暴露的远期影响目前还不清楚。

多疗程产前皮质类固醇激素治疗的其他不良反应包括绒毛膜羊膜炎的风险增加[39]。宫内类固醇暴露后应长期监测其远期预后。

19.6　优化改进

尽管目前常规进行产前皮质类固醇治疗，但并非总能获得良好的预期效果。为了实现其最佳疗效,在临床应用中需要个体化。具体来说,可能影响产前皮质类固醇疗效的因素,包括胎儿性别、种族和出生体重[40~42]。必须了解这些影响因素,才能改善临床预后。

19.6.1 胎儿性别

许多关于产前皮质类固醇治疗的研究发现,胎儿性别可影响临床结局。一项关于极低出生体重(VLBW)婴儿的研究,发现 VLBW 男性新生儿(与女婴相比)发生 IVH 和严重 IVH 的风险更高,但 PVL 则没有差异[43]。Lim 等[44]研究表明,在特定研究人群中,VLBW 新生儿中男婴的预后更差。

19.6.2 孕妇的种族

一项评估孕妇种族影响的研究表明,在接受产前皮质类固醇激素治疗后,孕妇的种族与新生儿呼吸系统预后独立相关[41]。此外,最近一项报告显示,校正胎龄和出生体重后,白种人婴儿的 RDS 发生率明显高于非白种人婴儿[45]。

19.6.3 出生体重(宫内生长受限的胎儿)

临床数据表明,产前皮质类固醇治疗对胎儿生长受限(FGR)的作用有限并且尚不清楚该治疗是否有益[46]。在一项有关出生体重小于 1 500g 的婴儿产前皮质类固醇治疗的最新研究指出,无论是否使用 GC,婴儿近期或远期获益方面没有显著差异。这表明,产前皮质类固醇可能不是对所有早产儿都有益[40]。实际上,低胎龄婴儿的 RDS 风险增加,这与是否完成产前 GC 疗程无关,这些婴儿可能会暴露于不必要的强效药物中。妊娠 23 周前产前皮质类固醇治疗无明显益处[33]。

19.6.4 皮质类固醇的种类

在 Cochran 荟萃分析中有 12 个试验研究了地塞米松和倍他米松的比较[5]。与倍他米松相比,地塞米松与 IVH 风险降低有关(*RR*,0.44;95%*CI*,0.21~0.92)。在以下方面两者无统计学差异:RDS 的发生率(*RR*,1.06; 95%*CI*,0.88~1.27),围产儿死亡(新生儿死亡 *RR*,1.41;95%*CI*,0.54~3.67),5min Apgar 评分 <7 分(*RR*,0.97;95%*CI*,0.43~2.18),5min Apgar 评分(MD,0.23; 95%*CI*,−0.23~0.70),平均出生体重(MD,0.01kg; 95%*CI*,−0.11~0.12),低出生体重 <2 500g

(*RR*,0.89；95%*CI*,0.65~1.24)，头围(MD,50cm；95%*CI*,-1.55~0.55)，使用升压药(*RR*,0.44；95%*CI*,0.17~11)，支气管肺发育不良(*RR*,2.50;95%*CI*,0.10~61.34)，严重 IVH(*RR*,0.40;95%*CI*,0.13~1.24),PVL(*RR*,0.83;95%*CI*,0.23~3.03),新生儿败血症(*RR*,1.30;95%*CI*,0.78~2.19),NEC(*RR*,1.29;95%*CI*,0.38~4.40),早产儿视网膜病变(*RR*,0.93;95%*CI*,0.59~1.47),动脉导管未闭(*RR*,1.19；95%*CI*,0.56~2.49)。同样,新生儿重症监护病房(NICU)的入住率几乎没有差异,尽管在一项试验中,与倍他米松相比,接受地塞米松治疗的婴儿 NICU 住院时间明显较短(MD 为 -0.91 天;95%*CI*,-1.77~-0.05)。在一项关于 183 名婴儿的试验显示,与肌内注射相比,口服地塞米松显著增加了新生儿败血症的发生率(*RR*,8.48;95%*CI*,1.11~64.93)。其他结果无统计学差异。评估倍他米松不同给药间隔的一项试验中,与用药间隔 24h 相比,用药间隔 12h 的妇女产后住院时间缩短(MD,-0.73 天;95%*CI*,-1.28~-0.18;215 位妇女),除此之外没有发现产妇或新生儿结局的差异。同样,在一项试验中将醋酸倍他米松和磷酸倍他米松相比较,结局没有显著差异[4]。

考虑到此治疗方案对发育的潜在不良影响,权衡利弊至关重要。ACOG 指出,对于胎膜早破及多胎妊娠的妇女,7 天内有分娩风险,如救治意愿强烈,即使 23 周也可考虑使用产前 GC。

19.6.5　用药剂量

目前,缺乏比较给药剂量、给药间隔和给药途径的高质量研究。ACOG 建议治疗包括:肌内注射 12mg 倍他米松 2 次,间隔 24h;或肌内注射 6mg 地塞米松 4 次,间隔 12h[13,15]。

19.6.6　用药疗程

初次给药后 2~7 天,GC 治疗的获益最大[16]。重复疗程的产前 GC 治疗是否有益尚不明确。因此,目前不推荐常规给予重复用药疗程和连续疗程(超过两个疗程)[13,15]。

皮质类固醇对神经发育的预后产生不利影响的担忧主要基于动物实验数据和应用多疗程皮质类固醇的研究[37]。众所周知,皮质类固醇抑制细胞扩增和 DNA 复制。对大、小型动物的研究表明,外源性类固醇激素会抑制胎儿生长并升高胎儿血压[47,48]。在绵羊实验中,暴露于 4 倍剂量倍他米松(母羊用药)的羔羊出生体重呈剂量依赖性降低,但是直接给羊胎儿注射外源类固醇激素不会抑制胎儿生长[49,50]。其他动物研究表明,反复应用皮质类固醇激素,对神经元髓鞘形成和新的肺泡间隔形成有不利影响。例如,会造成肺气肿和损害下丘脑 - 垂体 - 肾上腺(HPA)功能[49,51,52]。其中对 HPA 轴的影响可能持续到成年期。

对人类的非随机队列研究也有类似的结果。重复应用皮质类固醇激素,对新生儿出生体重、新生儿感染风险、胎儿垂体 - 肾上腺轴功能和新生儿血压产生负面影响[53~55]。迄今为止,对重复接受产前皮质类固醇激素治疗的婴儿进行长期随访监测的研究一直存在局限,其结果不一致。非随机试验显示,重复使用 GC 可造成发育延迟和儿童行为方面的不利影响;但在其他非随机研究中,暴露组和未暴露组的儿童之间没有差异,甚至脑瘫风险可能有所减少[54~59]。

单次或反复使用产前皮质类固醇激素的其他远期不良反应包括:会影响胎儿的心血管状况导致成年后高血压,也可能引起胰岛素抵抗导致糖尿病[60,61]。胎儿的 GC 暴露增加被认为与出生体重下降、成年心血管疾病和代谢疾病的发生相关[62]。因此,有早产风险的妇女重复应用产前皮质类固醇激素治疗是否有益仍然是不确定的。现有的证据表明,它不会在幼儿期造成严重伤害,但也不会带来好处。

19.6.7 挽救剂量

产前 GC 治疗时间已超过一周、预计 48h 内可能发生早产的孕妇,使用挽救疗程(12mg 倍他米松)是否能够改善胎儿预后? Peltoniemi 等[63,64]对此进行了研究。在新生儿死亡率(*RR*,2.90;95%*CI*,0.75~1.12),RDS(*RR*,1.16;95%*CI*,0.75~1.79),严重 RDS(*RR*,1.40;95%*CI*,0.90~2.19)、严重 IVH(*RR*,1.58;95%*CI*,0.44~5.71)等方面,倍他米松挽救组与安慰剂组之间无显著差异,但在倍他米松挽救组出现风险更高的趋势,出于安全考虑该研究被中止[63]。此外,两组新生儿在 2 岁时的神经系统远期预后、身高、体重和头围方面也没有显著差异[64]。

ACOG 最近建议,妊娠 34 周之前的孕妇,接受过产前皮质类固醇激素治疗已经超过 14 天,且 7 天之内有早产风险应考虑额外的类固醇激素治疗[13,15]。

未足月的胎膜早破患者是否实施挽救性的皮质类固醇激素治疗存在争议,目前并且没有足够的证据[24,65]。

19.6.8 治疗时机

尽管尚未进行充分研究,分娩前皮质类固醇治疗的时机可能会影响临床结局。产前皮质类固醇激素治疗后的最佳分娩时间窗是用药后 2~7 天。一项研究报道,在该时间窗早产分娩的妇女仅占其机构早产的 20%~40%[66]。俄亥俄州围产期质控协作组报告指出,产前皮质类固醇治疗的比例正在增加并且保持在较高水平[67],医院已经意识到了此现象并加强监管。目前的研究致力于优化产前皮质类固醇治疗方案,使其更恰当、及时。

19.7　结论

产前使用皮质类固醇是一种强有效的治疗方法。然而,大剂量和过早(低胎龄)使用合成皮质类固醇对胎儿不利影响也需要关注。从长远来看,在恰当使用产前皮质类固醇的同时,应加强对其不良反应的长期随访。

参考文献

1. Liggins GC, Howie RN. A controlled trial of antepartum glucocorticoid treatment for prevention of the respiratory distress syndrome in premature infants. Pediatrics. 1972;50:515–25.
2. Nicolaides NC, Galata Z, Kino T, et al. The human glucocorticoid receptor: molecular basis of biologic function. Steroids. 2010;75:1–12.
3. Mastorakos G, Ilias I. Maternal and fetal hypothalamic-pituitary-adrenal axes during pregnancy and postpartum. Ann N Y Acad Sci. 2003;997:136–49.
4. Brownfoot FC, Gagliardi DI, Bain E, et al. Different corticosteroids and regimens for accelerating fetal lung maturation for women at risk of preterm birth. Cochrane Database Syst Rev. 2013;8:CD006764.
5. Carson R, Monaghan-Nichols AP, DeFranco DB, et al. Effects of antenatal glucocorticoids on the developing brain. Steroids. 2016;114:25–32.
6. Togher KL, Togher KL, O'Keeffe MM, et al. Epigenetic regulation of the placental HSD11B2 barrier and its role as a critical regulator of fetal development. Epigenetics. 2014;9:816–22.
7. Fowden AL, Forhead AJ. Endocrine mechanisms of intrauterine programming. Reproduction. 2004;127:515–26.
8. Murphy VE, Clifton VL. Alterations in human placental 11β-hydroxysteroid dehydrogenase type 1 and 2 with gestational age and labour. Placenta. 2003;24:739–44.
9. Belkacemi L, Jelks A, Chen CH, et al. Altered placental development in undernourished rats: role of maternal glucocorticoids. Reprod Biol Endocrinol. 2011;9:105.
10. Entringer S, Wust S, Kumsta R, Layes IM, Nelson EL, Hellhammer DH, et al. Prenatal psychosocial stress exposure is associated with insulin resistance in young adults. Am J Obstet Gynecol. 2008;199:498.e1–7.
11. Liu J, Feng ZC, Yin XJ, et al. The role of antenatal corticosteroids for improving the maturation of choroid plexus capillaries in fetal mice. Eur J Pediatr. 2008;167:1209–12.
12. Bertram C, Trowern AR, Copin N, Jackson AA, Whorwood CB. The maternal diet during pregnancy programs altered expression of the glucocorticoid receptor and type 2 11beta-hydroxysteroid dehydrogenase: potential molecular mechanisms underlying the programming of hypertension in utero. Endocrinology. 2001;142:2841–53.
13. American College of Obstetricians and Gynecologists. Management of preterm labor. Practice bulletin no. 171. Obstet Gynecol. 2016;128:e155–64.

14. National Institutes of Health. Effect of corticosteroids for fetal maturation on perinatal outcomes. NIH Consens Statement. 1994;12:1–2.
15. Committee on Obstetric Practice. Committee opinion no. 713: antenatal corticosteroid therapy for fetal maturation. Obstet Gynecol. 2017;130(2):e102–9.
16. Roberts D, Dalziel S. Antenatal corticosteroids for accelerating fetal lung maturation for women at risk of preterm birth. Cochrane Database Syst Rev. 2017;3:CD004454.
17. Miracle X, et al. Guideline for the use of antenatal corticosteroids for fetal maturation. J Perinat Med. 2008;36:191–6.
18. Asztalos E, et al. Association between gestational age at birth, antenatal corticosteroids, and outcomes at 5 years: multiple courses of antenatal corticosteroids for preterm birth study at 5 years of age (MACS-5). BMC Pregnancy Childbirth. 2014;14:272.
19. Barrington KJ. The adverse neuro-developmental effects of postnatal steroids in the preterm infant: a systematic review of RCTs. BMC Pediatr. 2001;1:1.
20. Sotiriadis A, et al. Neurodevelopmental outcome after a single course of antenatal steroids in children born preterm: a systematic review and meta-analysis. Obstet Gynecol. 2015;125:1385–96.
21. National Institutes of Health. Antenatal corticosteroids revisited: repeat courses. NIH Consens Statement. 2000;17:1–18.
22. American College of Obstetricians and Gynecologists. Periviable birth. Obstetric care consensus no. 4. Obstet Gynecol. 2016;127:e157–69.
23. American College of Obstetricians and Gynecologists. Critical care in pregnancy. Practice bulletin no. 170. Obstet Gynecol. 2016;128:e147–54.
24. American College of Obstetricians and Gynecologists. Premature rupture of membranes. Practice bulletin no. 172. Obstet Gynecol. 2016;128:e165–77.
25. Vidaeff AC, Ramin SM. Antenatal corticosteroids after preterm premature rupture of membranes. Clin Obstet Gynecol. 2011;54:337–43.
26. Harding JE, Pang J, Knight DB, Liggins GC. Do antenatal corticosteroids help in the setting of preterm rupture of membranes? Am J Obstet Gynecol. 2001;184:131–9.
27. Melamed N, Shah J, Yoon EW, Canadian Neonatal Network Investigators, et al. The role of antenatal corticosteroids in twin pregnancies complicated by preterm birth. Am J Obstet Gynecol. 2016;215:482.e1–9.
28. Hashimoto LN, Hornung RW, Lindsell CJ, et al. Effects of antenatal glucocorticoids on outcomes of very low birth weight multifetal gestations. Am J Obstet Gynecol. 2002;187:804–10.
29. American College of Obstetricians and Gynecologists. Multifetal gestations: twin, triplet, and higher-order multifetal pregnancies. Practice bulletin no. 169. Obstet Gynecol. 2016;128:e131–46.
30. Gyamfi-Bannerman C, Thom EA, Blackwell SC, NICHD Maternal-Fetal Medicine Units Network, et al. Antenatal betamethasone for women at risk for late preterm delivery. N Engl J Med. 2016;374:1311–20.
31. Society for Maternal-Fetal Medicine (SMFM) Publications Committee. Implementation of the use of antenatal corticosteroids in the late preterm birth period in women at risk for preterm delivery. Am J Obstet Gynecol. 2016;215:B13–5.
32. Kyser KL, Morriss FH Jr, Bell EF, et al. Improving survival of extremely preterm infants born between 22 and 25 weeks of gestation. Obstet Gynecol. 2012;119(4):795–800.
33. Carlo WA, et al. Association of antenatal corticosteroids with mortality and neurodevelopmental outcomes among infants born at 22 to 25 weeks' gestation. JAMA. 2011;306:2348–58.
34. Mori R, Kusuda S, Fujimura M, Neonatal Research Network Japan. Antenatal corticosteroids promote survival of extremely preterm infants born at 22 to 23 weeks of gestation. J Pediatr. 2011;159:110–4.
35. Khulan B, Drake AJ. Glucocorticoids as mediators of developmental programming effects. Best Pract Res Clin Endocrinol Metab. 2012;26:689–700.
36. Audette MC, Challis JRG, Jones RL, et al. Synthetic glucocorticoid reduces human placen-

tal system a transport in women treated with antenatal therapy. J Clin Endocrinol Metab. 2014;99:E2226–33.
37. Wapner RJ, Sorokin Y, Mele L, National Institute of Child Health and Human Development Maternal-Fetal Medicine Units Network, et al. Long-term outcomes after repeat doses of antenatal corticosteroids. N Engl J Med. 2007;357:1190–8.
38. Kelly BA, et al. Antenatal glucocorticoid exposure and long-term alterations in aortic function and glucose metabolism. Pediatrics. 2012;129:e1282–90.
39. Lee MJ, Davies J, Guinn D, et al. Single versus weekly courses of antenatal corticosteroids in preterm premature rupture of membranes. Obstet Gynecol. 2004;103:274–81.
40. Ishikawa H, et al. The effects of antenatal corticosteroids on short- and long-term outcomes in small-for-gestational-age infants. Int J Med Sci. 2015;12:295–300.
41. Haas DM, Sischy AC, McCullough W, et al. Maternal ethnicity influences on neonatal respiratory outcomes after antenatal corticosteroid use for anticipated preterm delivery. J Matern Fetal Neonatal Med. 2011;24:516–20.
42. Roberge S, et al. Role of fetal sex in the outcome of antenatal glucocorticoid treatment to prevent respiratory distress syndrome: systematic review and meta-analysis. J Obstet Gynaecol. 2011;33:216–26.
43. Mohamed MA, Aly H. Male gender is associated with intraventricular hemorrhage. Pediatrics. 2010;125:e333–9.
44. Lim JW, Chung S-H, Kang DR, et al. Risk factors for cause-specific mortality of very-low-birth-weight infants in the Korean Neonatal Network. J Korean Med Sci. 2015;30(Suppl 1):S35–44.
45. Kavvadia V, Greenough A, Dimitriou G, et al. Influence of ethnic origin on respiratory distress syndrome in very premature infants. Arch Dis Child Fetal Neonatal Ed. 1998;78:F25–8.
46. Torrance HL, Derks JB, Scherjon SA, et al. Is antenatal steroid treatment effective in preterm IUGR fetuses? Acta Obstet Gynecol Scand. 2009;88:1068–73.
47. Fowden AL, Szemere J, Hughes P, et al. The effects of cortisol on the growth rate of the sheep fetus during late gestation. J Endocrinol. 1996;151:97–105.
48. Jensen EC, Gallaher BW, Breier BH, et al. The effect of a chronic maternal cortisol infusion on the late-gestation fetal sheep. J Endocrinol. 2002;174:27–36.
49. Ikegami M, Jobe AH, Newnham J, et al. Repetitive prenatal glucocorticoids improve lung function and decrease growth in preterm lambs. Am J Respir Crit Care Med. 1997;156:178–84.
50. Newnham JP, Evans SF, Godfrey M, et al. Maternal, but not fetal, administration of corticosteroids restricts fetal growth. J Matern Fetal Med. 1999;8:81–7.
51. Dunlop SA, Archer MA, Quinlivan JA, et al. Repeated prenatal corticosteroids delay myelination in the ovine central nervous system. J Matern Fetal Med. 1997;6:309–13.
52. Tschanz SA, Damke BM, Burri PH, et al. Influence of postnatally administered glucocorticoids on rat lung growth. Biol Neonate. 1995;68:229–45.
53. Mildenhall L, Battin M, Morton S, et al. Exposure to repeat doses of antenatal glucocorticoids is associated with altered cardiovascular status after birth. Arch Dis Child Fetal Neonatal Ed. 2006;91:F56–60.
54. French NP, Hagan R, Evans SF, et al. Repeated antenatal corticosteroids: size at birth and subsequent development. Am J Obstet Gynecol. 1999;180:114–21.
55. French NP, Hagan R, Evans SF, et al. Repeated antenatal corticosteroids: behaviour outcomes in a regional population of very preterm infants. Pediatr Res. 1998;43:214A.
56. Esplin M, Fausett M, Smith S, et al. Multiple courses of antenatal steroids associated with a delay in long-term psychomotor development in children with birth weight < 1500 grams. Am J Obstet Gynecol. 2000;182(1 Pt 2):S24.
57. Hasbargen U, Reber D, Versmold H, et al. Growth and development of children to 4 years of age after repeated antenatal steroid administration. Eur J Pediatr. 2001;160:552–5.
58. Thorp JA, Etzenhouser J, O'Connor M, et al. Effects of phenobarbital and multiple-dose antenatal/postnatal steroid on developmental outcome at age 7 years. Am J Obstet Gynecol.

2001;185:S87.
59. French NP, Hagan R, Evans SF, et al. Repeated antenatal corticosteroids: effects on cerebral palsy and childhood behaviour. Am J Obstet Gynecol. 2004;190:588–95.
60. Benediktsson R, Lindsay RS, Noble J, et al. Glucocorticoid exposure in utero: new model for adult hypertension. Lancet. 1993;341:339–41.
61. Dalziel SR, Walker NK, Parag V, et al. Cardiovascular risk factors after antenatal exposure to betamethasone: 30-year follow-up of a randomised controlled trial. Lancet. 2005;365(9474):1856–62.
62. Seckl JR, Meaney MJ. Glucocorticoid programming. Ann N Y Acad Sci. 2004;1032:63–84.
63. Peltoniemi OM, Kari MA, Tammela O, Repeat Antenatal Betamethasone Study Group, et al. Randomized trial of a single repeat dose of prenatal betamethasone treatment in imminent preterm birth. Pediatrics. 2007;119:290–8.
64. Peltoniemi OM, Kari MA, Lano A, Repeat Antenatal Betamethasone (RepeatBM) Follow-Up Study Group, et al. Two-year follow-up of a randomised trial with repeated antenatal betamethasone. Arch Dis Child Fetal Neonatal Ed. 2009;94:F402–6.
65. Gyamfi-Bannerman C, Son M. Preterm premature rupture of membranes and the rate of neonatal sepsis after two courses of antenatal corticosteroids. Obstet Gynecol. 2014;124:999–1003.
66. Adams TM, Kinzler WL, Chavez MR, et al. The timing of administration of antenatal corticosteroids in women with indicated preterm birth. Am J Obstet Gynecol. 2015;212:645.e1–4.
67. Kaplan HC, Sherman SN, Cleveland C, et al. Reliable implementation of evidence: a qualitative study of antenatal corticosteroid administration in Ohio hospitals. BMJ Qual Saf. 2016;25:173–81.

第 20 章　早产与分娩方式

Yasuyuki Kawagoe

摘要

以往关于早产分娩方式的大多数研究显示，基于预期分娩方式，产妇和新生儿的结局没有差异。早产的分娩方式是存在争议的，目前还没有来自前瞻性随机试验的充足的数据，指导临床实践的建议是从回顾性研究中获得的。因此，早产儿的最佳分娩方式尚未有定论。本综述中可及的有限证据，预期早产发生时，如果孕周较小，胎位是较为可靠的头位，应考虑阴道分娩和/或引产。在臀位和/或多胎妊娠的情况下，如果能期待至较大孕周，则考虑剖宫产分娩。

关键词

早产　分娩方式　臀位　多胎妊娠　剖宫产

20.1　引言

分娩方式与母婴结局关系的研究多针对足月妊娠，已明确足月阴道分娩对母儿结局有益。出现早产迹象时，如果引产时间过长、宫颈条件不成熟或担心胎儿不能耐受阴道分娩，医师通常倾向于计划性剖宫产而不是引产。因此，2013 年早产剖宫产率持续上升至 46.6%[1]。由于使用了产前类固醇、辅助通气和表面活性剂治疗，早产儿的存活率显著提高。在过去的二十年，新生儿发病率和死亡率显著下降，尤其是 23~24 周的死亡率和 25~28 周的发病率[2]。23%~25% 的极低出生体重儿会出现脑室内出血（intraventricular hemorrhage，IVH），这是脑瘫和神经发育迟缓的原因，也是新生儿死亡的原因[3,4]。因此，降低 IVH 的发生率对于改善早产新生儿结局至关重要，剖宫产是否有利于降低

IVH 或围产儿死亡等风险，目前尚无共识。

20.2　早产儿的分娩方式

目前，现有的指南都没有明确讨论超早产儿的分娩方式。一项关于头位或臀位单胎早产的 Cochrane 系统评价指出，目前证据不足以评估急诊剖宫产对早产儿的价值[5]。该研究领域的困境在于患者的招募和随机化设计。关于早产报告的 Cochrane 随机化试验仅纳入 116 名妇女，而现有的关于剖宫产和阴道分娩有效性的认知是从非随机研究中获得的。NICE 指南建议，妊娠 26~36 周的臀位孕妇最佳选择是剖宫产，由于证据有限，对于妊娠 <26 周的孕妇没有任何建议[6]。

20.2.1　早产和单胎

德国新生儿网络（German Neonatal Network，GNN）进行了一项基于人群的队列研究[7]，共纳入 2 203 例单胎极低出生体重儿(<1 500g)，其胎龄为 22~36 周。在这 2 203 名婴儿中，阴道分娩（26.6%）和紧急剖宫产（31.1%）的 IVH 发生率均高于计划性剖宫产（17.2%）。无论哪种胎位，择期剖宫产可降低小于 30 周的早产儿出现 IVH 的风险。

2006 年，英国的一项前瞻性队列研究共纳入 1 722 例妊娠 22~26 周分娩的单胎孕妇。他们研究了分娩方式对良好分娩结局（新生儿 5min 时心率 >100 次 /min）和产房死胎死产的影响[8]。对于小于 26 周的妊娠，剖宫产可以改善出生条件并降低产房死胎死产率，但对于 26 周或更晚的伴自然临产的分娩，则无差异。产前类固醇的使用与新生儿阴道分娩结局的改善有密切关系。

一项回顾性队列研究对 1995 年至 2003 年纽约市出生数据进行分析[9]。这项研究纳入 20 231 例 25~34 周的单胎、活产、头位分娩新生儿，69.3% 为阴道分娩，30.7% 为剖宫产。与阴道分娩相比，剖宫产不能改善 24~34 周分娩的新生儿结局，且与呼吸窘迫风险增加和低 Apgar 评分相关。

Durie 等研究了头位早产儿(体重 <1 500g)不同分娩方式的新生儿结局[10]。与剖宫产组相比，阴道分娩组的死亡率、严重 IVH、坏死性小肠结肠炎或败血症的发生率没有增加。

Anderson 等进行了一项有趣的研究，探讨了剖宫产在预防低出生体重儿（≤1 750g）IVH 中的作用[11]。该研究证实，31.5% 的婴儿在出生后 1h 内出现颅内出血，另有 17% 发生于出生 1h 后。患有颅内出血的婴儿，胎龄和出生体重明显较低。值得注意的是，无论何种分娩方式，经历分娩活跃期的婴儿在分娩后 1h 内更常出现颅内出血并进展至Ⅲ、Ⅳ级出血。

2013 年一项回顾性队列研究分析 158 例头位分娩病例（22~29 周和 / 或体重 <1 500g）发现[12]：经历第二产程者与轻度 IVH 发生率升高相关，但第二产程持续时间与 IVH 发生率无明显相关性。在临床实践中，临床医师通常在确认产程进展和宫缩后做出决策，因此在早产中避免活跃期产程是不现实的。

20.2.2　早产和臀位单胎

剖宫产是足月臀位最安全的分娩方式，与阴道分娩相比，能将死亡或严重病率的风险降低 3 倍[13]。臀位在妊娠早期较常见，30%~35% 胎儿在妊娠 22~28 周为臀位，而在足月妊娠中这一比例下降到 4%[14,15]。对于臀位的早产儿，首选分娩方式与新生儿结局的关系仍存在争议。

一项关于臀位早产非随机研究的系统性回顾，分析了分娩方式与 25~36 周新生儿死亡率之间的关系[16]。七项研究共涉及 3 357 名女性。结果显示剖宫产组新生儿死亡率的加权风险低于阴道分娩组（3.8% vs 11.5%），剖宫产将新生儿死亡率降低了 37%。Kayem 等对妊娠 26~29 周的早产臀位分别行计划阴道分娩或计划剖宫产，比较新生儿的发病率和死亡率[17]。研究发现阴道分娩不会增加早产臀位的死亡率和重症病率，计划阴道分娩组有 3 例（1.7%）因阴道分娩时头部嵌顿死亡。虽然可能发生这种情况，但因其罕见性应与早产剖宫产不良后果相平衡。

一项回顾性队列研究对 331 例妊娠 23~34 周的单胎早产（包括胎位不正的胎儿）进行分析[18]，208 例（63%）经阴道分娩，基于预期分娩方式，产妇和新生儿的结局无差异。

2017 年的一项荟萃分析探讨了妊娠 23~27 周的单胎臀位超早产胎儿最安全的分娩方式[19]。该分析包括 15 项研究，涉及 12 335 名婴儿，婴儿在出生后均经积极复苏。剖宫产可使死亡率下降 41%（*OR*，0.59；95% *CI*，0.36~0.95），在妊娠 23~24 周时死亡率下降最大，且与 <28 周的单胎臀位的重度 IVH 下降 49% 相关（*OR*，0.51；95%*CI* 0.29~0.91）。

综上所述，剖宫产可降低臀位新生儿死亡和 IVH 风险，特别是在超早产（小于 28 周）时。因此，目前在大多数发达国家，早产臀位都采用剖宫产分娩。

20.2.3　早产伴多胎妊娠

在过去的三十年里，由于辅助生殖技术的发展，世界范围内双胎妊娠率呈增加趋势，也导致了极早产儿（妊娠 <32 周）的出生率增加了大约 1/3[20]。在美国，从 1980 年到 2009 年，双胎率上升了 76%，2009—2012 年趋于稳定[21]。从 1980 年到 1998 年，三胎及以上的多胎生育率上升达 400% 以上，但目前已经下降到 1998 年峰值的 48%[21]。在临床实践中，双胎分娩仍然具有挑战性，早产时尤甚。第一先露为臀位的双胎所遇到的问题与单胎臀位相似。

2005 年，研究者对苏格兰 1985—2001 年所有双胎分娩进行了回顾性队列研究，探讨了孕 36 周或之后出生的双胎围产期死亡风险与不同分娩方式的关系[22]。在 8 073 例新生儿中，第一胎儿死亡 6 例，第二胎儿死亡 30 例（第二胎儿的比值比为 5.00，95% *CI* 为 2.00~14.70）。他们的结论是，与阴道试产相比，计划剖宫产可降低足月双胎围产儿死亡风险约为 75%。

Barzilay 及其同事进行了一项双胎妊娠的回顾性队列研究，其中第二胎儿的出生体重≤1 500g[23]。90.5% 的头 - 头双胎以及 96.4% 的头 - 非头双胎，两个胎儿均成功经阴道分娩，而阴道分娩组的 IVH 率（3~4 级）显著高于对照组。因此，无论是何种胎位，极低出生体重双胞胎的阴道分娩都会增加 IVH 的风险。

研究者进行了一项多中心回顾性研究，评估第一先露为头位的双胎极早产儿（妊娠 26 至 31 周）的死亡率和发病率[24]。根据处理原则将早产和 / 或胎膜早破后分娩的双胞胎分为两组：计划阴道分娩和计划剖宫产。计划阴道分娩对在院新生儿死亡率和严重新生儿复合发病率没有独立影响。对于第一胎位为头位的极早产双胎，有计划的阴道分娩既不增加严重的新生儿发病率，也不增加其死亡率。

三胎及以上的多胎妊娠的早产，分娩期间胎心率的监测困难。另外，第一胎分娩后可能发生脐带脱垂、后胎儿胎位不正、胎盘分离出血等。由于这些原因，许多临床医师选择剖宫产。

在美国，研究人员研究了 1995—1998 年妊娠≥24 周三胎的死产、新生儿和婴儿死亡风险[25]。三胎胎儿均经剖宫产分娩能将新生儿和婴儿死亡率降至最低。因此，他们建议三胎妊娠避免阴道分娩。Lappen 等在一项回顾性队列研究中比较了阴道试产与计划剖宫产的产妇和新生儿结局[26]。在孕周≥28 周的三胎妊娠中，24 例经阴道试产，此组产妇输血和新生儿机械通气风险较高。因此，他们建议三胎妊娠采取临产前剖宫产术。

至于双胎妊娠的分娩方式，如果第一先露为臀位的孕妇应进行剖宫产。双头位的妇女进行阴道试产是合理的。对于头 - 非头双胞胎最佳分娩方式仍然存在争议。研究者基于回顾性、大规模人群研究认为剖宫产是合适的，因为它可能降低早产第二胎儿的发病率。对于三胎及以上妊娠的早产，剖宫产是必要的。

20.2.4 早产和子痫前期

子痫前期是早产的主要原因之一，但其最佳分娩方式尚缺乏证据。Alexander 等对妊娠合并重度子痫前期进行了一项回顾性研究，比较极低出生体重儿(750~1 500g)无产兆剖宫产与阴道分娩的结局[27]。引产组 50 名(34%)妇女经阴道分娩，其 5min Apgar 评分≤3 分的发生率高于剖宫产组(6% vs 2%)，但其他新生儿结局如新生儿死亡、脑室出血等无差异。2019 年进行了一项回顾性研究，研究 24~33 周内预期分娩方式的成功率，比较产妇和新生儿的结局[28]。在 460 名接受引产的妇女中(50%)，47% 经阴道分娩。阴道分娩的成功率随着孕龄的增加而增加。但在 2017 年的一项 Cochrane 系统评价中，他们发现没有符合纳入标准的研究[29~31]。

目前，早产伴子痫前期的最佳分娩方式可能是阴道试产，成功率为 50%，这需要在阴道试产期间密切监测母婴情况。

20.3 早产剖宫产的并发症

由于未足月子宫肌层相对较厚，剖宫产术中娩出脆弱的早产儿有时会遇到困难。在这种情况下，垂直切口向上延伸有助于轻柔地分娩胎儿，从而形成古典的或倒 T 型子宫切口。此前的研究显示，分娩时孕周与古典式剖宫产概率成反比。据报道，古典式剖宫产的发生率为所有分娩的 0.3%~1%[32~34]。澳大利亚的一项研究指出，在 24 周时，20% 的剖宫产是古典式，30 周时为 5%，足月时仅为 1%[32]。与子宫下段横切口相比，古典式剖宫产切口者随后子宫破裂发生率较高(2.0% vs 0.7%)，并且在阴道试产期间发生率增加到 9%[33]。有古典式和倒 T 型剖宫产史的妇女通常在妊娠 36~38 周时接受计划剖宫产以避免子宫破裂。在一项前瞻性多中心研究中，产前子宫破裂的发生率约为 2%[35]。从 2008 年到 2011 年，Reddy 等从美国 25 家医院获取病例，建立了一个产科观察队列[36]，随机抽取的 1/3 分娩的数据，分析妊娠 23~33 周分娩的严重产科并发症的发生率。他们将严重的产科并发症定义为出血(>1 500mL、输血或子宫切除术)、感染、入住重症监护病房或死亡。在 2 659 名妇女中，8.6% 出现了与孕周相关的严重产科并发症，其中妊娠 23~27 周发生率最高。同时，还揭示了子宫切口位置与产科并发症的相关性：阴道分娩 3.5%，古典式剖宫产 23.0%，子宫下段横切口剖宫产 12.1%，低纵切口剖宫产 10.3%。

20.4 结论

之前的大多数报告显示，产妇和新生儿的结局并不因预期的分娩方式不同而有所不同。但早产儿的最佳分娩方式尚未确定，当确认是头位时，应该考虑引产。如为臀位或多胎妊娠，可考虑剖宫产。早产儿的发病率和死亡率在各个国家甚至不同医疗机构中都是不同的。医师需要与患者讨论和解释剖宫产利弊，并为一些潜在的风险做好准备，如出血、感染和入住重症监护室。

参考文献

1. Martin JA, Hamilton BE, Osterman MJ, Curtin SC, Matthews TJ. Births: final data for 2013. Natl Vital Stat Rep. 2015;64:1–65.
2. Stoll BJ, Hansen NI, Bell EF, Walsh MC, Carlo WA, Shankaran S, et al. Trends in care practice, morbidity, and mortality of extremely preterm neonates. 1993-2012. JAMA. 2015;314:1039–51.
3. Hagen EW, Sadek-Badawi M, Albanese A, Palta M. A comparison of Wisconsin neonatal intensive care units with national data on outcomes and practices. WMJ. 2008;107:320–6.
4. Horbar JD, Badger GJ, Carpenter JH, Fanaroff AA, Kilpatrick S, LaCorte M, et al. Members of the Vermont Oxford Network. Trends in mortality and morbidity for very low birth weight infants, 1991-1999. Pediatrics. 2002;110:143–51.
5. Alfirevic Z, Milan SJ, Livio S. Caesarean section versus vaginal delivery for preterm birth in singletons. Cochrane Database Syst Rev. 2013;9:CD000078.
6. NICE. Preterm labour and birth. NICE guideline [NG25]. 2015.
7. Humberg A, Härtel C, Paul P, Hanke K, Bossung V, Hartz A, German Neonatal Network (GNN), et al. Delivery mode and intraventricular hemorrhage risk in very-low-birth-weight infants: observational data of the German Neonatal Network. Eur J Obstet Gynecol Reprod Biol. 2017;212:144–9.
8. Morgan AS, Marlow N, Draper ES, Alfirević Z, Hennessy EM, Costeloe K. Impact of obstetric interventions on condition at birth in extremely preterm babies: evidence from a national cohort study. BMC Pregnancy Childbirth. 2016;16:390.
9. Werner EF, Han CS, Savitz DA, Goldshore M, Lipkind HS. Health outcomes for vaginal compared with cesarean delivery of appropriately grown preterm neonates. Obstet Gynecol. 2013;121:1195–200.
10. Durie DE, Sciscione AC, Hoffman MK, Mackley AB, Paul DA. Mode of delivery and outcomes in very low-birth-weight infants in the vertex presentation. Am J Perinatol. 2011;28:195–200.
11. Anderson GD, Bada HS, Sibai BM, Harvey C, Korones SB, Magill HL, et al. The relationship between labor and route of delivery in the preterm infant. Am J Obstet Gynecol. 1988;158:1382–90.
12. Gawade PL, Whitcomb BW, Chasan-Taber L, Pekow PS, Ronnenberg AG, Shah B, et al. Second stage of labor and intraventricular hemorrhage in early preterm infants in the vertex presentation. J Matern Fetal Neonatal Med. 2013;26:1292–8.
13. Hannah ME, Whyte H, Hannah WJ, Hewson S, Amankwah K, Cheng M, et al. A maternal outcomes at 2 years after planned cesarean section versus planned vaginal birth for breech

presentation at term: the international randomized Term Breech Trial. Am J Obstet Gynecol. 2004;191:917–27.
14. Hickok DE, Gordon DC, Milberg JA, Williams MA, Daling JR. The frequency of breech presentation by gestational age at birth: a large population-based study. Am J Obstet Gynecol. 1992;166:851–2.
15. Mukhopadhyay S, Arulkumaran S. Breech delivery. Best Pract Res Clin Obstet Gynaecol. 2002;16:31–42.
16. Bergenhenegouwen LA, Meertens LJ, Schaaf J, Nijhuis JG, Mol BW, Kok M, et al. Vaginal delivery versus caesarean section in preterm breech delivery: a systematic review. Eur J Obstet Gynecol Reprod Biol. 2014;172:1–6.
17. Kayem G, Combaud V, Lorthe E, Haddad B, Descamps P, Marpeau L, et al. Mortality and morbidity in early preterm breech singletons: impact of a policy of planned vaginal delivery. Eur J Obstet Gynecol Reprod Biol. 2015;192:61–5.
18. Kuper SG, Sievert RA, Steele R, Biggio JR, Tita AT, Harper LM. Maternal and neonatal outcomes in indicated preterm births based on the intended mode of delivery. Obstet Gynecol. 2017;130:1143–51.
19. Grabovac M, Karim JN, Isayama T, Liyanage SK, McDonald SD. What is the safest mode of birth for extremely preterm breech singleton infants who are actively resuscitated? A systematic review and meta-analyses. BJOG. 2017;125(6):652–63. https://doi.org/10.1111/1471-0528.14938.
20. Larroque B, Ancel PY, Marret S, Marchand L, André M, Arnaud C, EPIPAGE Study Group, et al. Neurodevelopmental disabilities and special care of 5-year-old children born before 33 weeks of gestation (the EPIPAGE study): a longitudinal cohort study. Lancet. 2008;8(371):813–20.
21. Martin JA, Hamilton BE, Osterman MJK, Driscoll AK, Drake P. Births: final data for 2016. Natl Vital Stat Rep. 2018;67:1–55.
22. Smith GC, Shah I, White IR, Pell JP, Dobbie R. Mode of delivery and the risk of delivery-related perinatal death among twins at term: a retrospective cohort study of 8073 births. BJOG. 2005;112:1139–44.
23. Barzilay E, Mazaki-Tovi S, Amikam U, de Castro H, Haas J, Mazkereth R, et al. Mode of delivery of twin gestation with very low birthweight: is vaginal delivery safe? Am J Obstet Gynecol. 2015;213:219.1–8.
24. Sentilhes L, Oppenheimer A, Bouhours AC, Normand E, Haddad B, Descamps P, et al. Neonatal outcome of very preterm twins: policy of planned vaginal or cesarean delivery. Am J Obstet Gynecol. 2015;213:73.e1–7.
25. Vintzileos AM, Ananth CV, Kontopoulos E, Smulian JC. Mode of delivery and risk of stillbirth and infant mortality in triplet gestations: United States, 1995 through 1998. Am J Obstet Gynecol. 2005;192:464–9.
26. Lappen JR, Hackney DN, Bailit JL. Maternal and neonatal outcomes of attempted vaginal compared with planned cesarean delivery in triplet gestations. Am J Obstet Gynecol. 2016;215:493–6.
27. Alexander JM, Bloom SL, McIntire DD, Leveno KJ. Severe preeclampsia and the very low birth weight infant: is induction of labor harmful? Obstet Gynecol. 1999;93:485–8.
28. Coviello EM, Iqbal SN, Grantz KL, Huang CC, Landy HJ, Reddy UM. Early preterm preeclampsia outcomes by intended mode of delivery. Am J Obstet Gynecol. 2019;220:100.e1–9.
29. Amorim MM, Souza ASR, Katz L. Planned caesarean section versus planned vaginal birth for severe pre-eclampsia. Cochrane Database Syst Rev. 2017;10:CD009430.
30. Alanis MC, Robinson CJ, Hulsey TC, Ebeling M, Johnson DD. Early-onset severe preeclampsia: induction of labor vs elective cesarean delivery and neonatal outcomes. Am J Obstet Gynecol. 2008;199:262.e1–6.
31. Blackwell SC, Redman ME, Tomlinson M, Landwehr JB Jr, Tuynman M, Gonik B, et al. Labor induction for the preterm severe pre-eclamptic patient: is it worth the effort? J Matern

Fetal Med. 2001;10:305–11.
32. Bethune M, Permezel M. The relationship between gestational age and the incidence of classical caesarean section. Aust N Z J Obstet Gynaecol. 1997;37:153–5.
33. Landon MB, Hauth JC, Leveno KJ, Spong CY, Leindecker S, Varner MW, Eunice Kennedy Shriver National Institute of Child Health and Human Development Maternal-Fetal Medicine Units Network, et al. Maternal and perinatal outcomes associated with a trial of labor after prior cesarean delivery. N Engl J Med. 2004;351:2581–9.
34. Chauhan SP, Magann EF, Wiggs CD, Barrilleaux PS, Martin JN Jr. Pregnancy after classic cesarean delivery. Obstet Gynecol. 2002;100:946–50.
35. Patterson LS, O'Connell CM, Baskett TF. Maternal and perinatal morbidity associated with classic and inverted T cesarean incisions. Obstet Gynecol. 2002;100:633–7.
36. Reddy UM, Rice MM, Grobman WA, Bailit JL, Wapner RJ, Varner MW, Eunice Kennedy Shriver National Institute of Child Health and Human Development Maternal-Fetal Medicine Units Network; Eunice Kennedy Shriver National Institute of Child Health and Human Development Maternal-Fetal Medicine Units Network, et al. Serious maternal complications after early preterm delivery (24-33 weeks' gestation). Am J Obstet Gynecol. 2015;213:538.e1–9.

第21章 胎膜早破

Koichiro Shimoya

摘要

未足月胎膜早破(pPROM)可能出现胎儿不成熟和宫内感染等并发症并需入住重症监护室,这与足月胎膜早破(PROM)不同。pPROM占PROM的25%,约30%的早产涉及pPROM。PROM有两种原因:一是下生殖道上行感染引起胎膜异常;二是子宫内压升高。治疗pPROM应注意以下几点:避免频繁阴道检查;抗生素使用;如果预计在妊娠22~34周分娩,应使用肾上腺类固醇激素;经超声确认羊水量和胎儿生长情况;胎儿心率监测等。如果孕周超过34周,可以选择分娩方式;如果足月妊娠发生PROM,可以选择等待或在等待24h后进行引产。

关键词

未足月胎膜早破　感染　子宫内压升高

21.1 引言

分娩发动前胎膜破裂称为胎膜早破(premature rupture of membrane, PROM)。PROM可以在妊娠期的任何时候发生,当胎膜早破发生在妊娠37周前,称为未足月胎膜早破(preterm PROM,pPROM)。pPROM的管理不同于PROM。37周或更晚发生的早破通常会导致自然临产和正常分娩,临床妇产科问题很少发生。与PROM不同,pPROM可能出现胎儿不成熟、宫内感染等并发症,需重症监护。

21.2 病理学

孕期胎儿被羊膜包围,羊水能缓冲震动,并避免脐带受压,以维持胎儿氧气和营养的稳定供应。羊膜将胎儿与外界环境分开,保护胎儿免受任何细菌和微生物的上行感染。

PROM 占所有妊娠的 3%~18%,约占足月妊娠的 10%。PROM 中大约 25% 为 pPROM[1],大约 30% 的早产涉及 pPROM[2]。胎膜早破至分娩开始的时间(潜伏期)与胎龄成负相关。

妊娠 28~36 周的胎膜早破约 50% 在破膜后 24h 内分娩,80%~90% 在 1 周内分娩。小于 26 周的妊娠,约 50% 在 1 周内分娩[3]。

胎膜由 4~6 层绒毛膜及单层细胞构成的羊膜组成,这些维持了膜结构的完整性。当构成膜的细胞和结缔组织发生病理性退化时,膜的结构完整性就会被破坏。胎膜早破有两种原因:一是下生殖道上行感染引起胎膜异常。绒毛膜羊膜炎发生,白细胞迁移产生的蛋白水解酶削弱胎膜胶原,导致 PROM。早产通常是由宫内感染引起的。早产中羊水的细菌检出率为 16.1%,而 pPROM 中羊水的细菌检出率为 27.9%。因此,人们认为感染在 pPROM 中起着重要的作用。感染诱发的炎症介质引起子宫收缩,子宫颈软化使绒毛膜和羊膜分离是胎膜破裂的原因。也有人认为,母亲或胎儿的应激通过下丘脑 - 垂体 - 肾上腺轴导致促肾上腺皮质激素释放激素(corticotrophin-releasing hormone,CRH)产生,可能是 pPROM 的触发因素。胎膜早破的另一个原因是子宫内压升高,可能由多种因素引起,如羊水过多、多胎妊娠、咳嗽引起的腹压升高、子宫畸形等。宫内手术,如羊膜穿刺术、脐带穿刺术和胎儿镜下激光电凝治疗双胎输血综合征,也可能损害胎膜导致胎膜早破。

21.3 诊断

PROM 的诊断基于详细的病史和胎膜破裂前后的体格检查。多数情况下,阴道会突然出现流液,随后会间断性流液。如果大部分羊水流出而未停留在阴道,PROM 很难被发现。此外,尿液、宫颈黏液、阴道分泌物和血液污染导致羊水识别困难。无菌窥镜检查证实有羊水从宫口流出,这是一种经典的诊断方法。进一步检查阴道中的水溶性液体池,临床上通常会测量液体池的 pH 值,一般羊水 pH 值在 7.1~7.3,而阴道环境 pH 值通常≤4.5,这一点也可以通过硝嗪(氨基甲酸盐)试剂变为蓝色得到证实,该试验具有 90%~98% 的准确度[4]。检测过程需注意血液污染引起的假阳性。除了 pH 测试,羊齿状结晶试验也很有用。超声作为辅助诊断可用来测量羊水量。生化诊断方法包括胎儿纤维连接蛋白(ROM 检验)、甲胎蛋白(Amtec)和胰岛素样生长因子结合蛋白 1(IGFBP-1)。在不确定是否胎膜破裂(PROM 或 pPROM)时,该方法是有效的。如果不能确定胎膜早破或因为羊水较少,无法行以上检查时,可将靛蓝胭脂红注入子宫腔并观察染料渗漏来确定,即染料注射试验。

21.4 治疗

随着时间的推移,足月 PROM 上行性宫内感染的风险增加。虽然 90% 的孕妇在 24h 内自然临产,但在有感染迹象的情况下仍需要引产。立即引产还是期待治疗,很大程度上取决于患者的意愿。据报道,引产不会增加剖宫产率,但会降低宫内感染率[5,6]。此外,学者研究了期待组和引产组上行性宫内感染的风险,发现引产组产妇感染率明显低于期待组[7]。足月妊娠胎膜早破后 24h 内绒毛膜羊膜炎的发生率小于 10%,但在 24h 后增加到 40%[8]。综上,治疗原则上不宜长时间等待,应尽量减少阴道检查以预防感染。对于 GBS 阳性的足月妊娠,通常使用青霉素类抗生素治疗。

胎儿不成熟是 pPROM 的一个严重问题,患者需要一直住院治疗。由于低羊水量,pPROM 中经常发生其他并发症,包括脐带脱垂和脐带压迫等问题,肺发育不全和关节挛缩也应引起注意。在母亲感染方面,绒毛膜羊膜感染占 13%~60%,其次是子宫内膜异位症和败血症。此外,4%~12% 的 pPROM 会发生胎盘早剥,12% 会发生产后出血[9]。pPROM 治疗目的是延长孕周,等待胎儿发育成熟,同时注意监测宫内感染、母体感染、宫缩和胎儿心率异常(如波动性短暂心动过缓)等症状。在晚期早产儿病例中,在没有感染的情况下期待治疗持续的时间存在争议性。但是,如果妊娠超过 34 周可选择引产。如果在妊娠 26 周后出现感染症状,通常会停止期待治疗,终止妊娠。此外,有必要进行 GBS 培养,为分娩做准备。

期待治疗包括使用宫缩抑制剂、抗生素和皮质类固醇;但是否使用宫缩抑制剂存在争议。循证医学证据表明,使用宫缩抑制剂对延长妊娠没有影响,也不会改善围产儿预后[10~12]。因此,如果按照规范,应当在观察肾上腺类固醇治疗的效果后,再考虑宫缩抑制剂的使用。然而,实际上许多机构都在持续使用宫缩抑制剂,且在某些病例确实有效。但是其使用的科学依据不充分,且应注意其不良反应。另一方面,有报道使用硫酸镁预防早产儿脑损伤(脑瘫)[13~16],似乎也可考虑在 pPROM 病例中使用硫酸镁。

为了预防宫内感染，对胎膜早破的患者应使用抗菌药物。在一项 pPROM 抗生素应用的大型 NICHD 研究中，在胎膜破裂后 48h 内，每隔 6h 静脉注射 2g 氨苄西林和 250mg 红霉素，然后每隔 8h 口服 250mg 阿莫西林和 333mg 红霉素，连续 5 天。抗生素组可延长孕周，新生儿败血症预后得到改善，绒毛膜羊膜炎病例也减少了[17]。此外，ORACLE 研究报告称，阿莫西林和克拉维酸联合使用会增加新生儿坏死性小肠结肠炎的发病率[18]。因此，仅当治疗基于循证医学(EBM)依据时，才建议使用抗生素 7 天。疾病预防控制中心(CDC)建议治疗 48h 以预防 GBS 感染[19]。

众所周知，早产孕妇使用皮质类固醇可改善胎儿的预后，但在 pPROM 病例中，胎膜早破本身会促进胎儿肺成熟，类固醇的使用有可能会加重感染。尽管仍存在争议，目前临床实践中孕产妇使用皮质类固醇并不会增加感染的风险，而且已经证明它可以降低新生儿的发病率和死亡率[20]。如果预计分娩孕周为 24~34 周，则可间隔 24h 注射 12mg 倍他米松两次，用于肺成熟和预防颅内出血。目前未证明对小于 24 周的妊娠有效，但仍推荐使用倍他米松[21]。

21.5 预后

决定新生儿预后的因素是胎龄，故延长孕周是重要的。此外，感染的存在与否也极大地影响孩子的预后。因胎膜破裂而导致肺发育不全的早产儿，其死亡率高达 90%[22]。

21.6 总结

应注意与胎膜早破有关的以下几点：

- 确诊
- 住院和治疗原则
- 避免频繁的阴道检查
- 抗生素的使用
- 肾上腺类固醇激素的应用，如果预计分娩孕周在妊娠 22~34 周
- 超声确认羊水量和胎儿生长
- 胎心率监测
- 如果胎龄超过 34 周，可选择终止妊娠

- 如果足月妊娠发生胎膜早破，选择等待或在等待24h后引产

参考文献

1. Gunn GC, Mishell DR Jr, Morton DG. Premature rupture of the fetal membranes. A review. Am J Obstet Gynecol. 1970;106:469–83.
2. Taylor J, Garite TJ. Premature rupture of membranes before fetal viability. Obstet Gynecol. 1984;64:615–20.
3. Mead PB. Management of the patient with premature rupture of the membranes. Clin Perinatol. 1980;7:243–55.
4. Smith RP. A technic for the detection of rupture of the membranes. A review and preliminary report. Obstet Gynecol. 1976;48:172–6.
5. Pasquier JC, Bujold E. A systematic review of intentional delivery in women with preterm prelabor rupture of membranes. J Matern Fetal Neonatal Med. 2007;20(7):567–8.
6. Hartling L, Chari R, Friesen C, Vandermeer B, Lacaze-Masmonteil T. A systematic review of intentional delivery in women with preterm prelabor rupture of membranes. J Matern Fetal Neonatal Med. 2006;19(3):177–87.
7. Hannah ME, Ohlsson A, Farine D, et al. Induction of labor compared with expectant management for prelabor rupture of the membranes at term. TERMPROM Study Group. N Engl J Med. 1996;334(16):1005–10.
8. Seaward PG, Hannah ME, Myhr TL, et al. International Multicentre Term Prelabor Rupture of Membranes Study: evaluation of predictors of clinical chorioamnionitis and postpartum fever in patients with prelabor rupture of membranes at term. Am J Obstet Gynecol. 1997;177(5):1024–9.
9. Mercer BM. Preterm premature rupture of the membranes: diagnosis and management. Clin Perinatol. 2004;31(4):765–82.
10. Gyetvai K, Hannah ME, Hodnett ED, Ohlsson A. Tocolytics for preterm labor: a systematic review. Obstet Gynecol. 1999;94:869–77.
11. Mercer BM. Is there a role for tocolytic therapy during conservative management of preterm premature rupture of the membranes? Clin Obstet Gynecol. 2007;50(2):487–96.
12. Jazayeri A, Jazayeri MK, Sutkin G. Tocolysis does not improve neonatal outcome in patients with preterm rupture of membranes. Am J Perinatol. 2003;20(4):189–93.
13. Meller CH, Izbizky G, Otano L. Update on the use of magnesium sulphate for fetal neuroprotection in preterm birth. Arch Argent Pediatr. 2015;113(4):345–51.
14. Bouet PE, Brun S, Madar H, et al. Implementation of an antenatal magnesium sulfate protocol for fetal neuroprotection in preterm infants. Sci Rep. 2015;5:14732.
15. De Silva DA, Sawchuck D, von Dadelszen P, et al. Magnesium sulphate for eclampsia and fetal neuroprotection: a comparative analysis of protocols across Canadian Tertiary Perinatal Centres. J Obstet Gynaecol Can. 2015;37(11):975–87.
16. American College of Obstetricians and Gynecologists Committee on Obstetric Practice; Society for Maternal-Fetal Medicine. Committee opinion no. 455: magnesium sulfate before anticipated preterm birth for neuroprotection. Obstet Gynecol. 2010;115(3):669–71.
17. Mercer BM, Miodovnik M, Thurnau GR, et al. Antibiotic therapy for reduction of infant morbidity after preterm premature rupture of the membranes. A randomized controlled trial. National Institute of Child Health and Human Development Maternal-Fetal Medicine Units Network. JAMA. 1997;278(12):989–95.
18. Kenyon SL, Taylor DJ, Tarnow-Mordi W, ORACLE Collaborative Group. Broad-spectrum antibiotics for preterm, prelabour rupture of fetal membranes: the ORACLE I randomised trial. Lancet. 2001;357(9261):979–88.
19. Verani JR, McGee L, Schrag SJ. Prevention of perinatal group B streptococcal disease—

revised guidelines from CDC, 2010. MMWR Recomm Rep. 2010;59:1–36.
20. ACOG Committee on Practice Bulletins-Obstetrics. ACOG practice bulletin no. 80: premature rupture of membranes. Clinical management guidelines for obstetrician-gynecologists. Obstet Gynecol. 2007;109(4):1007–19.
21. Guideline for Obstetrical Practice in Japan 2017 CQ303 p.158–162 (in Japanese)
22. Vergani P, Ghidini A, Locatelli A, Cavallone M, Ciarla I, Cappellini A, Lapinski RH. Risk factors for pulmonary hypoplasia in second-trimester premature rupture of membranes. Am J Obstet Gynecol. 1994;170:1359–64.

第五部分
早产新生儿

第 22 章　早产儿：发病率和死亡率——基于宫崎县人群研究

Yuki Kodama

摘要

在过去的几十年里，新生儿和围产儿的死亡率急剧下降。1998—2012 年，宫崎县新生儿死亡率为 1.26‰。其中早产儿死亡率为 13.0‰，足月儿死亡率为 0.51‰。与足月儿相比，早产儿在整个新生儿期有若干更严重的并发症，并有可能后续出现神经发育障碍。新生儿期的大多数并发症是由器官发育不全引起的，包括呼吸窘迫综合征、慢性肺病、坏死性小肠结肠炎、动脉导管未闭、早产儿视网膜病变、脑室内出血和脑室周围白质软化症。其他远期并发症包括脑瘫和其他神经发育障碍，如智力迟钝、癫痫和感觉障碍（听觉、视觉）。

本章介绍了三级医疗中心新生儿重症监护室管理的早产儿的主要并发症，以及我们在日本宫崎县进行的区域性人口研究。

关键词

脑室周围白质软化症　脑室内出血　围产儿死亡率　脑瘫　脑损伤

22.1　流行病学

由于围产期和新生儿护理的进步，婴儿死亡率在过去三十年大幅下降。1998—2012 年在日本宫崎县进行的区域性人口研究显示，新生儿死亡率每五年有显著下降[1]。所有婴儿的新生儿死亡率为 1.26‰。其中，早产儿死亡率为 13.0‰，足月儿死亡率为 0.51‰。在发达国家的大多数围产中心，出生体重超过 1 000g 而没有任何先天性异常的新生儿死亡并不常见。宫崎大学医院

2005—2015 年按胎龄划分的存活率为:22 周 44%;23 周 85%;24 周 83%;25 周 94%;26 周 98%;27 周 93%;28 周 95%。然而,早产儿在新生儿期会出现一些并发症并且会发展为远期并发症(表 22.1)。这些并发症主要是器官发育不全的结果。

表 22.1 早产儿并发症

呼吸窘迫综合征(RDS)
慢性肺病(CLD)/支气管肺发育不良(BPD)
气胸
肺炎/败血症
动脉导管未闭(PDA)
坏死性小肠结肠炎(NEC)
局灶性肠穿孔(FIP)
早产儿视网膜病变(ROP)
脑室内出血(IVH)
脑室周围白质软化症(PVL)
脑瘫(CP)

22.2 早产并发症

22.2.1 呼吸窘迫综合征

呼吸窘迫综合征(respiratory distress syndrome,RDS)的特点是肺表面活性物质的缺乏导致肺顺应性降低。在阴道分娩时,胎儿一部分肺液在胸部受压时被排出和吸收,其余部分通过肺淋巴管吸收。同时,肺泡表面活性物质(由Ⅱ型肺泡细胞产生)在吸气肺泡扩张时起到稳定肺泡的作用。表面活性物质可降低表面张力,从而防止呼气时肺塌陷[2]。表面活性剂不足会导致肺泡不稳定,在呼气末期低压时塌陷。由富含纤维蛋白和细胞碎片组成的透明膜在远端细支气管和肺泡中形成,是 RDS 的特征。

典型 RDS 的临床症状包括呼吸急促、“三凹”征、呻吟和鼻翼扇动。肺内从右向左的血液分流导致低氧血症、代谢性和呼吸性酸中毒。胸部 X 线摄影通常呈网状粒状充气征和支气管充气征，提示支气管树状充气征。

22.2.2　支气管肺发育不良 / 慢性肺病

1967 年，Northway 等首次报道支气管肺发育不良（bronchopulmonary dysplasia，BPD）[3]。作为 RDS 治疗后的一种慢性肺部疾病，BPD 又称为早产儿慢性肺病（chronic lung disease，CLD），被认为是一种异质性疾病，其病因是多因素的。长期机械通气和高氧与 CLD 有关。感染也会引起炎症反应，改变生长环境和炎症因子。这些持续的损伤导致肺部结构的长期改变，是 CLD 的特征性改变。按 CLD 的严重程度分为轻度、中度或重度[4]，美国国立卫生研究院重新审查了该分型。新生儿医学的进步使超早产婴儿得以存活。这可能是 CLD 患儿明显增多的原因。据报道，在加拿大新生儿网络中，约 40% 的超低出生体重儿（extremely low-birth-weight，ELBW）患有 CLD，并且有相当数量的幸存者出院在家并需要氧气支持[5]。据报道，1995 年、2000 年和 2005 年，ELBW 的 CLD 患病率分别为 46.2%、54.0% 和 59.0%[6]。

22.2.3　动脉导管未闭

出生后心血管系统的即刻稳定性是至关重要的。心血管系统异常的临床症状包括皮肤灌注不良伴苍白和花斑、心动过速、心动过缓和低血压。在我们中心，对患 RDS 的早产儿的治疗包括持续输注小剂量多巴胺和 / 或扩容剂。必要时吲哚美辛也可用于预防症状性动脉导管未闭（patent ductus arteriosus，PDA）。过多的液体摄入和晚发型败血症与 PDA 的持续存在有关[7]。外源性表面活性物质可能导致 PDA，因为它可以通过改善肺功能快速降低肺血管阻力，从而导致左向右分流。此外，遗传因素也可以影响导管开放。与左向右血流动力学分流显著相关的风险，包括肺过度循环（肺水肿、呼吸衰竭、肺出血和 CLD）、肺血管阻力改变（肺动脉高压）和全身低灌注（脑室内出血、坏死性小肠结肠炎、肾衰竭，以及代谢性酸中毒）。症状性动脉导管未闭的临床表现为心前区亢进，洪脉，脉压增大，心脏听诊杂音。

早产儿 PDA 的预防和治疗仍有争议。如何最准确地判断 PDA 是否具有临床意义，以及如何、何时治疗 PDA 尚待确定。

如果没有禁忌证，主要使用环氧合酶抑制剂（如吲哚美辛或布洛芬）的药物治疗，手术作为替代或辅助治疗。

22.2.4 坏死性小肠结肠炎

坏死性小肠结肠炎(necrotizing enterocolitis,NEC)是一种严重的疾病,不仅影响早产儿,也影响足月儿。NEC 病因是多因素的,如胃肠道不成熟、肠道动力差、低氧血症、缺血、PDA、脐导管放置、小于胎龄儿、喂养方法、喂养牛奶和高渗溶液、换血疗法和全身感染等[7]。NEC 的临床表现包括腹胀、胃潴留、肠梗阻和血便。通常,侵袭性细菌产生肠壁气体,导致肠腔积气,这在放射线片可见。修正后的贝尔标准被用来对疾病的严重程度进行分类。NEC 的初始治疗是在细菌检测后立即使用抗生素。外科手术治疗,无论是剖腹探查手术或腹腔引流手术,其益处仍然存在争议。在一项观察研究中,剖腹探查术与引流术相比,新生儿 18~22 月龄的死亡率和神经发育不良发生率较低[7]。

22.2.5 早产儿视网膜病变

早产儿视网膜病变(retinopathy of prematurity,ROP)是早产儿的另一种并发症,是全球儿童致盲的最大单一原因。ROP 的发生率和严重程度与出生体重和胎龄成反比[7]。重度 ROP 定义为至少一只眼需要激光或贝伐单抗(Avastin)治疗。尽管采用了连续的脉搏血氧测定法和动脉血氧分压的严格控制,动脉血氧分压仍然是 ROP 的一个主要危险因素。据报道,避免从常氧血症到高氧血症和到低氧血症的波动可降低 ROP 的发生率[7]。在我们的机构,我们将 SpO_2 的范围设定在 85%~93%,并尽量避免极早产婴儿动脉血氧分压的波动。

近年来,眼内注射贝伐单抗的使用有所增加,并作为激光光凝治疗的替代疗法;有关这种治疗的细节,如剂量和不良反应在短期和长期的影响,需要进一步分析。

22.2.6 脑室内出血

新生儿颅内出血有四大类[8]。硬膜下出血是外伤所致;蛛网膜下腔出血和小脑出血是足月儿外伤和早产儿缺氧所致。脑室周围 - 脑室内出血由创伤或窒息引起。脑室内出血(IVH)起源于室管膜下生发基质。脉络丛出血发生在近 50% 的生发性基质出血和 IVH 患儿中[8]。IVH 是新生儿发病和死亡的主要原因,特别是在超早产儿中。IVH 的严重程度首先由 Papile 等分类[9]。

目前，应用较为广泛的评分系统是 Volpe 提出的[8]。脑室周围出血性病变被描述为 IVH 的“延伸”。脑室周围出血梗死的发病机制是 IVH 或其相关的生发层基质出血造成终末静脉阻塞，进而髓质静脉血流受损，导致出血性静脉梗死[8]。脑室周围出血的病因是多因素的，包括缺氧缺血性事件、解剖因素和凝血障碍等。严重 IVH 对于存活的婴儿有致严重潜在后遗症的可能，包括出血性脑室周围梗死、出血后脑积水、癫痫发作、脑室周围白质软化症（periventricular leukomalacia，PVL）和神经发育障碍。据报道，近年来 IVH 的总发病率有所下降。

22.2.7　脑室周围白质软化症

这种病理描述指的是在脑白质深处出血性或缺血性梗死后形成囊性区域（图 22.1），组织缺血导致局部坏死。一般来说，这些特征需要在最初的损伤之后至少 2 周才能形成，可能持续进展长达 4 个月[2]。如果是在出生时就有表现，很明显损伤发生在妊娠期间。因此，脑室周围白质软化症有助于确定

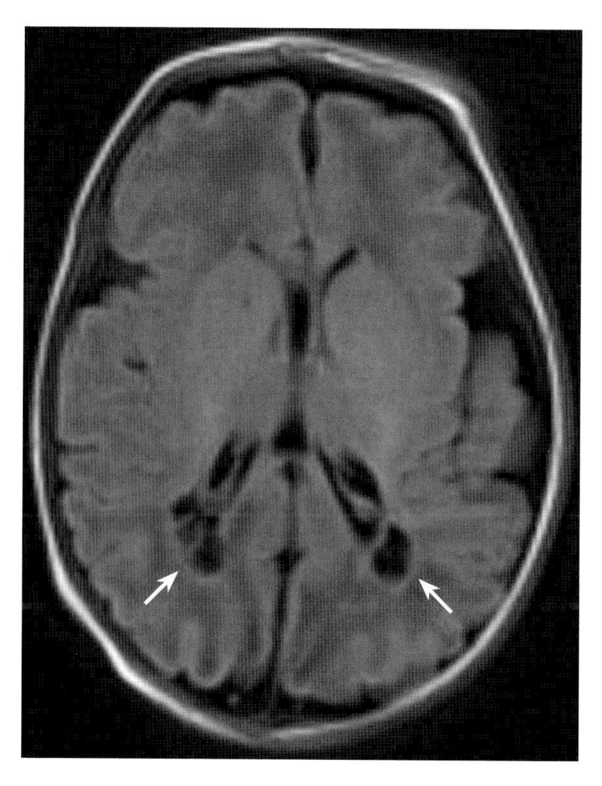

图 22.1　脑室周围白质软化症的 MRI 表现（箭头）

损伤的时间。

22.2.8 脑瘫

早产儿也可能出现神经发育障碍,如脑瘫(cerebral palsy,CP),智力低下、感觉障碍(听觉、视觉)和显著的发育迟缓。CP是指一组以慢性运动或姿势异常为特征的疾病,起源于大脑,在生命早期发展并且是非进展性的[10]。这些异常按神经功能障碍的类型分为痉挛、运动障碍或共济失调,并按四肢瘫痪、双侧瘫、偏瘫或单侧瘫的数量和分布进行分类。癫痫和精神发育迟滞常伴发脑瘫。

尽管在过去五十年剖宫产增加了6倍,CP的发病率并没有改变[11]。此外,电子胎心监测的广泛应用并没有使CP发病率下降[12,13]。在二十世纪七八十年代,早产儿脑损伤的发病率增加,由于围产期和新生儿护理的进步致早产儿存活率增加[14~17]。据报道,近年来CP的发病率有所下降[7]。对极低出生体重儿,观察至出生后20个月发现神经感觉障碍发生率从18%(1982—1989年)降至9%(2000—2002年),CP发生率也从8%降至5%[18]。

22.3 宫崎县人群数据

宫崎县位于日本南部,截至2017年,是日本围生儿和新生儿死亡率最低的地区。自1998年以来,我们一直在对所有妊娠≥22周的围产儿结局进行人群研究,持续15年(1998—2012年),涉及156 766例活产,登记的CP病例为312例(0.20%)。这些包括超早产(22~25周)婴儿(n=45),极早产(25~27周)婴儿(n=34),中期早产(28~33周)婴儿(n=81),晚期早产(34~36周)婴儿(n=40),足月(≥37周)婴儿(n=112)[19]。各组的活产儿数和CP患病率见图22.2。在足月儿中,CP的患病率为0.4/1 000个活产,而在晚期早产儿中,CP的患病率上升到3.0/1 000个活产。在超早产儿中,它以指数方式增加到271/1 000个活产。这些CP婴儿的基本情况:PVL(26%),IVH和NEC等早产并发症(23%),早产儿存在先天性异常(18%),以及足月儿的先天性异常(45%)和低氧(33%)。与足月儿相比,早产儿先天性畸形较少见,但症状更严重。

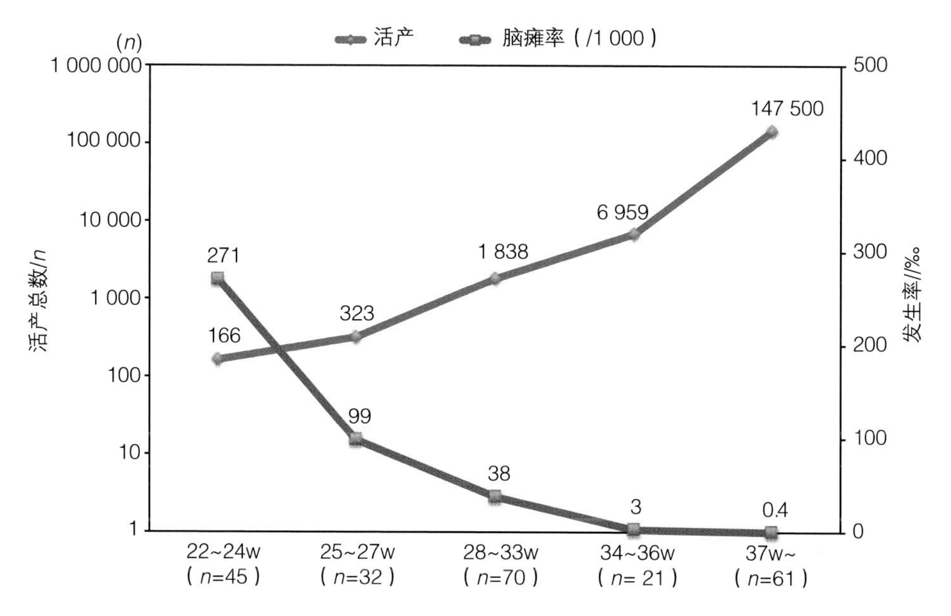

图 22.2　各胎龄组脑瘫发生率，不包括先天性畸形（1998—2012 年）。足月新生儿脑瘫发生率为 0.4‰，晚期早产儿脑瘫发生率为 3.0‰，超早产儿脑瘫发生率为 271‰（重绘自 Yamashita[1]）

22.4　未来方向

在历时十五年的区域性人群研究中，我们发现围产期死亡率随着新生儿死亡率的改善而显著改善。这一观察结果与之前报道相一致[14,17,20~22]。

尽管如此，仍然需要根据胎龄采取相应的对策来防止脑损伤。此外，还需要降低 CP 的总发病率以及围产儿死亡率。流行病学研究表明，母亲使用硫酸镁有保护胎儿神经的作用。因此，有必要采取措施改善早产结局及早产合并 PVL 或窒息的预后。有必要针对这些高危因素进行临床研究。

参考文献

1. Yamashita R, Kodama Y, Sameshima H, Doi K, Michikata K, Kaneko M, Ikenoue T. Trends in perinatal death and brain damage: a regional population-based study in southern Japan, 1998-2012. Austin Pediatr. 2016;3(4):1–5. id1043
2. Cunningham FG, Leveno KJ, Bloom SL, et al. The preterm newborn. In: Cunningham FG, Leveno KJ, Bloom SL, et al., editors. Williams obstetrics. 24th ed. New York: McGraw-Hill; 2014. p. 653–60.
3. Northway WH, Rosan RC, Porter DY. Pulmonary disease following respiratory therapy of

hyaline-membrane disease: bronchopulmonary dysplasia. N Engl J Med. 1967;276:357–68.
4. Jobe AH, Bancalari E. Bronchopulmonary dysplasia. Am J Respir Crit Care Med. 2001;163:1723–9.
5. Canadian Neonatal Network. 2012 annual report. http://www.canadianneonatalnetwork.org/Portal/LinkClick.aspx?fileticket=IsGgJQ_EDJ8%3d&tabid=39.
6. Hasegawa H. Basics and clinical in respiratory system. In: Nishida H, editor. Shinseijigaku nyumon. 5th ed. Tokyo: Igakushyoin; 2018. p. 141–92.
7. Papageorgiou AN, Pelausa E, Kovacs L. The extremely low-birth-weight infant. In: MacDonald MG, Seshia MMK, editors. Avery's neonatology: pathophysiology and management of the newborn. 7th ed. Philadelphia: Wolters Kluwer; 2016. p. 335–56.
8. Volpe JJ. Intracranial hemorrhage. In: Volpe JJ, editor. Neurology of the newborn. 5th ed. Philadelphia: Sounders; 2008. p. 483–588.
9. Papile LA, Burstein J, Burstein R, et al. Incidence and evolution of subependymal and intraventricular hemorrhage: a study of infants with birth weights less than 1500 gm. J Pediatr. 1978;92:529.
10. Nelson KB. Can we prevent cerebral palsy? N Engl J Med. 2003;349:1765.
11. MacLennan AH, Thompson SC, Gecz J. Cerebral palsy: causes, pathways, and the role of genetic variants. Am J Obstet Gynecol. 2015;213:779–88.
12. MacDonald D, Grant A, Sheridan-Pereira M, Boylan P, Chalmers I. The Dublin randomized controlled trial of intrapartum fetal heart rate monitoring. Am J Obstet Gynecol. 1985;152:524–39.
13. Grant A, O'Brien N, Joy MT, Hennessy E, MacDonald D. Cerebral palsy among children born during Dublin randomized trial of intrapartum monitoring. Lancet. 1989;2(8674):1233–6.
14. Stanley FJ, Watson L. Trends in perinatal mortality and cerebral palsy in Western Australia, 1967 to 1985. BMJ. 1992;304(6843):1658–63.
15. Reid SM, Carlin JB, Reddihough DS. Rates of cerebral palsy in Victoria Australia, 1970 to 2004: has there been a change? Dev Med Child Neurol. 2011;53:907–12.
16. Winter S, Autry A, Boyle C, Yeargin-Allsopp M. Trends in the prevalence of cerebral palsy in a population-based study. Pediatrics. 2002;110:1220–5.
17. Suzuki J, Ito M. Incidence patterns of cerebral palsy in Shiga Prefecture, Japan, 1977-1991. Brain Dev. 2002;24:39–48.
18. Willson-Costello D. Is there evidence that long-term outcomes have improved with intensive care? Semn Fetal Neonatal Med. 2007;12:344.
19. Kodama Y, Sameshima H, Ikenoue T. Temporal trends in perinatal mortality and cerebral palsy: a regional population-based-study in southern Japan. Brain Dev. 2016;38:386–91.
20. Himmelmann K, Hagberg G, Beckung E, Hagberg B, Uvebrant P. Acta Peaediatr. 2005;94(3):287–94.
21. Himmelmann K, Hagberg G, Uvebrant P. The changing panorama of cerebral palsy in Sweden. X. Prevalence and origin in the birth-year period 1999-2002. Acta Peaediatr. 2010;99(9):1337–43.
22. Himmelmann K, Uvebrant P. The changing panorama of cerebral palsy in Sweden. XI. Changing patterns in the birth-year period 2003-2006. Acta Peaediatr. 2014;103:618–24.

第六部分
胎盘病理学

第 23 章　胎盘病理学

Yuichiro Sato

摘要

早产是一种多因素综合征，能够导致儿童的远期并发症。宫内炎症（胎盘感染性疾病）在早产病例中很常见。胎盘急性炎症性改变可分为母源性炎症反应和胎儿源性炎症反应。当发生流产、早产、胎儿畸形、感染、胎儿生长受限、子痫前期、晚期胎死宫内、产时胎儿缺氧和复杂性双胎妊娠时，必须进行胎盘病检。最近由 Redline 提出的组织学分型系统被广泛地用于评估胎盘炎症的严重性，包括母源性和胎儿源性的炎症反应。胎儿炎症反应与新生儿状况之间存在显著关联。此外，与子痫前期和宫内生长受限 / 胎儿生长受限的情况相似，许多自发性早产的发生似乎也是由胎盘功能不全引起的。胎盘功能不全还与早产的其他原因有关，包括胎盘早剥、慢性宫内出血、慢性绒毛炎和慢性绒毛间隙炎。

本章重点介绍早产的胎盘病理学特征，包括胎盘炎症的严重程度和胎盘功能不全。通过胎盘病理学了解宫内情况，可以提高早期诊断，并为母亲和新生儿的预防保健带来革命性的改变。

关键词

胎盘　病理学　绒毛膜羊膜炎　胎儿源性炎症反应　胎盘功能不全

23.1　早产和胎盘病理学

早产是一种多因素综合征，它与多种危险因素有关，长期影响儿童的健康。从病理生理学的角度来看，早产是一种高度复杂的综合征，其病因尚不完全明确。在流产、早产、胎儿畸形、感染、胎儿生长受限、子痫前期、晚期胎死宫内、产时胎儿缺氧和复杂性双胎妊娠等情况下,必须进行胎盘病检。要进行胎盘病检前,病理学家必须收到临床医师的书面申请,内容包括妊娠史、孕周、婴儿体重、妊娠期间孕产妇的健康状况和病检指征等。

胎盘病理学为确定早产的原因提供了重要的诊断信息。Salafia 等[1]分析了 539 例早产和 214 例足月分娩的胎盘组织学特征,结果发现,在早产病例中,脐血管炎或绒毛膜血管炎(胎儿源性炎症)、蜕膜性血管病变和慢性绒毛炎 / 病因不明的绒毛炎(villitis of unknown etiology,VUE)的发生率较高。在胎盘病变中,脐 - 绒毛膜血管炎,蜕膜性血管病变及慢性血管炎 /VUE 这些病变在 22~28 周、29~32 周、33~36 周的发生率分别为 96%、54% 和 46%。Chisholm 等[2]检查了 102 个胎盘,发现宫内胎盘感染性改变,尤其是脐血管炎和绒毛膜血管炎与早产儿(孕周 <34 周;出生体重 <2 000g)疾病的严重程度有关。胎盘功能不全是几种产科综合征的已知病因,包括子痫前期和胎儿生长受限(fetal growth restriction,FGR)。此外,胎盘早剥、慢性宫内出血和慢性炎症性疾病都可能引起早产。

我们回顾了早产病例的胎盘病理表现(表 23.1),并讨论利用胎盘病检来改善早期诊断检测和母儿预防保健的潜力。

表 23.1 早产胎盘的临床诊断与组织学表现之间的关系

临床诊断	胎盘组织学表现
宫内炎症	绒毛膜羊膜炎
	脐带炎
妊娠期高血压疾病	母体(蜕膜)血管病变
	梗死
宫内生长受限	梗死
	母体(蜕膜)血管病变
	胎儿血管血栓形成
	病因不明的绒毛炎
	出血性血管内膜炎 / 血管内膜病
	慢性组织细胞性绒毛间隙炎
胎盘早剥	胎盘后血肿
慢性早剥 - 羊水过少序列征	弥漫性含铁血黄素沉积

23.2 宫内感染

产前感染会引起胎盘的改变，是胎盘病理学的重要方面[3,4]。虽然这些感染很常见，各不相同，但有些却很难在胎盘病检中发现。宫内感染的发生有两种途径。最常见的是病原体从阴道、宫颈，扩散通过蜕膜上行蔓延至羊膜腔中。在某些情况下，病原体通过母体血流（血源感染）感染到胎盘。急性绒毛膜羊膜炎（chorioamnionitis，CAM）、胎膜炎和脐带炎提示是上行感染，而绒毛间隙炎或急性绒毛膜炎则提示是母体血源感染。急性 CAM 是胎盘病检报告中最常见的诊断，通常表明存在宫内感染。孕期子宫内炎症的发展涉及几个步骤，首先，对微生物的炎症反应仅限于抗原非特异性细胞，如中性粒细胞和巨噬细胞；其次，炎症局限于胎盘的外周区域，如胎膜和末端绒毛；最后，微生物抗原和其他细菌产物引起胎儿炎症反应会损害胎盘血管和胎儿器官。CAM 与早产有关。图 23.1 显示了 522 例单胎妊娠 20 周之后分娩时绒毛膜羊膜炎的发生率，其中最多发生在 20~24 周（52/67 例，78%）。

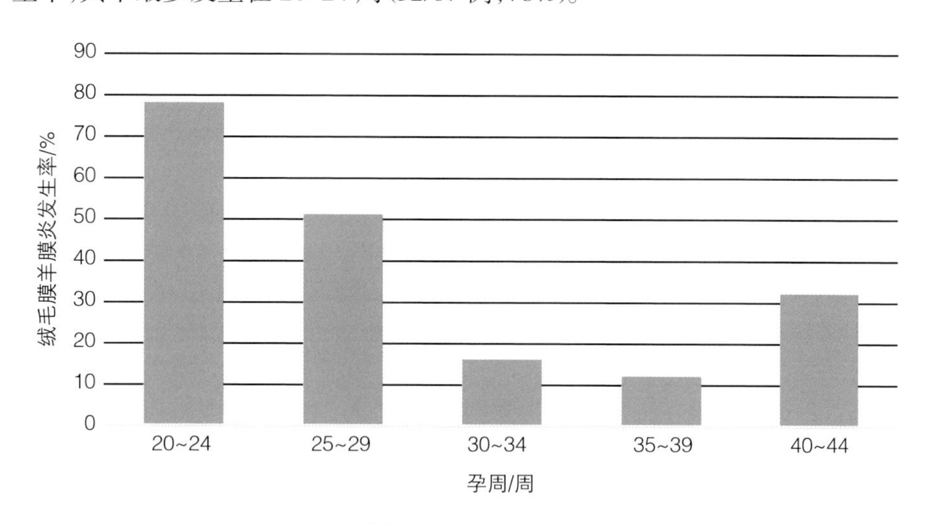

图 23.1　不同孕周分娩的绒毛膜羊膜炎发生率

23.2.1 绒毛膜羊膜炎

通常，CAM 的胎盘是不成熟的。从大体上看，在大多数 CAM 病例中，胎盘和胎膜的颜色似乎是正常的，如果存在严重的炎症，由于中性粒细胞的渗出，胎膜可能出现质脆、水肿、不透明和灰白色（图 23.2）。白细胞渗出物长期过量堆积会导致胎盘表面变黄，此外，胎膜更易碎，包蜕膜易分离、出血。这些

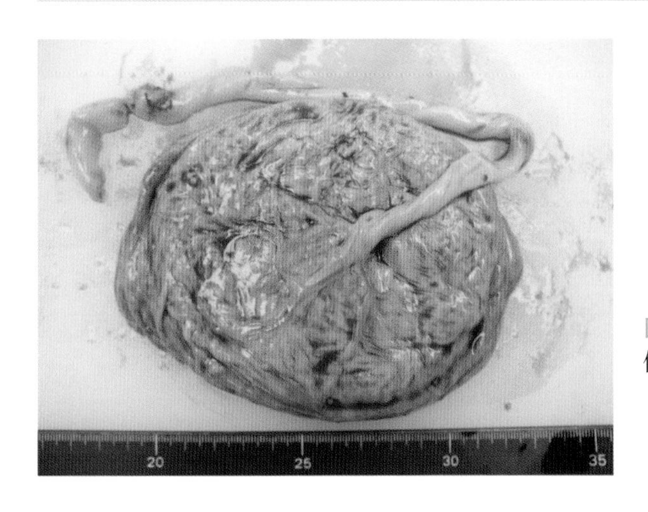

图 23.2 绒毛膜羊膜炎的大体观 羊膜呈白灰色

早产分娩的胎盘通常伴有由蜕膜炎引起的急性边缘性出血，并破坏胎盘的边缘。如果在双胎胎盘中发现 CAM，几乎总是胎儿 A（第一胎儿）的羊膜腔发生炎症或炎症更重。我们认为这表明羊膜腔感染通常通过宫颈管上行而来。中性粒细胞通常不存在于胎盘实质或绒毛膜羊膜中。CAM 的组织学特征是中性粒细胞弥漫性浸入绒毛膜板或绒毛膜羊膜，这些白细胞有两个来源：绒毛间隙（母体白细胞）和胎儿表面血管。母体中性粒细胞通常在绒毛间隙循环，由于趋化作用，中性粒细胞向羊膜腔迁移，绒毛膜板下绒毛间隙中的中性粒细胞在胎盘绒毛板中移动。

McNamara 等[5]使用 X、Y 染色体探针进行荧光原位杂交（fluorescence in situ hybridization，FISH）分析，证明了在 CAM 中检测到的中性粒细胞都是母源性的（除绒毛膜血管炎外）。相反，Lee 等[6]表明，脐带和胎盘的绒毛膜血管中的中性粒细胞是胎儿起源的。此外，Sampson 等[7]证实羊水中的中性粒细胞也是胎儿起源的。

23.2.2 脐带炎

在妊娠早期，尤其是在妊娠第 20 周之前中性粒细胞主要来自母体，到妊娠中期，胎儿才产生白细胞。脐血管的炎症始于静脉（静脉炎），随后累及动脉（动脉炎或脐带炎）。在急性脐带炎中，中性粒细胞浸润侵入华通胶的现象很常见。感染了白色念珠菌的脐带可见黄白色小结节或斑块（图 23.3），显微镜下可见少量带有念珠菌丝的中性粒细胞在脐带表面聚集。陈旧性渗出物在脐带血管周围呈同心环样聚集。在长期感染的情况下，绒毛膜血管中常见附壁血栓形成，在脐静脉炎中可见脐带血栓形成，但在脐动脉炎中不常见。

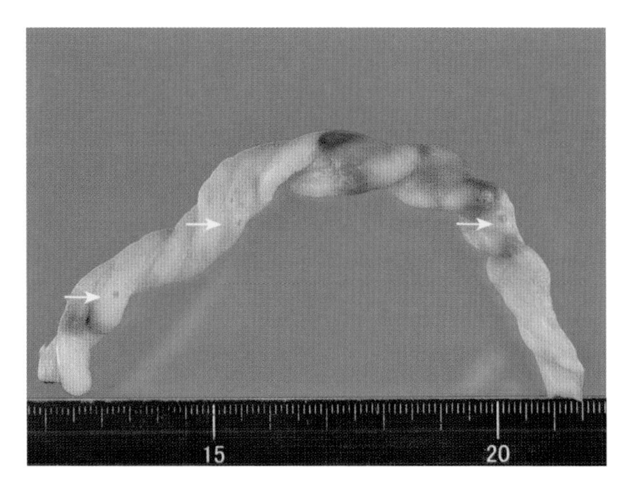

图 23.3　白色念珠菌感染的大体观　黄白色小结节(黄色箭头)

23.2.3　宫内炎症的严重程度

目前,已经有了几种分级和分期系统来评估急性 CAM 的严重程度。从组织学上讲,宫内炎症通常分为绒毛膜羊膜炎症(母体炎症)和脐带炎症(胎儿炎症)两大类。在评估组织学 CAM 严重程度时,多数系统都是基于 Blanc 分期系统[8],不过该系统尚未用于评估胎儿炎症。但 Blanc 所描述的典型 CAM 分期与慢性肺部疾病和脑室内出血有关,但在调整胎龄后与新生儿疾病的发生无关[9]。

最近 Redline 等[10]提出了一种新的组织学分型系统,可根据病变的严重程度对母胎炎症进行分级(表 23.2)。他们将母体和胎儿的炎症反应分为不同的时期和等级。简而言之,母体 1 期的特征是绒毛膜(急性绒毛膜炎)或绒毛膜下间隙(急性绒毛膜下炎,图 23.4a)中存在中性粒细胞;2 期的特征是指羊膜中存在中性粒细胞浸润(急性 CAM,图 23.4b);3 期的特征是羊膜中有中性粒细胞浸润和坏死(坏死性 CAM,图 23.4c)。母体 1 级(轻至中度)表明存在单个或小簇中性粒细胞浸润(图 23.5a),而 2 级(重度)涉及至少由 10~20 个细胞组成的融合性中性粒细胞浸润(图 23.5b)。胎儿 1 期指绒毛膜血管(绒毛膜血管炎)或脐静脉的中性粒细胞浸润(脐静脉炎,图 23.6a);2 期指伴或不伴有静脉炎的脐动脉中性粒细胞浸润(脐动脉炎,图 23.6b);3 期的特征是羊膜中有中性粒细胞浸润和坏死(坏死性脐带炎,图 23.6c)。胎儿 1 级(轻至中度)的特征是散在的中性粒细胞浸润(图 23.7a);而 2 级(重度)的特征的近融合的中性粒细胞浸润和 / 或血管平滑肌细胞变性(图 23.7b)。Zanardo 等[11]报道母体 3 期(坏死性 CAM)与脑室内出血有关。Lee 等[12]研究表明胎儿的炎症分期与呼吸窘迫综合征和支气管肺发育不良有关。我们还使用了该系统来评估272例小于34周的单胎新生儿的胎盘，发现脓毒症、脑室内出血、慢性肺病和坏死性小肠结肠炎的发病率随着胎盘炎症的严重程度而逐步上升[13]。在调整胎龄后，发现高级别的胎儿炎症与慢性肺病和坏死性小肠结肠炎显著相关。早产是围产儿死亡的主要原因。我们的研究也表明，在CAM病例中，母体炎症反应的分期、分级越高，分娩孕周越小，而胎儿炎症反应可影响新生儿死亡率。

表23.2　急性绒毛膜羊膜炎和脐带炎的分期和分级系统

	母体炎症反应	胎儿炎症反应
1期	绒毛膜炎或绒毛膜下炎	脐静脉炎
2期	绒毛膜羊膜炎	脐动脉炎
3期	坏死性绒毛膜羊膜炎	坏死性脐带炎
1级	单个或小簇中性粒细胞浸润	散在浸润的中性粒细胞
2级	由10~20个细胞组成的融合性中性粒细胞浸润	近融合的中性粒细胞浸润和/或血管平滑肌细胞变性

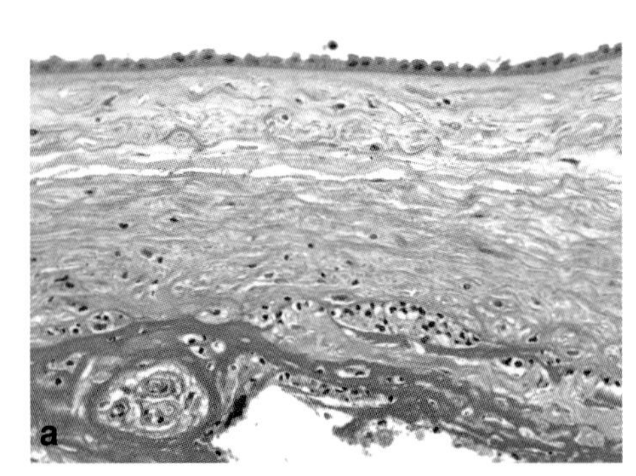

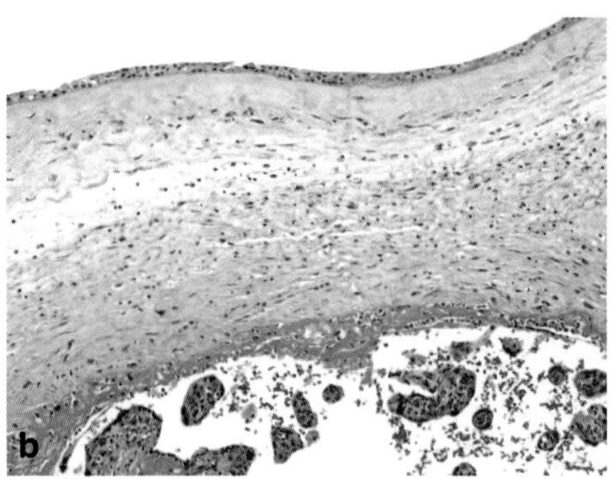

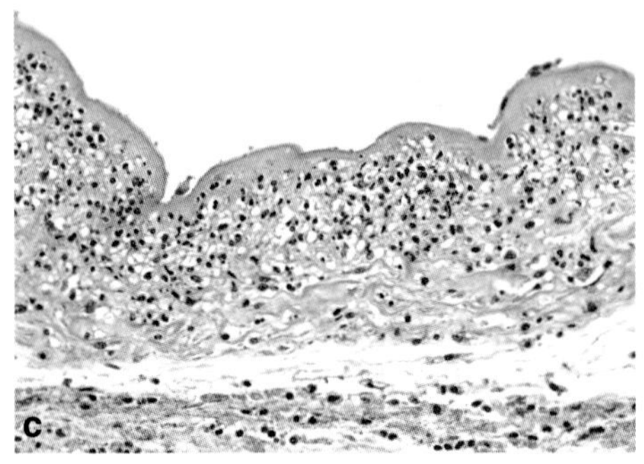

图23.4　母体炎症反应分期。(a)1期(绒毛膜炎或绒毛膜下炎)，(b)2期(绒毛膜羊膜炎)，(c)3期(坏死性绒毛膜羊膜炎)

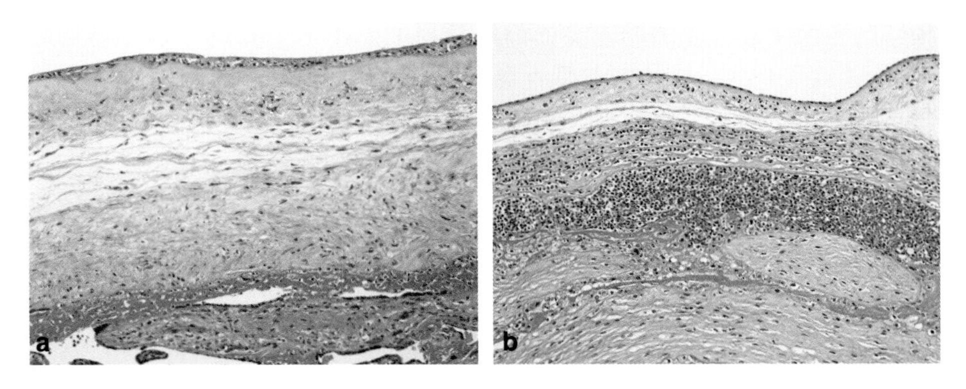

图 23.5　母体炎症反应分级。(a)1 级(轻至中度)，(b)2 级(重度)

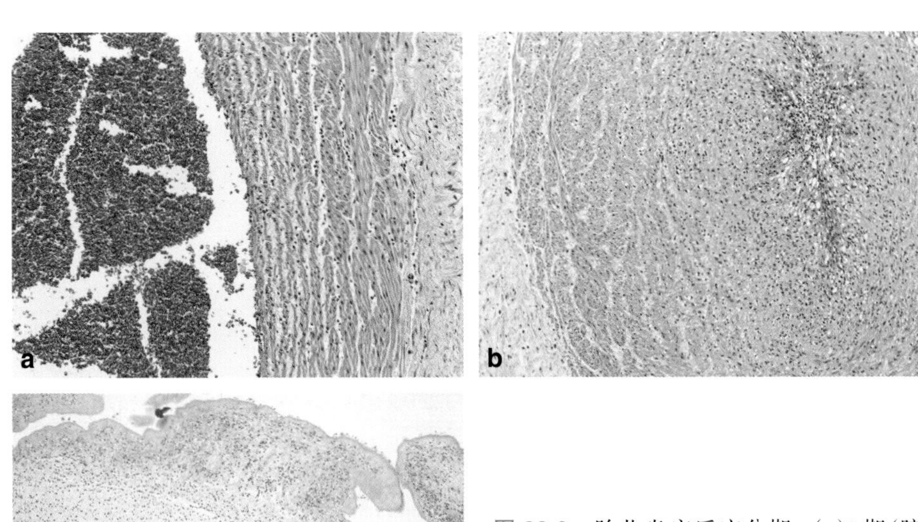

图 23.6　胎儿炎症反应分期。(a)1 期(脐静脉炎)，(b)2 期(脐动脉炎)，(c)3 期(坏死性脐带炎)

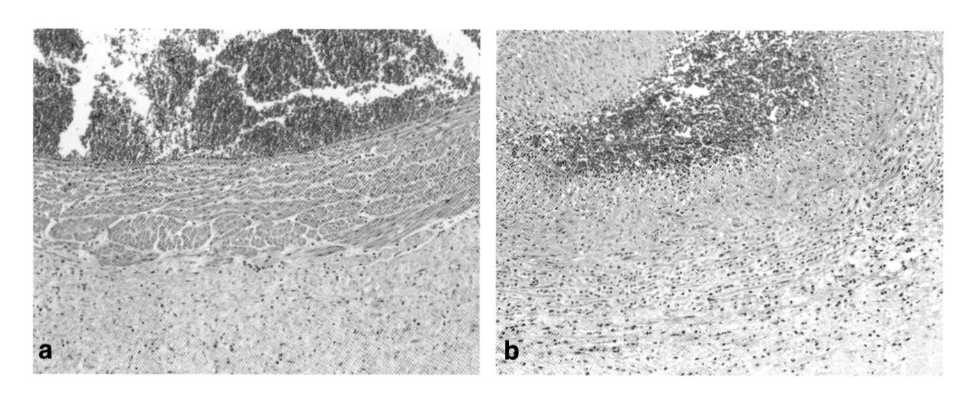

图 23.7 胎儿炎症反应分级。(a)1 级(轻至中度),(b)2 级(重度)

23.2.4 血源性感染

病原体通过母体循环系统进入胎盘而引起的胎盘感染是比较少见的。血源性感染通常发生在胎盘实质而不是胎膜。从组织学上讲,血源性感染的特征是在绒毛基质中发生炎性病变,称为胎盘绒毛炎或马蹄绒毛组织炎(图 23.8),绒毛炎可为局灶性或弥漫性。在急性绒毛炎中,绒毛被中性粒细胞浸润。

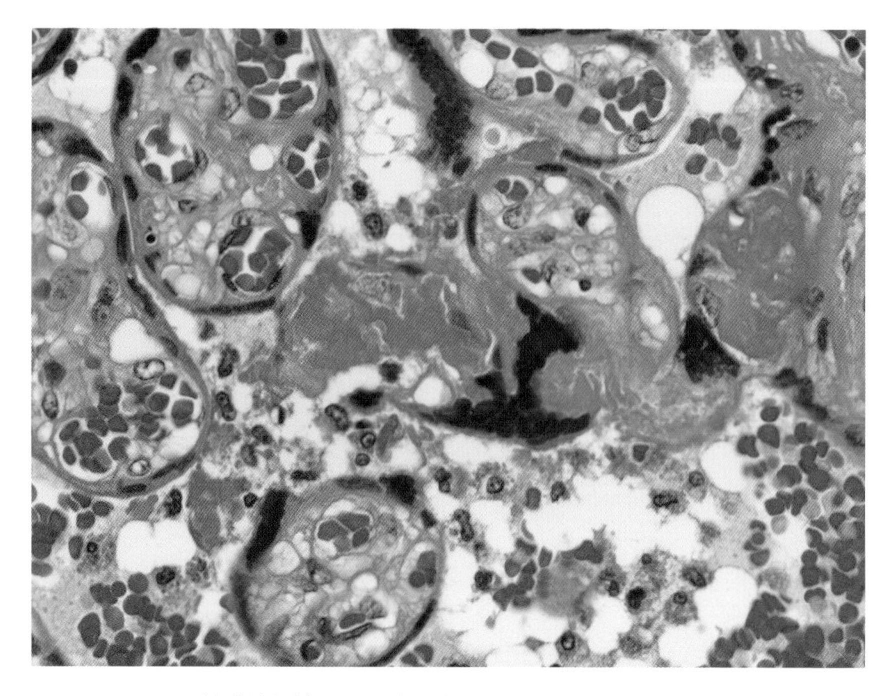

图 23.8 血源性感染的镜下观。大量中性粒细胞和巨噬细胞存在于绒毛间隙

然而,在慢性绒毛炎中,通常存在淋巴细胞、巨噬细胞或浆细胞。

23.3 胎盘功能不全

妊娠期高血压疾病,通常定义为妊娠 20 周后开始出现的高血压和蛋白尿,发病率为 2%~8%[14]。与正常产妇的胎盘相比,子痫前期产妇的胎盘要更小,且胎盘梗死发病率更高。子痫前期胎盘的主要病理改变包括母体(蜕膜)血管病变、胎盘中央部分梗死、胎盘早剥和合体滋养层细胞核聚集(Tenney-Parker 改变)。

宫内生长受限(intrauterine growth restriction,IUGR)或 FGR 表现为低于同胎龄应有体重。IUGR 的确诊较为困难,通常需要详细评估母亲的危险因素,包括生育史、慢性疾病、妊娠危险因素和连续的超声检查。IUGR 的胎盘很小,其发生与多种因素有关,子宫胎盘血流的减少是其主要的原因。此外,原发性胎盘生长缺陷在胎盘生长不良中不起作用,胎盘功能不全是 IUGR 的常见原因。然而,包括染色体异常、先天性感染在内的胎儿因素和母体危险因素,也会导致 IUGR。

在 IUGR 的病例中,已发现了各种病理相关因素,如胎盘梗死、胎儿血管病 / 血栓形成、母体血管病变和慢性绒毛炎[15]。在日本的一项研究[16]中,比较了 IUGR 胎盘(257 例)和对照组胎盘(正常妊娠;258 例),发现 IUGR 胎盘较小(296g vs 373g,P <0.001)。在组织学方面,IUGR 组胎盘梗死(33% vs 14%,P<0.05)、胎儿血管血栓形成(22% vs 6%,P <0.001)、慢性绒毛炎 /VUE(11% vs 3%,P<0.001)的发生率均高于对照组。也有其他研究表明,在 IUGR/FGR 病例中,绒毛梗死、蜕膜梗死和 VUE 的发病率更高。然而,未发现急性 CAM 与 IUGR/FGR 的相关性。

23.3.1 母体血管病变

母体或蜕膜血管病是一组与母体蜕膜螺旋动脉相关的病理改变,包括急性动脉粥样硬化、玻璃样变、附壁血栓或闭塞性血栓形成。急性动脉粥样硬化与子痫前期的胎盘可能大小正常,但通常小于平均值。梗死很常见,显微镜下,血管中膜的平滑肌细胞持续存在。急性动脉粥样硬化的特征是管壁的纤维蛋白样坏死以及大量泡沫状、充满脂质的巨噬细胞和中性粒细胞的积聚(图 23.9)。常见的闭塞性血栓和附壁血栓,胎盘床血管的超微结构显示出内皮损伤。在子痫前期和其他母体血管灌注不良状态下,常常可看到胎盘绒毛的明显改变。

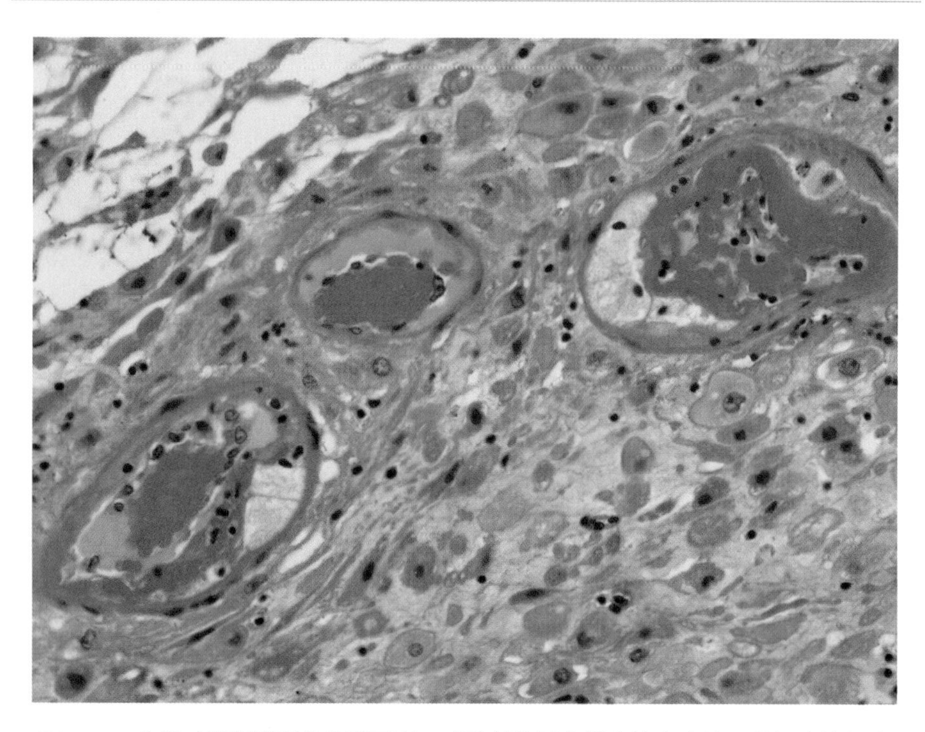

图 23.9 急性动脉粥样硬化的镜下观。动脉纤维蛋白样变性和泡沫巨噬细胞的积聚

23.3.2 梗死

胎盘梗死是局部区域的绒毛缺血性坏死。大体上看,梗死灶比邻近胎盘组织更为坚硬,分界清楚。近期的梗死呈暗红色,仅有轻微的硬结,切面均匀或呈固体状。这些梗死灶与正常组织的区别在于它们的硬度和缺乏海绵状的纹理。陈旧性的梗死更为坚硬,界限分明,并逐渐变成褐色,棕褐色,最后变为白色。显微镜下可见梗死区绒毛坏死(图 23.10)。在急性梗死中,绒毛聚积并通过纤维蛋白链相互连接,极度缺血还产生明显的滋养细胞结节。在陈旧性或慢性梗死中,滋养层细胞、基质细胞和内皮细胞的核膜消失,可以观察到坏死细胞的吞噬作用、机化和纤维化。

23.3.3 Tenney-Parker 变化

在胎盘功能不全的情况下,如子痫前期或 FGR 时,常出现 Tenney-Parker 变化(合体滋养层细胞核聚积)。胎盘干绒毛普遍细长,分支减少;末端绒毛非常小,并产生发育不良或萎缩的病理形态,这一发现被称为加速成熟。

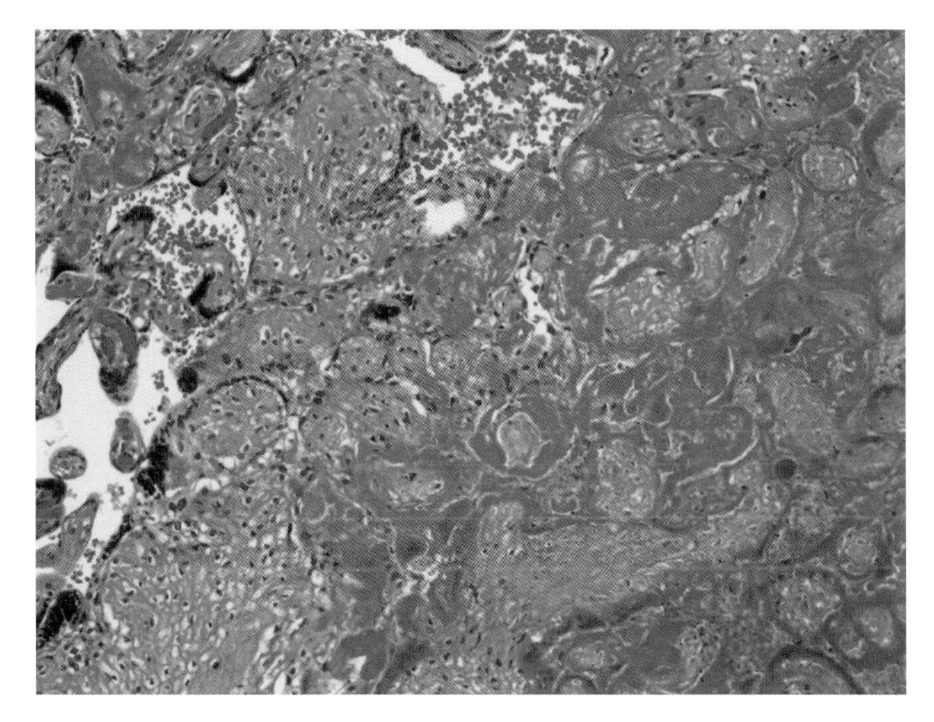

图 23.10　梗死的镜下观。右侧可见绒毛凝固性坏死(细胞核丢失),左侧可见 Tenney-Parker 变化

23.3.4　胎儿血管血栓形成

胎儿血管血栓形成与胎盘功能不全有关,如 FGR 或死胎。附壁血栓经常发生在胎盘浅血管和干血管中,但闭塞性血栓很少见。大体上看,绒毛膜或干血管上的无血管绒毛(胎儿血栓性血管病)的血栓阻塞区域显得粗糙或明显苍白。胎儿血管附壁血栓形成很常见,但胎儿血栓性血管病很少见。

显微镜下,胎儿血管血栓通常是有一定组织结构的附壁血栓(图 23.11)。附壁血栓附着在无内皮细胞的血管壁上,偶尔可见纤维内膜增厚(内皮垫)。长期存在的附壁血栓会发生钙化。陈旧的血栓可能会完全吸收,在纤维化的组织中难以检测到它们。如果较大血栓长时间存在,则整个绒毛网会因为无血管发生萎缩进而发生纤维化。然而,在许多疾病和其他正常胎盘中偶尔可发现无血管绒毛。Redline 和 O’Riordan[17]提出胎儿血栓性血管病的最低标准是在 10 个视野中存在 3~5 个无血管绒毛的小病灶。

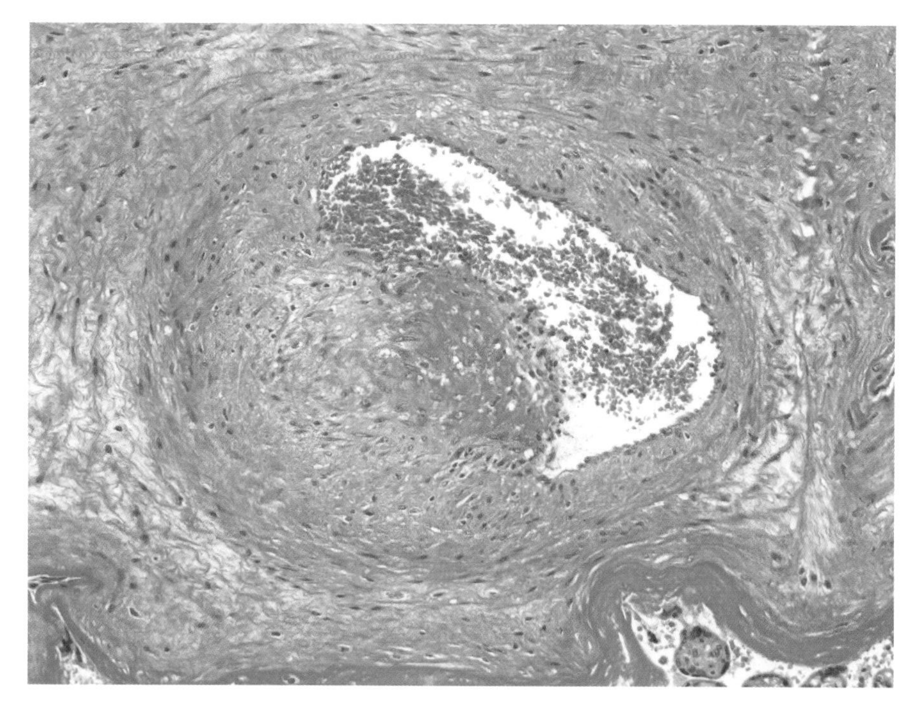

图 23.11　胎儿血管血栓形成的镜下观。胎儿血管中存在具有组织结构的附壁血栓(内皮垫)

胎儿血管血栓可位于胎盘胎儿面上的各个位置,罕见存在于脐带中。血栓通常存在于与宫内感染相关的脐静脉中,但也有报道发生在脐动脉中。我们之前也曾报道了 11 例脐动脉血栓形成[18]。在该研究中,大多数脐动脉血栓出现在一条动脉中,并且发现了脐动脉萎缩和血管壁的缺血性变性,这些血栓与严重的 FGR 或胎儿死亡有关。

23.3.5　出血性血管内膜炎 / 血管内膜病

根据 Sander 等研究[19,20],这种异常的胎儿血管特征是指存在不同程度的主干血管壁破坏,以及合并存在红细胞碎裂、绒毛毛细血管闭塞、主干血管血栓(图 23.12)。据报道,这种胎儿血管疾病与大多数死胎病例(>80%)有关。然而,来自活产儿的胎盘也有这种局灶性病变,并且通常与 VUE、绒毛膜血栓或梗死有关。

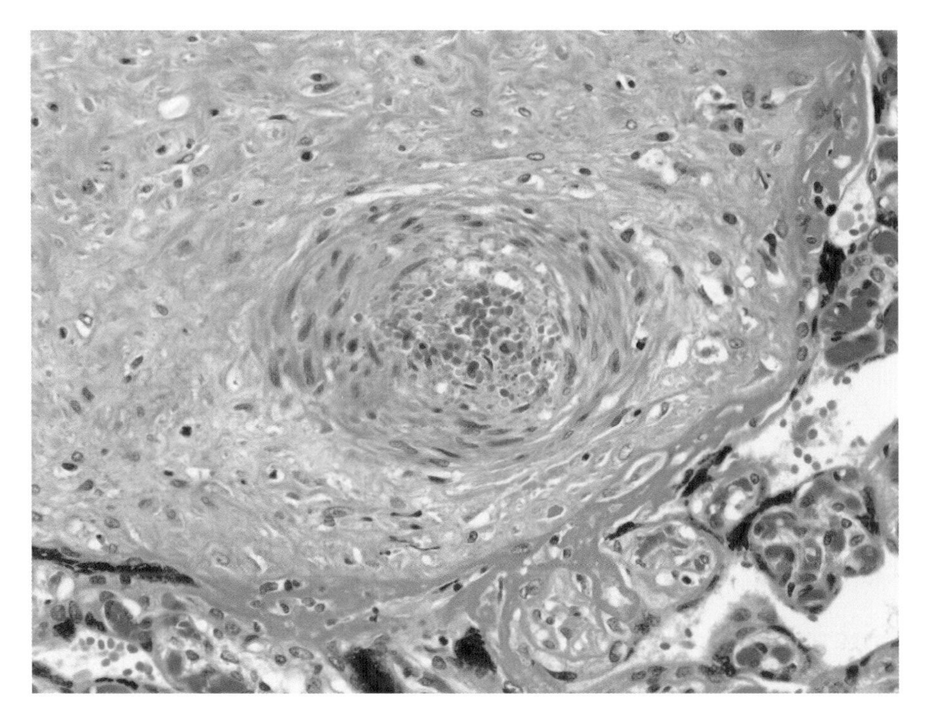

图23.12 出血性血管内膜炎/血管内膜病镜下观，主干血管被红细胞碎片堵塞

23.4 宫内出血

宫内出血(胎盘早剥/胎盘后血肿和弥漫性含铁血黄素沉积)与早产有关。还有其他宫内出血病变，包括大量绒毛膜下血栓形成或绒毛间血栓形成。我们将重点关注胎盘早剥/胎盘后血肿和弥漫性含铁血黄素沉积。

23.4.1 胎盘早剥/胎盘后血肿

胎盘后血肿发生在胎盘底蜕膜和子宫壁之间。胎盘早剥是指胎盘在胎儿娩出前剥离的临床症状，伴有疼痛、出血和子宫迅速增大。有症状的胎盘早剥可能剥离面广泛且突然发生。在典型的胎盘早剥中，胎盘母体面附着有新鲜的血凝块(图23.13)。陈旧的胎盘后血肿牢固并呈棕褐色。此外，如果血肿较大，覆盖的胎盘组织通常会梗死。绒毛组织通常被血肿所压迫，以致绒毛组织梗死或缺血性改变，也可能发生母体血管病变。

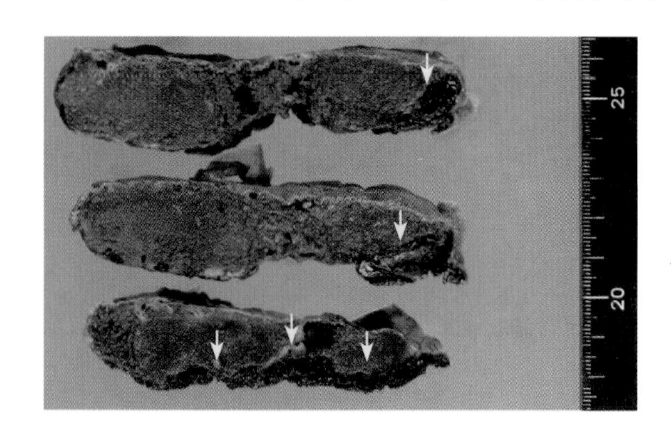

图 23.13 胎盘后血肿的大体观。血肿压迫胎盘组织实质

23.4.2 慢性早剥 - 羊水过少序列征 / 弥漫性含铁血黄素沉积

胎盘早剥是急性胎盘出血，导致胎盘功能（如胎儿供氧）急剧下降。相反，慢性胎盘出血对胎儿没有致死性，并且通过服用适当的药物可以延长孕周。慢性胎盘出血与羊水过少有关，称为慢性早剥 - 羊水过少序列征（chronic abruption-oligohydramnios Sequence，CAOS），通常导致孕 28 周左右的早产。

Redline 和 Wilson-Costello[21]将绒毛膜板和 / 或绒毛膜羊膜层中的弥漫性铁染色阳性色素沉积描述为弥漫性绒毛膜羊膜含铁血黄素沉着症（diffuse chorioamniotic hemosiderosis，DCH）。他们报道了 DCH 与胎盘外周血凝块之间的相关性，并提出 DCH 是慢性边缘性早剥和临床 CAOS 的客观指标。Ohyama 等[22]分析发现，与对照组比较，DCH 胎盘的大体特征分别为陈旧边缘血凝块（46% vs 8%）、绒毛膜下血肿（20% vs 1%）和环嗞（13% vs 1%）。在显微镜下发现，DCH 组羊膜组织坏死发生率更高（63% vs 24%），反复阴道出血（70% vs 11%）和羊水过少（59% vs 8%）的发生率明显较高。

DCH 胎盘的羊膜呈棕绿色，并呈现环嗞作用和陈旧的外周血凝块（图 23.14）。在显微镜下，可以看到绒毛膜板或绒毛膜羊膜中弥漫性的含铁血黄素

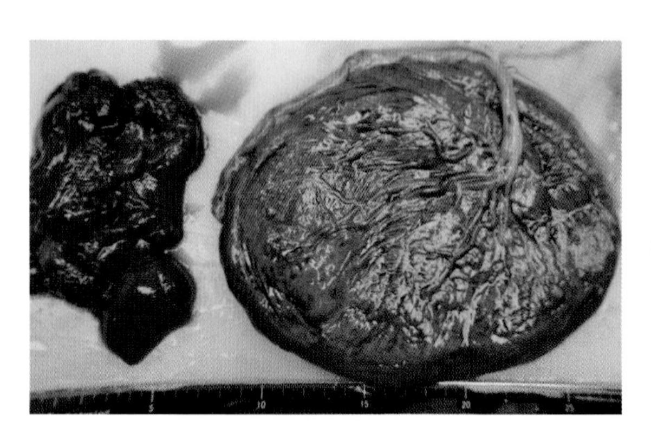

图 23.14 弥漫性含铁血黄素沉积的大体观。羊膜呈灰色至绿色

沉积，这是由巨噬细胞吞噬血红蛋白或血红蛋白分解产物引起的。显微镜下还可看到羊膜组织明显变性或坏死。

23.5　病因不明的慢性炎症

胎盘慢性炎症病变的特征在于慢性炎症细胞（淋巴细胞、浆细胞和 / 或巨噬细胞）的浸润，可能由感染引起或病因不明（可能是由于免疫原因，例如母体抗胎儿的排斥反应）。具有未知病因的胎盘慢性炎症病变称为 VUE 和慢性组织细胞性绒毛间隙炎（chronic histiocytic intervillositis，CHI）。

23.5.1　原因不明的绒毛炎

原因不明的绒毛炎（VUE）是 T 细胞介导的针对末端绒毛树的疾病。其特征是发生在绒毛间质（绒毛炎）、绒毛间隙（绒毛间炎和绒毛周围纤维蛋白沉积）和干绒毛血管（闭塞性胎儿血管病变）的慢性细胞性炎症[23]。VUE 是一种常见的病变，3%~5% 的足月胎盘会发生。免疫组织化学和原位杂交研究表明，VUE 意味着胎儿组织内发生的母源性免疫反应，且浸润淋巴细胞来源于母体 T 淋巴细胞[24]。临床上，VUE 与 IUGR/FGR 有关[23]。产前胎儿异常在弥漫性 VUE 妊娠中更常见。患有脑瘫和其他形式神经源性障碍的足月儿胎盘中，VUE 的发生率明显更高。

从大体上看，几乎所有 VUE 的胎盘都是正常的，但有些孕龄的胎盘很小，可能会出现苍白的变色。在 VUE 中，显微镜检查结果包括母体 T 细胞浸润和中、末端绒毛中胎儿巨噬细胞数量增加（图 23.15）；这在基底绒毛组织中更常见（约 50% 的病例）。基底绒毛炎涉及的绒毛锚定到基底板上，这种类型通常与慢性蜕膜炎有关。近端型发生在 30% 的病例中并且累及近端干绒毛；这种类型与闭塞性血管病和胎儿血管血栓闭塞性疾病相关，其可导致透明化的无血管绒毛。VUE 的组织学分级是根据受影响的绒毛膜绒毛的数量来确定[23]。大约 2/3 的 VUE 病例，表现为单个（局灶性）或多个（多灶性）载玻片中 5~10 个绒毛小簇。有此低级别病理特征者常无临床表现。其余病例存在较大（含 10 个以上绒毛）的病灶（斑片状），并且所有切片的弥漫性受累（弥漫性）。此高级别病理特征与胎儿 FGR 和其他临床并发症之间存在密切关系。

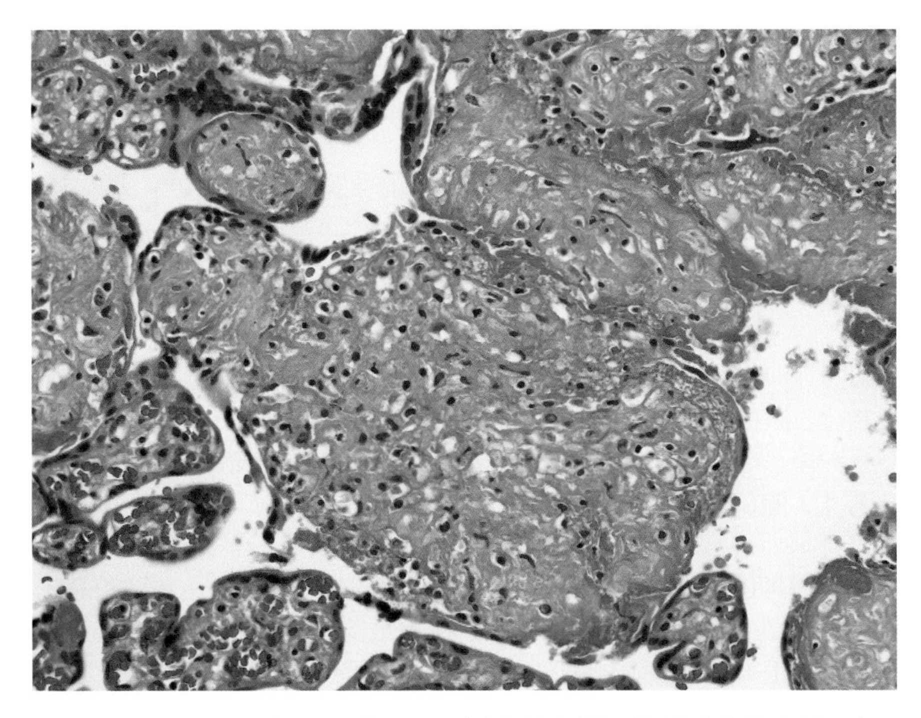

图 23.15 病因不明的绒毛炎的镜下观。许多慢性炎性细胞浸润末端绒毛,绒毛表现出纤维化和毛细血管丢失

23.5.2 慢性组织细胞性绒毛间隙炎

CHI 是一种罕见的胎盘病变,其特征是母体慢性炎症细胞明显浸润到绒毛间隙,可伴有不同程度的绒毛间纤维蛋白沉积。该概念最初由 Labarrete 和 Mullen 在 1987 年描述[25],由复发性病变组成,并且与不良的妊娠结局有关;尽管有免疫调节治疗成功的报道,但目前尚无有效的治疗方法[26]。据报道,在核型正常的妊娠早期流产中 CHI 的发生率为 4.4%,在妊娠中期或妊娠晚期非常罕见。然而,CHI 的真实发病率仍然未知。这些关联背后的机制仍不清楚。此外,有人提出了免疫排斥的假设,但尚未得到证实[27](图 23.16)。

妊娠期间 CHI 不会产生任何症状。诊断完全建立在出生后组织学的基础上,但诊断标准尚无最终共识。Heller[28]分析了 CHI 病例和对照组的 CD68 阳性细胞计数,发现 CHI 病例中每个高倍视野的平均 CD68 细胞计数为 88,对照组为 8(P <0.01)。Capuani 等[29]表明,在 CHI 中,除 T 细胞(20%)外,炎症细胞占组织细胞的主要成分(80%)。CD4 细胞与 CD8 细胞的比例接近 1。

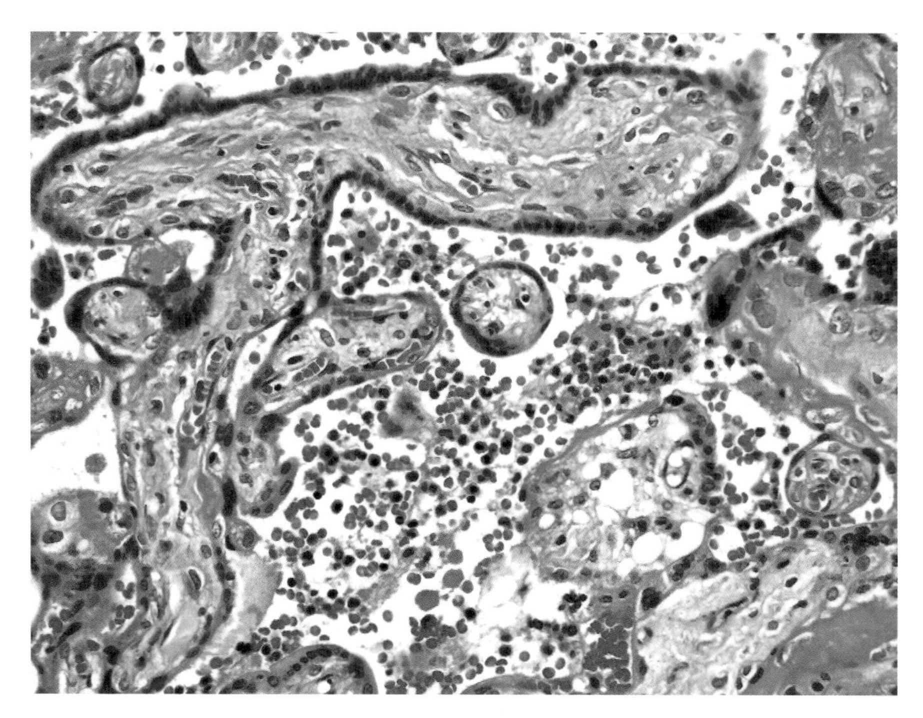

图 23.16　慢性组织细胞性绒毛间炎的镜下观。大量巨噬细胞存在于绒毛间隙中

VUE 与 CHI 关联密切，当两者同时存在时很难明确区分。CHI 与 VUE 相比，胎死宫内和 IUGR 的发病率更高，相关合并症的发病率相似。

参考文献

1. Salafia CM, Vogel CA, Vintzileos AM, Bantham KF, Pezzullo J, Silberman L. Placental pathologic findings in preterm birth. Am J Obstet Gynecol. 1991;165:934–8.
2. Chisholm KM, Heerema-McKenney A, Tian L, Rajani AK, Saria S, Koller D, et al. Correlation of preterm infant illness severity with placental histology. Placenta. 2016;39:61–9.
3. Benirshke K, Burton GJ, Baergen BN. Pathology of the human placenta. 6th ed. New York: Springer; 2012. p. 557–75.
4. Fox H, Sebire NJ. Pathology of the placenta. 3rd ed. London: Sounders; 2007. p. 303–15.
5. McNamara MF, Wallis T, Qureshi F, Jacques SM, Gonik B. Determining the maternal and fetal cellular immunologic contributions in preterm deliveries with clinical or subclinical chorioamnionitis. Infect Dis Obstet Gynecol. 1997;5:273–9.
6. Lee SD, Kim MR, Hwang PG, Shim SS, Yoon BH, Kim CJ. Chorionic plate vessels as an origin of amniotic fluid neutrophils. Pathol Int. 2004;54:516–22.
7. Sampson JE, Theve RP, Blatman RN, Shipp TD, Bianchi DW, Ward BE, et al. Fetal origin of amniotic fluid polymorphonuclear leukocytes. Am J Obstet Gynecol. 1997;176:77–81.
8. Blanc WA. Pathology of the placenta, membranes, and umbilical cord in bacterial, fungal, and

viral infections in man. Monogr Pathol. 1981;22:67–132.
9. Sato M, Nishimaki S, Yokota S, Seki K, Horiguchi H, An H, et al. Severity of chorioamnionitis and neonatal outcome. J Obstet Gynaecol Res. 2011;37:1313–9.
10. Redline RW, Faye-Petersen O, Heller D, Qureshi F, Savell V, Vogler C, Society for Pediatric Pathology, Perinatal Section, Amniotic Fluid Infection Nosology Committee. Amniotic infection syndrome: nosology and reproducibility of placental reaction patterns. Pediatr Dev Pathol. 2003;6:435–48.
11. Zanardo V, Vedovato S, Suppiej A, Trevisanuto D, Migliore M, Di Venosa B, et al. Histological inflammatory responses in the placenta and early neonatal brain injury. Pediatr Dev Pathol. 2008;11:350–4.
12. Lee Y, Kim HJ, Choi SJ, Oh SY, Kim JS, Roh CR, et al. Is there a stepwise increase in neonatal morbidities according to histological stage (or grade) of acute chorioamnionitis and funisitis?: effect of gestational age at delivery. J Perinat Med. 2015;43:259–67.
13. Yamada N, Sato Y, Moriguchi-Goto S, Yamashita A, Kodama Y, Sameshima H, et al. Histological severity of fetal inflammation is useful in predicting neonatal outcome. Placenta. 2015;36:1490–3.
14. Skjaerven R, Wilcox AJ, Lie RT. The interval between pregnancies and the risk of preeclampsia. N Engl J Med. 2002;346:33–8.
15. Salafia CM, Minior VK, Pezzullo JC, Popek EJ, Rosenkrantz TS, Vintzileos AM. Intrauterine growth restriction in infants of less than thirty-two weeks' gestation: associated placental pathologic features. Am J Obstet Gynecol. 1995;173:1049–57.
16. Sato Y, Benirschke K, Marutsuka K, Yano Y, Hatakeyama K, Iwakiri T, et al. Associations of intrauterine growth restriction with placental pathological factors, maternal factors and fetal factors; clinicopathological findings of 257 Japanese cases. Histol Histopathol. 2013;28:127–32.
17. Redline RW, O'Riordan MA. Placental lesions associated with cerebral palsy and neurologic impairment following term birth. Arch Pathol Lab Med. 2000;124:1785–91.
18. Sato Y, Benirschke K. Umbilical arterial thrombosis with vascular wall necrosis: clinicopathologic findings of 11 cases. Placenta. 2006;27:715–8.
19. Sander CM, Gilliland D, Akers C, McGrath A, Bismar TA, Swart-Hills LA. Livebirths with placental hemorrhagic endovasculitis: interlesional relationships and perinatal outcomes. Arch Pathol Lab Med. 2002;126:157–64.
20. Sander CM, Gilliland D, Richardson A, Foley KM, Fredericks J. Stillbirths with placental hemorrhagic endovasculitis: a morphologic assessment with clinical implications. Arch Pathol Lab Med. 2005;129:632–8.
21. Redline RW, Wilson-Costello D. Chronic peripheral separation of placenta. The significance of diffuse chorioamnionic hemosiderosis. Am J Clin Pathol. 1999;111:804–10.
22. Ohyama M, Itani Y, Yamanaka M, Goto A, Kato K, Ijiri R, et al. Maternal, neonatal, and placental features associated with diffuse chorioamniotic hemosiderosis, with special reference to neonatal morbidity and mortality. Pediatrics. 2004;113:800–5.
23. Redline RW. Villitis of unknown etiology: noninfectious chronic villitis in the placenta. Hum Pathol. 2007;38:1439–46.
24. Kim JS, Romero R, Kim MR, Kim YM, Friel L, Espinoza J, et al. Involvement of Hofbauer cells and maternal T cells in villitis of unknown aetiology. Histopathology. 2008;52:457–64.
25. Labarrere C, Mullen E. Fibrinoid and trophoblastic necrosis with massive chronic intervillositis: an extreme variant of villitis of unknown etiology. Am J Reprod Immunol Microbiol. 1987;15:85–91.
26. Boyd TK, Redline RW. Chronic histiocytic intervillositis: a placental lesion associated with recurrent reproductive loss. Hum Pathol. 2000;31:1389–96.
27. Freitag L, von Kaisenberg C, Kreipe H, Hussein K. Expression analysis of leukocytes attracting cytokines in chronic histiocytic intervillositis of the placenta. Int J Clin Exp Pathol. 2013;6:1103–11.

28. Heller DS. CD68 immunostaining in the evaluation of chronic histiocytic intervillositis. Arch Pathol Lab Med. 2012;136:657–9.
29. Capuani C, Meggetto F, Duga I, Danjoux M, March M, Parant O, et al. Specific infiltration pattern of FOXP3+ regulatory T cells in chronic histiocytic intervillositis of unknown etiology. Placenta. 2013;34:149–54.

第七部分
研究前沿

第 24 章　自发性早产的遗传学分析

Kenichiro Hata

摘要

研究表明遗传因素与自发性早产存在一定的相关性，但目前大多数研究均未明确二者之间的因果关系。近年来，高通量基因测序技术不断进步，提高了早产遗传学研究水平，使大样本自发性早产病例对照研究成为可能。此外，对过去未能充分研究的罕见遗传变异及新发突变可开展全新研究。将来还可引入微生物组学等方法深入分析环境因素所起的作用。

关键词

遗传学　遗传变异　全基因组关联分析研究（GWAS）　基因突变　早产　罕见多态性　单核苷酸多态性（SNP）

24.1　自发性早产的遗传学背景

研究表明自发性早产有家族聚集性。从流行病学的角度来说，自发性早产可能与种族差异有关。此外，与环境和人口学特征相关的母儿遗传因素均会影响分娩[1]。据报道，母儿遗传因素在决定分娩时间方面的作用超过 30%[2]。根据已知疾病的遗传度（某种表型遗传因子的遗传特征）来看，单基因疾病通常表现出高遗传度（表 24.1）[3]。与其他疾病和表型的遗传度（或推测的遗传度）相比，自发性早产的遗传度较高。因此，有必要研发检测自发性早产相关基因。

人类基因组计划在十三年内支出了 30 亿美元，已于 2003 年完成。此后各种基因组分析技术也随之迅速发展。然而，人类基因组计划获得的数据来

表 24.1 多因素表型的推测遗传度

疾病	遗传度占比 /%	疾病	遗传度占比 /%
老年性黄斑变性	50.0	身高	5.0
克罗恩病	20.0	早发型心肌梗死	2.8
系统性红斑狼疮	15.0	空腹血糖异常	1.5
2 型糖尿病	6.0	自发性早产	>30.0 ?
高密度脂蛋白胆固醇	5.2		

来源于参考文献[2,3]。

源于少数个体。下一步应实施深度基因组分析以了解不同种族和个体之间的多样性，表型特征（遗传多态性和 / 或突变）与遗传序列的相关性。医师最感兴趣的是已发现的疾病及致病基因的变异和突变。

例如，发生轻微感染症状时即发生早产或流产，可避免母亲发生致命性并发症，这表明宫内感染与早产相关性对我们的祖先是有利的。因此，在人类进化过程中“感染敏感基因”不会被消除，而是以一定频率持续存在。事实上，基于类似的假说，已有许多关于各种单核苷酸多态性（SNP）与自发性早产关系的报道[4]。

24.2 应用候选基因法分析自发性早产

候选基因关联研究是常用的遗传分析方法。选择相关病例，从病理、生理、生化、基因突变、动物模型等方面筛选出候选基因，可以为寻找分子病因提供线索。如果认为一个基因的功能与自发性早产相关，则在自发性早产组和正常分娩组之间对比该基因序列，并检查自发性早产组特有的基因序列改变（变异或突变）。与全基因组分析相比，候选基因遗传分析具有成本低的优点，后文中将加以说明。SNP 关联研究是典型的候选基因分析的例子。与野生型（正常）蛋白质相比，基因中单碱基变异可能导致蛋白质的氨基酸组成和活性改变。这些改变可能影响酶的活性、表达、加工和稳定性。另一种情况是启动子的变异和突变，启动子作为基因表达的控制序列，其发生变异或突变可能导致基因表达水平改变（即蛋白质产量改变），而不影响蛋白质结构。因此，变异和突变可能减弱或加强某些基因的功能并导致疾病。

基于这一假设，有研究对自发性早产患者进行多种基因 SNP 检测。所检测的基因具有编码细胞因子、细胞因子受体、固有免疫系统因子、基质金属蛋白酶等功能。结果发现，自发性早产和正常分娩孕妇之间存在某些方面的显著差异。然而，在后续的研究中，这些差异难以重复[5]。这可能是由于病例分类（基于收集的临床信息和检查值的分层）不一致和/或种族或遗传背景的影响，而非研究设计不当。

值得注意的是，在研究开始时选择候选基因是一项具有挑战性的任务。大多数单基因疾病的靶器官/靶细胞是已知的，即使致病靶点不明确的单基因疾病，人们也可以通过对症状的详细检查来推测其分子病理学机制。通过候选基因对疾病进行病例对照研究在许多情况下都适用。例如，根据“镰状细胞病”的症状和组织病理学改变可知，红细胞形态学病变是致病的必要条件，故候选基因的范围可以缩小到红细胞生物学相关基因。然而，自发性早产的本质损害是什么呢？由于大多数自发性早产是多因素造成的，即使采用了与单基因疾病类似的研究方法，获得的结果也是有限的。根据流行病学调查和临床表现对自发性早产进行分类将由其他作者综述。从多种角度来看，对自发性早产病例分类，并选择和收集特定的分子病理背景相似的病例，将会显著提高遗传分析效率。

24.3　自发性早产的全基因组关联研究

上述候选基因方法是靶向定位已知功能的基因或者候选基因的上游/下游序列。换言之，新的因素和/或无法推测分子机制的疾病，很少可经候选基因方法研究有所发现。

在人类基因组计划的成果上，各种高通量基因测序技术得到了发展，并且在世界范围内不断改进。

2002 年，日本一个研究团队首次报道了一项全基因组关联研究（GWAS），并开展了多项关于“常见病”“多因素疾病”遗传因素分析研究，包括糖尿病、高血压等。GWAS 有可能在不预先缩小候选因素范围的情况下提供新的发现。

然而，GWAS 在自发性早产的研究中尚未取得显著的进展。其原因尚不明确，我们推测，可能是由于分析的病例数量相对较少以及不能成功地对具有相似分子机制的病例进行分类。

最近报道了一项基于 43 568 个样本的大规模基因组数据的 GWAS 结果。该作者从 23andMe（一家由 Anne Wojcicki 参与创建的个体基因组学与生物技术公司）获得了基因组数据，分析了 37 803 例足月产、3 331 例自发性早产以及 2 432 例过期产的病例[6]。该研究认为 EBF1（B 淋巴细胞相关基因）、EEFSEC（硒蛋白生成相关基因)和AGTR2(血管紧张素编码相关基因)为妊娠期相关基因。第一眼很难推断这些基因与自发性早产之间的直接因果关系,但是GWAS的优点之一就是发现意想不到和未知的因素。未来还需对这些基因的分子机制进行研究,以了解这些基因功能紊乱是否可导致自发性早产。此外,在开展自发性早产的分子流行病学分析之前,还应确认其他遗传背景的影响,例如亚裔(这项研究是对欧裔女性的全基因组关联研究)。

24.4 罕见的多态性以及新发突变的研究

正如前文所说,与基于推测疾病分子机制或候选基因的研究方法不同,GWAS可以检测出意想不到的病因候选基因。传统的GWAS是研究正常人群中以一定频率存在的已知遗传多态性,不包含罕见的遗传变异或新发突变,不能解释所有的表型。

事实上,即使汇总了现有的GWAS数据,仍然会有许多没有显示出预计遗传度的疾病会被排除在外,这一矛盾被称为"遗传度缺失"。"遗传度缺失"的主要原因如下:①目前用于GWAS的变异体还不够丰富。例如,使用目前标准分析方法,很难识别大小为几千个碱基的插入或缺失以及罕见变异,这些不包括在GWAS中。②虽然可以使用传统的GWAS(基于当前常见的变异频率)解释大多数疾病,但是样本量小,无法检测到致病基因。③引自家族病例预测的(变异)遗传度较大。最近有两项研究使用了英国大型生物库(UK Biobank)的全基因组测序数据,在其中一项研究中,Yang等发现,如果样本量足够大,即便是目前用于GWAS的变异也可以预测大多数疾病的遗传因素[7]。此外,Muñoz和他的同事得出结论:基于简单家庭统计模型估计的遗传度,是被高估了[8]。

下一代测序技术的序列分析主要是用于寻找与单基因遗传病相关的候选基因。我们可以使用下一代测序技术识别罕见多态性和未知的序列变化(新发突变和插入或缺失变异)。这与GWAS有本质的不同,GWAS仅使用已知多态性。

最近一项研究报道了使用下一代测序技术分析76例胎膜早破病例[9]。其结果表明DEFB1(编码防御素)、MBL2(编码凝集素结合蛋白)、TLR10(编码toll样受体[10])等基因具有罕见多态性,且在正常分娩的女性中未发现。这项研究中发现的一些可疑致病基因参与编码一些因子,如与固有免疫相关的炎症小体。炎症因子与多种蛋白质形成复合物,参与多种自身免疫和炎性疾病。这些复合物的组成因子异常会影响下游事件,并引起异常炎症反应。此外,复合物异常或者由于不同突变导致的复合物中因子改变对下游事件的影响略有不同，可能引发不同的临床表现。然而，很难观察分析这些病例的临床表型的细微差异，也很难使用传统 GWAS 识别这些遗传多态性。在未来，可以期待利用下一代测序技术在识别“新发突变和罕见多态性”中取得进展。

24.5 未来展望

在基础性实验研究中基因组分析并不总是能够获得显著的结果。因此，是否需要对早产进行持续的基因组学分析就成为一个问题。

当然，有必要对既往自发性早产报道中错误的观点进行更新。例如，关于环境因素和遗传背景对自发性早产的影响的认知是很重要的。最近，我们对自发性早产病例进行了详细的微生物组学分析并提出了新的分类和诊断方法[10]。除了常规的临床、病理和生化观察外，我们还应积极引进新的知识，制定早产分层管理措施。

然而，对早产的遗传学分析研究（包括 GWAS 方法）应用于不同种族和遗传背景的人群时，重复性较差，研究结论缺乏一致性。例如，许多 GWAS 方法常用于糖尿病，日本的一个研究团队进行再分析时，发现了一个新的相关基因，而该基因在欧洲个体中频率较低被忽略了[11]。

总之，GWAS 是一种用于识别由环境和遗传因素相互作用引起的多因素疾病的分析策略。但是它需要大量的病例，很难检测到影响很大的候选基因。相比之下，虽然进行大样本下一代测序是一项艰巨的工作，但是可以定位包含几千个碱基的插入 - 缺失突变、罕见 SNP 和新发突变等。利用这些新方法进行再验证，可以将过去被忽视的遗传因素识别出来。

参考文献

1. York TP, Eaves LJ, Neale MC, Strauss JF 3rd. The contribution of genetic and environmental factors to the duration of pregnancy. Am J Obstet Gynecol. 2014;210(5):398–405.
2. Strauss JF 3rd, Romero R, Gomez-Lopez N, Haymond-Thornburg H, Modi BP, Teves ME, et al. Spontaneous preterm birth: advances toward the discovery of genetic predisposition. Am J Obstet Gynecol. 2018;218(3):294–314.e2.
3. Manolio TA, Collins FS, Cox NJ, Goldstein DB, Hindorff LA, Hunter DJ, et al. Finding the missing heritability of complex diseases. Nature. 2009;461(7265):747–53.
4. McPherson JA, Manuck TA. Genomics of preterm birth—evidence of association and evolving investigations. Am J Perinatol. 2016;33(3):222–8.
5. Sheikh IA, Ahmad E, Jamal MS, Rehan M, Assidi M, Tayubi IA, et al. Spontaneous pre-

term birth and single nucleotide gene polymorphisms: a recent update. BMC Genomics. 2016;17(Suppl 9):759.

6. Zhang G, Feenstra B, Bacelis J, Liu X, Muglia LM, Juodakis J, et al. Genetic associations with gestational duration and spontaneous preterm birth. N Engl J Med. 2017;377(12):1156–67.
7. Yang J, Bakshi A, Zhu Z, Hemani G, Vinkhuyzen AA, Lee SH, et al. Genetic variance estimation with imputed variants finds negligible missing heritability for human height and body mass index. Nat Genet. 2015;47(10):1114–20.
8. Munoz M, Pong-Wong R, Canela-Xandri O, Rawlik K, Haley CS, Tenesa A. Evaluating the contribution of genetics and familial shared environment to common disease using the UK Biobank. Nat Genet. 2016;48(9):980–3.
9. Modi BP, Teves ME, Pearson LN, Parikh HI, Haymond-Thornburg H, Tucker JL, et al. Mutations in fetal genes involved in innate immunity and host defense against microbes increase risk of preterm premature rupture of membranes (PPROM). Mol Genet Genomic Med. 2017;5(6):720–9.
10. Urushiyama D, Suda W, Ohnishi E, Araki R, Kiyoshima C, Kurakazu M, et al. Microbiome profile of the amniotic fluid as a predictive biomarker of perinatal outcome. Sci Rep. 2017;7(1):12171.
11. Okamoto K, Iwasaki N, Nishimura C, Doi K, Noiri E, Nakamura S, et al. Identification of KCNJ15 as a susceptibility gene in Asian patients with type 2 diabetes mellitus. Am J Hum Genet. 2010;86(1):54–64.